经方 临证 法要

李丽琦
常名空
王晨莉

主编

U0201858

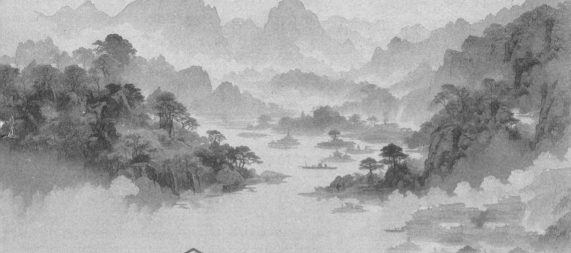

化学工业出版社

·北京·

内容简介

　　《经方临证法要》是一部精炼解读中医经典《伤寒论》与《金匮要略》的专著。通过对经方进行科学分类，结合古籍原文与现代解读，深入剖析其病机、功效及临床应用，以期为中医临床工作者及学习者提供一份系统、详尽的参考资料。书中还涵盖使用禁忌与相似方比较，助力读者精准用药，传承经典。本书适合中医药工作者和中医药专业学生阅读使用。

图书在版编目（CIP）数据

经方临证法要 / 李丽琦，常名空，王晨莉主编．

北京：化学工业出版社，2024. 12. -- ISBN 978-7-122-46570-2

　　Ⅰ. R289.2

中国国家版本馆CIP数据核字第2024FL6053号

责任编辑：李少华　　　　　　　　　　　　　装帧设计：张　辉

责任校对：宋　玮

出版发行：化学工业出版社（北京市东城区青年湖南街13号　邮政编码100011）

印　　装：河北延风印务有限公司

710mm×1000mm　1/16　印张19　字数378千字　　2024年12月北京第1版第1次印刷

购书咨询：010-64518888　　　　　　　　　售后服务：010-64518899

网　　址：http://www.cip.com.cn

凡购买本书，如有缺损质量问题，本社销售中心负责调换。

定　　价：68.00元

《经方临证法要》编委会名单

主　编　李丽琦（黑龙江省中医药科学院）

　　　　常名空（长治市中医医院）

　　　　王晨莉（北京市鼓楼中医医院）

副主编　张佳林（长春中医药大学）

　　　　周　豪（昆明医科大学第一附属医院）

　　　　尹佳琦（新疆医科大学附属中医医院）

　　　　张春戡（黑龙江省中医药科学院）

　　　　金春花（黑龙江省中医药科学院）

　　　　倪淑芳（河北省中医药科学院）

　　　　沈王明（台州市黄岩区中医院）

　　　　谢　洋（河南中医药大学第一附属医院）

编　委（按照姓氏笔画排序）

　　　　王　卫（沈阳市第六人民医院）

　　　　王名杨（上海中医药大学附属岳阳中西医结合医院）

　　　　刘　莹（中国中医科学院广安门医院）

　　　　刘雁云（湖北中医药大学）

　　　　陈曦琰（江苏省中医院）

　　　　赵　娜（黑龙江中医药大学附属第一医院）

　　　　黄　蕾（广州中医药大学）

　　　　赵新艳（湖北省中医院）

　　　　裘　璟（浙江省新昌县天姥中医博物馆）

　　　　魏　微（西南医科大学）

主　审　杨建宇

【 前 言 】

在浩瀚的中医典籍中,《伤寒论》与《金匮要略》犹如两颗璀璨的明珠,照耀着中医临床与实践的道路。这两部著作不仅蕴含了张仲景等古代医家的深邃智慧,更成为了后世中医学习与传承的重要基石。本书旨在通过深入挖掘《伤寒论》与《金匮要略》中的经方,按照其功效与主治进行分类研究,以期为中医临床工作者及学习者提供一份系统、详尽的参考资料。

一、经典再现,历久弥新

《伤寒论》与《金匮要略》作为中医四大经典之一,其价值历久弥新。经方,作为这两部著作的精髓所在,不仅体现了中医"辨证论治"的核心思想,更在实践中展现了卓越的疗效。本书通过对经方的系统整理与分类,旨在让读者更加清晰地了解经方的渊源、组成、功效及应用,从而更好地传承与发扬中医文化。

二、分类明晰,便于研习

为了便于读者研习,本书将经方按照其组成进行了详细分类,例如桂枝汤类方、麻黄汤类方等。这种分类方式不仅有助于读者快速找到所需信息,更能促进对经方的深入理解与掌握。

三、古今结合,学以致用

在编写过程中,本书既忠实于古籍原文的记载,又结合了现代中医临床的实践经验。对于每一类经方,本书均详细阐述了其古籍原文、组成、病机分析、现代临床应用及使用禁忌等方面的内容,帮助读者更好地将经方应用于临床实践中。

四、传承创新,展望未来

中医文化博大精深,经方作为其中的重要组成部分,具有无限的发掘空间。本书在传承经典的基础上,也注重创新与发展。通过对经方的深入研究与探讨,我们希望能够为中医临床工作者及学习者提供新的思路与方法,推动中医事业的蓬勃发展。同时，我们也期待本书能够成为连接古今、沟通中外的桥梁，为中医文化的国际传播贡献力量。

最后，衷心感谢所有为本书编写工作付出辛勤努力的专家学者及工作人员。是你们的智慧与汗水，才使得这本书得以呈现在读者面前。愿本书能够成为广大中医爱好者及从业者的良师益友，共同为中医事业的繁荣发展贡献力量。

编　者

2024 年 8 月

【目 录】

第七章　小柴胡汤及其类方

第八章　小青龙汤及其类方

第九章　苓桂剂类方及变方

第十章　半夏泻心汤及其类方

第十七章　小半夏汤及其类方

第十八章　栝楼薤白白酒汤类方

第十九章　杂法方类

第一章 桂枝汤及其类方

第一节 桂枝汤

一、概述

【原文组成】桂枝（去皮）三两　芍药三两　甘草（炙）二两　生姜（切）三两　大枣（擘）十二枚

【参考剂量】桂枝9克，芍药9克，甘草6克，生姜9克，大枣3枚。

【煎服法】上五味，㕮咀三味，以水七升，微火煮取三升，去滓，适寒温，服一升。现代用法：水开后煎煮20～30分钟，分两次服用。

【临证指南——经典】

（1）太阳中风，阳浮而阴弱，阳浮者热自发，阴弱者汗自出，啬啬恶寒，淅淅恶风，翕翕发热，鼻鸣干呕者，桂枝汤主之。（《伤寒论·辨太阳病脉证并治上》）

（2）太阳病，头痛，发热，汗出，恶风，桂枝汤主之。（《伤寒论·辨太阳病脉证并治上》）

（3）太阳病，下之后，其气上冲者，可与桂枝汤，方用前法；若不上冲者，不得与之。（《伤寒论·辨太阳病脉证并治上》）

（4）太阳病，初服桂枝汤，反烦不解者，先刺风池、风府，却与桂枝汤则愈。（《伤寒论·辨太阳病脉证并治上》）

（5）服桂枝汤，大汗出，脉洪大者，与桂枝汤如前法。（《伤寒论·辨太阳病脉证并治上》）

（6）太阳病，外证未解，脉浮弱者，当以汗解，宜桂枝汤。（《伤寒论·辨太阳病脉证并治中》）

（7）太阳病，外证未解，不可下也，下之为逆。欲解外者，宜桂枝汤。（《伤寒论·辨太阳病脉证并治中》）

（8）太阳病，先发汗不解，而复下之，脉浮者不愈。浮为在外，而反下之，故令不愈。今脉浮，故在外，当须解外则愈，宜桂枝汤。（《伤寒论·辨太阳病脉证并治中》）

（9）病常自汗出者，此为荣气和，荣气和者，外不谐，以卫气不共荣气谐和故

尔。以荣行脉中，卫行脉外，复发其汗，荣卫和则愈，宜桂枝汤。(《伤寒论·辨太阳病脉证并治中》)

（10）病人脏无他病，时发热、自汗出而不愈者，此卫气不和也。先其时发汗则愈，宜桂枝汤。(《伤寒论·辨太阳病脉证并治中》)

（11）伤寒不大便六七日，头痛有热者，与承气汤。其小便清者，知不在里，仍在表也，当须发汗。若头痛者，必衄，宜桂枝汤。(《伤寒论·辨太阳病脉证并治中》)

（12）伤寒发汗已解，半日许复烦，脉浮数者，可更发汗，宜桂枝汤。(《伤寒论·辨太阳病脉证并治中》)

（13）伤寒，医下之，续得下利清谷不止，身疼痛者，急当救里；后身疼痛，清便自调者，急当救表。救里宜四逆汤，救表宜桂枝汤。(《伤寒论·辨太阳病脉证并治中》)

（14）太阳病，发热、汗出者，此为荣弱卫强，故使汗出。欲救邪风者，宜桂枝汤。(《伤寒论·辨太阳病脉证并治中》)

（15）伤寒大下后，复发汗，心下痞，恶寒者，表未解也。不可攻痞，当先解表，表解乃可攻痞。解表宜桂枝汤，攻痞宜大黄黄连泻心汤。(《伤寒论·辨太阳病脉证并治下》)

（16）阳明病，脉迟，汗出多，微恶寒者，表未解也。可发汗，宜桂枝汤。(《伤寒论·辨阳明病脉证并治》)

（17）病人烦热，汗出则解，又如疟状。日晡所发热者，属阳明也。脉实者，宜下之；脉浮虚者，宜发汗。下之与大承气汤；发汗宜桂枝汤。(《伤寒论·辨阳明病脉证并治》)

（18）太阴病，脉浮者，可发汗，宜桂枝汤。(《伤寒论·辨太阴病脉证并治》)

（19）下利，腹胀满，身体疼痛者，先温其里，乃攻其表。温里宜四逆汤，攻表宜桂枝汤。(《伤寒论·辨厥阴病脉证并治》)

（20）吐利止而身痛不休者，当消息和解其外，宜桂枝汤小和之。(《伤寒论·辨霍乱病脉证并治》)

（21）师曰：妇人得平脉，阴脉小弱，其人渴，不能食，无寒热，名妊娠，桂枝汤主之。于法六十日当有此证。设有医治逆者，却一月加吐下者，则绝之。(《金匮要略·妇人妊娠病脉证并治第二十》)

【方证病机】 根据《伤寒论》和《金匮要略》原文中的记述，桂枝汤所对应的方证主要有异常出汗、恶风寒、发热、头项强痛、脉浮或脉缓等。其对应的病机主要是营卫不和或外感风寒表虚之证。桂枝汤证的异常出汗既包括汗出过多，又包括无汗、半身出汗、定时出汗等。除了汗液的异常，还可以是其他体液的异常，比如多涕或无涕。恶风恶寒指症状遇风寒时加重，同时加衣被不能缓解，与畏风畏寒应当注意鉴别。桂枝汤证所治疗的发热症状，往往和恶寒同时出现。运用桂枝汤治疗外感热病时，其对应的脉象应为浮脉，若患者外感发热却出现沉脉，则非本方所宜。

二、临床应用

通过对桂枝汤所在条文、所含药物、所治症状分析，桂枝汤所对应的病证繁多，临床表现不一。但通过归纳总结，若患者出现以汗液、涕液异常为主要症状的疾病，比如感冒、流行性感冒、原因不明低热、肺炎、支气管炎、鼻炎等，符合桂枝汤主治病变证机与审证要点者均可用之。还可用于治疗内分泌系统、神经系统及运动系统疾病等。

1. 常用

（1）外感发热。

（2）慢性阻塞性肺病。

（3）慢性支气管炎。

（4）鼻炎。

（5）感冒。

2. 较常用

（1）水肿（包括急、慢性肾小球肾炎）。

（2）糖尿病。

（3）痹证（风湿性关节炎、类风湿关节炎等）。

（4）湿疹。

（5）荨麻疹。

（6）过敏性紫癜。

3. 偶用

（1）抑郁症。

（2）哮喘。

（3）急性胰腺炎。

三、禁忌证

（1）外感热病、阴虚火旺、血热妄行者，均当忌服。

（2）孕妇及月经过多者慎用。

（3）若患者体内湿热内蕴、里热壅盛，此类患者常表现为舌质红、舌苔黄厚而腻、脉滑，则忌用此方。

四、相关方剂比较

1. 桂枝去芍药汤

桂枝去芍药汤是在桂枝汤的基础上去白芍而成。通过条文分析，桂枝去芍药汤是因为误用攻下之法，导致头痛、发热、汗出、恶风等证未解，又出现气上冲胸，胸满而微闷。且其症状既未成痞，亦未结胸，心下不痞硬，按之亦不痛。因为误治导致胸中阳气不足而产生胸满而微闷，且误用下法会伤及中阳，故去容易动中阳和胸阳的白芍。

2. 桂枝甘草龙骨牡蛎汤

桂枝甘草龙骨牡蛎汤是在桂枝汤的基础上，去白芍、生姜、大枣，只保留桂枝、甘草这一药对而成。通过条文分析，所治与桂枝汤证相比，头痛、发热、汗出、恶风等表证已解，同时误治伤及心阳，出现心悸烦躁。因此不用姜之辛散，去易动心阳的白芍，使用桂枝甘草辛甘化阳。

3. 桂枝加附子汤

桂枝加附子汤是在桂枝汤的基础上，加附子一枚而成。通过条文分析，桂枝加附子汤所治为表证过用汗法，伤及少阴阳气，导致卫表不固，出现漏汗不止、恶风、小便难、四肢微急，难以屈伸等症状。同时表证尚存，因此在桂枝汤的基础上，稍加附子以温阳化气固表。

4. 桂枝附子汤

桂枝附子汤较桂枝汤，以附子易白芍，同时桂枝用量由三两增加至四两。通过条文分析，桂枝附子汤所治为伤寒八九日，风湿相搏，身体疼烦，不能自转侧，不呕不渴，脉浮虚而涩者。与桂枝汤证相比，侧重于外感风寒湿邪导致的周身肢节疼痛，故增加附子温壮阳气，驱逐寒湿，与桂枝伍用，共同达到振奋阳气、驱散风寒湿邪的目的。

5. 桂枝加厚朴杏子汤

桂枝加厚朴杏子汤是在桂枝汤的基础上，加厚朴和杏仁而成。通过条文和方剂组成分析，桂枝加厚朴杏子汤所治之证为宿有喘病，又感风寒而见桂枝汤证者，或风寒表证误用下剂后，表证未解而微喘者。故加入厚朴和杏仁降气平喘。厚朴和杏仁组合使用，在仲景方中常见于治疗外感风寒、内有宿痰之咳喘的方剂，如厚朴麻黄汤等。

6. 桂枝加黄芪汤

桂枝加黄芪汤是在桂枝汤的基础上，加入黄芪而成。用于黄汗、身重，汗出已辄轻，又从腰以上必汗出，下无汗，腰髋弛痛，如有物在皮中状，剧者不能食，身疼重，烦躁，小便不利，黄疸，脉浮，而腹中和者。

7. 桂枝加芍药汤

桂枝加芍药汤是在桂枝汤的基础上将白芍加倍而成。通过条文分析，桂枝加芍药汤所治为表证误用下法而导致的腹痛，该方使用以腹满时痛、喜按为辨证要点，有无发热汗出恶风等表证者都可使用。相比较而言，桂枝汤证患者以发热汗出恶风等表证为主。

8. 桂枝加桂汤

桂枝加桂汤是在桂枝汤的基础上，将三两桂枝增加至五两而成。通过条文分析，桂枝加桂汤所治为寒气上逆之奔豚，患者自觉有气上冲喉咽。而桂枝汤所治为风寒表虚之证。故在桂枝汤的基础上增加桂枝的用量，由解肌散邪变为平冲降逆，正如仲景言"所以加桂者，以泄奔豚也"。

9. 桂枝新加汤

桂枝新加汤是在桂枝汤的基础上，加芍药、生姜各一两人参三两而成。通过条文分析，所治应为发汗导致气血不足，同时表证未解，而出现身体疼痛，其脉象为沉迟脉。因此治疗必须扶里之虚，才解外之邪，故在桂枝汤的基础上加入白芍、人参益气养血。桂枝汤所治的外感表证也可能出现身体疼痛，但必须同时出现脉沉迟才为桂枝新加汤所宜。

10. 黄芪桂枝五物汤

黄芪桂枝五物汤为桂枝汤之变方，是在桂枝汤的基础上，去掉炙甘草，倍生姜，加黄芪而成。通过条文分析，所治为肌肤麻木不仁，汗出畏风，脉微涩而紧。其病机除包含桂枝汤证之营卫不和外，尚有经气脉络痹阻。故在桂枝汤的基础上去掉容易壅滞之甘草，同时倍生姜加黄芪以助药物走表益卫，通阳逐痹。

11. 当归四逆汤

当归四逆汤是在桂枝汤的基础上，去生姜，加当归、细辛、通草而成。通过条文和方剂组成分析，所治为手足厥寒，脉细欲绝，此证为血虚寒凝之证。故去掉生姜防止辛温耗散气血，加当归养血通经，细辛、通草通利血脉。

12. 栝楼桂枝汤

栝楼桂枝汤是在桂枝汤的基础上加瓜蒌根（天花粉）而成。通过条文分析，所治为柔痉。其临床表现为虽具有发热汗出恶风、身体强痛等桂枝汤所主的外感表证，但其脉象为沉迟。说明栝楼桂枝汤所对应的病机与桂枝汤相似，但津液耗伤更为严重，故加入天花粉清热生津，舒缓筋脉。

13. 桂枝麻黄各半汤

桂枝麻黄各半汤是桂枝汤和麻黄汤各取三分之一的合方，通过条文分析，所治为太阳病日久，风寒之邪郁于肌表轻证。其症状表现为像疟疾一样时有发热恶寒，一日发作数次，因为尚有风邪怫郁在表，患者会出现自觉身上发痒等症状。因此使用发汗力度较小的桂枝麻黄各半汤。但需注意，使用此方前一定要明确不存在阳明少阳之证，除了原文中提到的不呕、清便欲自可外，还应包括脉象不弦、口不苦、口渴不明显等症状。

14. 桂枝加龙骨牡蛎汤

桂枝加龙骨牡蛎汤是在桂枝汤的基础上加龙骨、牡蛎各三两而成。通过条文分析，桂枝加龙骨牡蛎汤所治为心肾失调、精关不固之虚劳，其表现为少腹弦急，阴部寒冷，目眩发落，男子失精，女子梦交，或心悸，遗溺。基础方选用桂枝汤的原因，是因为桂枝汤在内伤杂病中常用于调和营卫，同时加入龙骨、牡蛎益阴潜阳，固精止遗。

第二节　桂枝去芍药汤

一、概述

【原文组成】桂枝（去皮）三两　甘草（炙）二两　生姜（切）三两　大枣（擘）十二枚

【参考剂量】桂枝9克，甘草6克，生姜9克，大枣3枚。

【煎服法】上四味，以水七升，煮取三升，去滓，温服一升。现代用法：水开后煎煮20～30分钟，分两次服用。

【临证指南——经典】

太阳病，下之后，脉促胸满者，桂枝去芍药汤主之。（《伤寒论·辨太阳病脉证并治上》）

【方证病机】根据《伤寒论》和《金匮要略》原文中的记述，桂枝去芍药汤所对应的方证主要有胸部满闷、脉促，或伴有恶风寒、发热汗出等表证。其对应的病机主要是误治导致心阳不足，或兼有外感风寒表证。若患者出现沉脉、微脉，或兼见畏寒肢冷等症状，则非本方所宜，应视患者的具体情况，或在原方加附子，或采用其他方剂。

二、临床应用

通过对桂枝去芍药汤所在条文、所含药物、所治症状分析，桂枝去芍药汤所主的病证可概括为"脉促胸满"，或伴有发热恶寒、汗出等表证。因此临床以此为主要症状的疾病，比如窦性心律不齐、室性心动过速、房颤等，符合其主治病变证机与审证要点者均可用之。还可用于治疗消化系统疾病、过敏性疾病等，如慢性胃炎、慢性食管炎、过敏性鼻炎、过敏性皮炎等。

1. 常用

（1）痹证，包括（风湿性关节炎、类风湿关节炎等）。

（2）三叉神经痛。

（3）肠梗阻。

（4）肠易激综合征、溃疡性结肠炎等主症为腹泻的疾病。

（5）感冒。

2. 较常用

（1）失眠。

（2）发热。

（3）心律失常。

（4）慢性胃炎。

3. 偶用

（1）糖尿病。

（2）消化不良。

（3）脑梗死后遗症。

（4）肝硬化腹水。

三、禁忌证

（1）阴虚证，患者出现手足心热、盗汗、口燥咽干、舌红少苔、脉细数等表现，忌用本方。

（2）痰热或湿热证，患者出现面红、胸闷痰多、痰色黄稠、躁狂谵语、舌红苔黄腻、脉滑数，慎用本方。

四、相关方剂比较

1. 桂枝去芍药加附子汤

桂枝去芍药加附子汤是在桂枝去芍药汤的基础上加入附子一枚而成。通过条文分析，桂枝去芍药加附子汤所治的症状，较桂枝去芍药汤证脉促胸满的基础上增加自觉轻微恶寒或畏寒，或有脉微细。脉微细乃少阴病之征象已现，因此加入附子一枚扶助少阴以散太阳经表之邪。

2. 桂枝甘草汤

桂枝甘草汤较桂枝去芍药汤是在药物组成上，只保留了桂枝和炙甘草，去掉生姜、大枣。从剂量比例上分析，桂枝甘草汤的桂枝与甘草的比例为2∶1，桂枝去芍药汤桂枝与甘草的比例为3∶2。因为过汗重伤心阳，出现心悸欲按，桂枝甘草汤证的心阳损伤较桂枝去芍药汤的脉促胸满更为严重，所以重用桂枝、甘草顿服以急救心阳。

3. 桂枝去芍药加蜀漆龙骨牡蛎救逆汤

桂枝去芍药加蜀漆龙骨牡蛎救逆汤相比桂枝去芍药汤，加了止惊镇悸的蜀漆、牡蛎、龙骨等药。从条文上看，桂枝去芍药加蜀漆龙骨牡蛎救逆汤所治为由于误用火针，误治多次，导致心阳受损，其较桂枝去芍药汤证更为严重，出现烦躁、卧起不安、惊狂等亡阳危候。因此在桂枝去芍药汤的基础上，加入蜀漆、龙骨、牡蛎潜镇安神救逆，此外蜀漆还有化痰之功。

第三节　桂枝甘草汤

一、概述

【原文组成】桂枝（去皮）四两　甘草（炙）二两

【参考剂量】桂枝 12 克，甘草 6 克。

【煎服法】上二味，以水三升，煮取一升，去滓，顿服。现代用法：水开后煎煮 20 ～ 30 分钟，分两次服用。

【临证指南——经典】

（1）发汗过多，其人叉手自冒心，心下悸，欲得按者，桂枝甘草汤主之。（《伤寒论·辨太阳病脉证并治中》）

（2）桂枝复甘草，是辛从甘化，为阳中有阴，故治胸中阳气欲失。且桂枝轻扬走表，佐以甘草留恋中宫，载还阳气，仍寓一表一里之义，故得以外止汗而内除烦。（《绛雪园古方选注》）

【方证病机】根据《伤寒论》和《金匮要略》原文中的记述，桂枝甘草汤所对应的方证主要有心悸欲按、胸闷等症状。其对应的病机为因误治导致心阳不足，患者舌色淡，苔白。若心阴虚之心悸胸闷，则非此方所宜。

二、临床应用

通过对桂枝甘草汤所在条文、所含药物、所治症状分析，本方所主的病证可概括为心悸欲按、胸闷、汗出、舌质淡、舌苔薄白、脉虚无力等。临床以此为主要症状的疾病，比如心律不齐、心肌缺血、心动过缓等，符合其主治病变证机与审证要点者均可使用，还可用于治疗消化系统疾病，如慢性胃炎、胃及十二指肠溃疡等。

1. 常用

（1）肺癌。

（2）心律失常（如室性早搏、房性早搏、房颤、心动过速和心动过缓等），以及其他表现为心悸的疾病。

（3）失眠。

（4）慢性心力衰竭。

（5）糖尿病。

（6）胃脘痛。

2. 较常用

（1）虚劳。

（2）荨麻疹。

（3）颈椎病。

（4）高血压。

（5）汗证。

（6）抑郁症。

（7）支气管哮喘。

（8）贫血。

3. 偶用

（1）慢性盆腔炎。

（2）消化性溃疡。

（3）心肌病。

（4）头痛。

三、禁忌证

（1）心火亢盛者，出现舌红、脉数有力者慎用。

（2）心血不足者，出现舌红少苔、脉细者慎用。

四、相关方剂比较

1. 桂枝汤

见本章第一节。

2. 桂枝去芍药汤

见本章第二节。

3. 桂枝甘草龙骨牡蛎汤

桂枝甘草龙骨牡蛎汤较桂枝甘草汤，药味增加龙骨、牡蛎二味药，药物剂量有所调整，桂枝与炙甘草的比例由2∶1改为1∶2，大大降低了桂枝的比重，原因在于桂枝甘草龙骨牡蛎汤证患者的表证已经不明显，也没有桂枝加桂汤证气上冲的表现，而烦躁不安表现突出。因此加入龙骨、牡蛎潜镇安神。按照胡希恕教授的观点，临床上如果表证还突出，气上冲还比较厉害，那桂枝可以多用至三两。

第四节　桂枝甘草龙骨牡蛎汤

一、概述

【原文组成】桂枝一两　甘草（去皮）二两　牡蛎（熬）二两　龙骨二两

【参考剂量】桂枝3克，甘草6克，牡蛎6克，龙骨6克。

【煎服法】上四味，以水五升，煮取二升半，去滓，温服八合，日三服。现代用法：水开后煎煮20～30分钟，分两次服用。

【临证指南——经典】

火逆，下之，因烧针烦躁者，桂枝甘草龙骨牡蛎汤主之。（《伤寒论·辨太阳病脉证并治中》）

【方证病机】根据《伤寒论》和《金匮要略》原文中的记述，桂枝甘草龙骨牡蛎汤所对应的方证主要有心悸、失眠、烦躁等症状。其对应的病机为误治导致心阳不足，心神不安。

二、临床应用

通过对桂枝甘草龙骨牡蛎汤所在条文、所含药物、所治症状分析，桂枝甘草龙骨牡蛎汤证的主要表现为烦躁，或失眠心悸、短气自汗、四肢不温、舌淡苔白、脉迟弱等。因此在临床以此为主要症状的疾病，比如神经官能症、室性心动过速、心动过缓等，符合其主治病变证机与审证要点者均可用之，还可用于治疗精神神经系统疾病，如精神分裂症、抑郁证、神经性头痛等。

1. 常用

（1）心律失常（如室性早搏、房性早搏、房颤、心动过速和心动过缓等），以及其他表现为心悸的疾病。

（2）失眠。

2. 较常用

（1）哮喘。

（2）焦虑、抑郁症。

（3）颈椎病。

3. 偶用

（1）水肿。

（2）感冒。

（3）汗证。

（4）高血压。

（5）头痛。

三、禁忌证

（1）若心悸、失眠、烦躁是由心阴虚所致，则禁用此方。

（2）胃阴虚证，临床表现为口干唇燥、舌红中心干、少苔或舌光、脉细数等，慎用本方。

四、相关方剂比较

1. 桂枝加龙骨牡蛎汤

药物组成上，桂枝加龙骨牡蛎汤是以桂枝汤为基础方，加入龙骨、牡蛎二味药，桂枝甘草龙骨牡蛎汤是以桂枝甘草汤为基础方，加入龙骨、牡蛎二味药。虽然二者在临床上都具有潜镇安神的作用，但二者的基础方有所差异，桂枝汤为调和营卫的基础方，桂枝甘草汤为温补心阳的基础方，因此桂枝加龙骨牡蛎汤被用于治疗营卫不和、心肾不交导致的遗精、梦交、心悸、失眠等，桂枝甘草龙骨牡蛎汤被用于治疗心阳不足导致的心悸、失眠等症状。

2. 桂枝去芍药加蜀漆龙骨牡蛎救逆汤

药物组成上，桂枝去芍药加蜀漆龙骨牡蛎救逆汤救较桂枝甘草龙骨牡蛎汤增加生姜、大枣、蜀漆，同时加大了龙骨、牡蛎的用量。比较两方所治病证，桂枝去芍药加蜀漆龙骨牡蛎救逆汤所治的心阳虚的症状更为严重，已经出现卧起不安、惊狂等症状，程度比桂枝甘草龙骨牡蛎汤证出现的烦躁要严重。因此需要加大桂枝的用量，并且加蜀漆化痰，同时增加了具有潜镇安神作用的龙骨、牡蛎的剂量。

第五节　桂枝去芍药加蜀漆龙骨牡蛎救逆汤

一、概述

【原文组成】桂枝三两　甘草（炙）二两　生姜（切）三两　牡蛎（熬）五两
龙骨四两　大枣（擘）十二枚　蜀漆（洗去腥）三两

【参考剂量】桂枝 9 克，甘草 6 克，生姜 9 克，牡蛎 15 克，龙骨 12 克，大枣
12 枚，蜀漆 9 克。

【煎服法】上七味，以水一斗二升，先煮蜀漆，减二升，纳诸药，煮取三升，去滓，温服。现代用法：水开后先煮蜀漆，再煎煮 20 ～ 30 分钟，分两次服用。

【临证指南——经典】

伤寒脉浮，医以火迫劫之，亡阳，必惊狂，卧起不安者，桂枝去芍药加蜀漆牡蛎龙骨救逆汤主之。（《伤寒·辨太阳病脉证并治中》）

【方证病机】根据《伤寒论》原文中的记述，桂枝去芍药加蜀漆龙骨牡蛎救逆汤所对应的方证主要有惊狂、卧起不安等症状。其对应的病机主要是因误治导致心阳不足，兼有痰扰心神。若痰火扰心发狂证者，则非此方所宜。

二、临床应用

通过对桂枝去芍药加蜀漆龙骨牡蛎救逆汤所在条文、所含药物、所治症状分析，桂枝去芍药加蜀漆龙骨牡蛎救逆汤证主要包括烦躁不安、心悸、失眠、心胸憋闷、畏寒肢冷、气短自汗、面色苍白、舌淡苔白，脉迟无力等。因此在临床以此为主要症状的疾病，比如失眠、心律失常等均可用之。

1. 常用
（1）失眠。
（2）心律失常。

2. 较常用
（1）眩晕。
（2）癫症。

3. 偶用

（1）遗精。

（2）遗尿。

（3）带下病。

三、禁忌证

痰火扰心发狂证者禁用，此证可见患者发热气粗、面红目赤、喉间痰鸣、痰色黄稠、舌红苔黄腻、脉滑数等。

四、相关方剂比较

1. 桂枝甘草汤

见本章第三节。

2. 桂枝加龙骨牡蛎汤

在药物组成上，桂枝去芍药加蜀漆龙骨牡蛎救逆汤较桂枝加龙骨牡蛎汤缺少白芍，多出蜀漆一味药，同时龙骨、牡蛎的剂量有所增加。比较两方所治病证，虽然都有潜镇安神之功，但桂枝去芍药加蜀漆龙骨牡蛎救逆汤所治的病势较急，桂枝加龙骨牡蛎汤所治的病势较缓。因此前者需要去掉阴寒的白芍，单用桂枝温心阳，同时增加蜀漆化痰，加大龙骨、牡蛎的剂量以潜镇安神；而后者需桂枝与白芍相伍，一阴一阳，调和营卫，同时不用蜀漆等耗散正气之品。

3. 桂枝甘草龙骨牡蛎汤

见本章第四节。

第六节 桂枝去芍药加附子汤

一、概述

【原文组成】桂枝（去皮）三两 甘草（炙）二两 生姜（切）三两 大枣（擘）十二枚 附子（炮，去皮，破八片）一枚

【参考剂量】桂枝9克，甘草6克，生姜9克，大枣4枚，附子3克。

【煎服法】上五味，以水七升，先煎附子，微火煮取三升，去滓，适寒温，服一升。现代用法：水开后先煮附子，再煎煮20～30分钟，分两次服用。

【临证指南——经典】

若微寒者，桂枝去芍药加附子汤主之。（《伤寒论·辨太阳病脉证并治上》）

【方证病机】根据《伤寒论》原文中的记述，桂枝去芍药加附子汤所对应的方证主要有胸满、恶寒或畏寒等症状，即在桂枝去芍药汤证的基础上增加畏寒等症状。

其对应的病机为因素体阳虚或兼误治导致胸阳不振，或兼表邪未解。

二、临床应用

通过对桂枝去芍药加附子汤所在条文、所含药物、所治症状分析，桂枝去芍药加附子汤证可包括脉促、胸满、心悸、短气、自汗、面色苍白、舌淡苔白，脉微等。因此在临床以此为主要症状的疾病，比如心肺源性心脏病、冠心病、风湿性心脏病等，符合其主治病变证机与审证要点者均可用之，还可用于治疗消化系统疾病和皮肤疾病等，如慢性胃炎、慢性肝炎、慢性胆囊炎、过敏性皮炎等。

1. 常用

（1）胸闷。

（2）心悸。

（3）咳逆。

（4）冠心病、心绞痛等。

2. 较常用

（1）脑梗死。

（2）失眠。

（3）慢性胃炎。

（4）慢性胆囊炎。

（5）慢性肝炎。

3. 偶用

（1）肺癌。

（2）过敏性皮炎、神经性皮炎等。

三、禁忌证

（1）阴虚内热，患者出现五心烦热、舌红少苔者，慎用本方。

（2）湿热证，患者出现脘痞不饥、口渴不欲饮水、舌苔黄腻、脉滑数时，慎用本方。

（3）阴血亏虚证，患者出现面白无华或萎黄、唇色淡白、手足发麻、舌淡苔白，脉细无力者，忌用此方。

四、相关方剂比较

1. 桂枝去芍药汤

见本章第二节。

2. 桂枝去芍药加蜀漆龙骨牡蛎救逆汤

在药物组成上，桂枝去芍药加蜀漆龙骨牡蛎救逆汤较桂枝去芍药加附子汤少了附子，加了牡蛎、蜀漆、龙骨三味药。两方都主治心阳虚损，和桂枝去芍药汤有程度上的变化。在桂枝去芍药汤的基础上，病情进一步加重，津液亏损、邪火上逆了则用桂枝去芍药加蜀漆龙骨牡蛎救逆汤，方中加龙骨、牡蛎收敛浮越之神；蜀漆涤痰，降冲逆，引领龙、牡。诸药相协，共达温振心阳、收敛阳气、平降冲逆、镇摄心神之功。如果津液进一步亏虚、病情加重到陷入阴证，病人出现了脉微伴随有寒症，则用桂枝去芍药加附子汤，加附子应对。

第七节　桂枝加龙骨牡蛎汤

一、概述

【原文组成】桂枝　芍药　生姜各三两　甘草二两　大枣十二枚　龙骨　牡蛎各三两

【参考剂量】桂枝、芍药、生姜各9克，甘草6克，大枣4枚，龙骨、牡蛎各9克。

【煎服法】上七味，以水七为煮取三升，分温三服。现代用法：水开后煎煮20～30分钟，分两次服用。

【临证指南——经典】

夫失精家，少腹弦急，阴头寒，目眩发落。脉极虚芤迟，为清谷、亡血、失精。脉得诸芤动微紧，男子失精、女子梦交，桂枝加龙骨牡蛎汤主之。（《金匮要略·血痹虚劳病脉证并治第六》）

【方证病机】根据《金匮要略》原文中的记述，桂枝加龙骨牡蛎汤所对应的方证主要有虚劳、少腹弦急、阴部寒冷、目眩发落，男子失精、女子梦交，或心悸、遗溺，脉虚大芤迟，或芤动微紧等症状。其对应的病机是主治虚劳之人。所谓虚劳，就是五劳七伤。所谓五劳，就是久视伤血、久卧伤气、久坐伤肉、久立伤骨、久行伤筋，是谓五劳所伤。所谓七伤，就是食伤、忧伤、饮伤、房室伤、饥伤、劳伤、经络荣卫气伤。

二、临床应用

通过对桂枝加龙骨牡蛎汤所在条文、所含药物、所治症状分析，桂枝加龙骨牡蛎汤证主要包括脉促、胸满、心悸、短气、自汗、面色苍白、舌淡苔白，脉微等。因此在临床以此为主要症状的疾病，比如癫痫、神经衰弱、癔病等，符合其主治病变证机与审证要点者均可用之，还可用于治疗消化系统疾病、呼吸系统疾病、内分泌系统疾病，如上消化道出血、慢性肠炎、胃溃疡等。

1. 常用

（1）癫痫。

（2）神经衰弱。

（3）癔病。

（4）病毒性心肌炎。

（5）冠心病。

（6）心律失常（如室性早搏、房性早搏、房颤、心动过速和心动过缓等），以及其他表现为心悸的疾病。

2. 较常用

（1）失眠。

（2）肺癌。

（3）脑梗死。

（4）汗证。

（5）糖尿病。

（6）荨麻疹。

（7）焦虑。

（8）抑郁症。

（9）虚劳。

（10）慢性心力衰竭。

（11）鼻炎。

（12）喘证。

（13）高血压。

（14）咳嗽。

（15）感冒。

（16）头晕。

3. 偶用

（1）功能性消化不良。

（2）皮肤瘙痒。

（3）甲亢。

（4）类风湿关节炎。

（5）胃炎。

（6）口腔溃疡。

（7）腹泻。

（8）头痛。

（9）支气管哮喘。

（10）肠易激综合征。

三、禁忌证

（1）心肾虚热证，临床表现为心痛憋闷、心悸盗汗、舌红少津、苔薄或剥、脉细数或促代等，慎用本方。

（2）失精、梦交属相火妄动者，症见眩晕头痛、视物不明、耳鸣耳聋、易怒多梦、五心烦热、性欲亢进、遗精早泄等，忌用本方。

（3）失眠属痰火扰心者，临床表现为心烦口渴、不寐多梦、面赤气粗、便秘尿赤、舌红苔黄腻、脉弦滑而实等，忌用本方。

（4）阴虚阳亢者，临床表现为潮热、颧红、盗汗、五心烦热、咯血、视物不清、消瘦或失眠、麻木拘急、烦躁易怒、遗精、性欲亢进、舌红而干等，忌用本方。

四、相关方剂比较

1. 桂枝甘草龙骨牡蛎汤

见本章第四节。

2. 桂枝去芍药加蜀漆龙骨牡蛎救逆汤

见本章第五节。

第八节　桂枝加厚朴杏子汤

一、概述

【原文组成】桂枝（去皮）三两　芍药三两　甘草（炙）二两　生姜（切）三两　大枣（擘）十二枚　厚朴二两　杏仁五十个

【参考剂量】桂枝9克，芍药9克，甘草6克，生姜9克，大枣3枚，厚朴6克，杏仁6克。

【煎服法】上七味，以水七升，煮取三升，去滓，温服一升。现代用法：水开后煎煮20～30分钟，分两次服用。

【临证指南——经典】

太阳病，下之微喘者，表未解故也，桂枝加厚朴杏子汤主之。（《伤寒论·辨太阳病脉证并治中》）

【方证病机】根据《伤寒论》原文中的记述，桂枝加厚朴杏子汤所治为宿有喘证，又感风寒而见桂枝汤证（如发热、汗出、恶风等），或风寒表证误用下剂后，表证未解而微喘者。中医将哮病和喘证区分，哮病以声音命名，以喉中有声、气喘为主要特点；喘证则主要是气喘，喉咙一般没有声音。桂枝加厚朴杏子汤所治以喘为主。临床上咳嗽咳痰，痰质稀色白，发热、恶风、汗出，舌淡苔白为此方的使用指征。若患者伴有咳痰，则痰应为稀白痰，若患者表现为咳痰黄稠、舌红苔黄的喘证，则禁用此方。

二、临床应用

通过对桂枝加厚朴杏子汤所在条文、所含药物、所治症状分析，慢性阻塞性肺疾病、肺癌、慢性支气管炎、肺源性心脏病等表现为咳嗽、气喘的疾病可以使用此方加减治疗。

1. 常用

（1）喘证。

（2）咳嗽。

（3）慢性阻塞性肺疾病。

（4）肺癌。

2. 较常用

（1）脑梗死。

（2）慢性支气管炎。

（3）感冒。

（4）肺源性心脏病。

3. 偶用

（1）胸腔积液。

（2）发热。

（3）汗证。

（4）痞证。

三、禁忌证

（1）若患者表现为咳痰黄稠、舌红苔黄、口干的喘证，则禁用此方。

（2）肺虚久病咳喘，症见咳喘无力、气短、声音低怯、脉虚等，忌用此方。

（3）若咳嗽气喘而表闭无汗，不宜使用此方。

四、相关方剂比较

1. 桂枝汤

见本章第一节。

2. 厚朴麻黄汤

厚朴麻黄汤和桂枝加厚朴杏子汤所治病证都有咳嗽、咳痰、喘息、胸满等症状，也可以有恶风寒、发热、脉浮等表证。厚朴麻黄汤可以看作小青龙汤的加减化裁方，桂枝加厚朴杏子汤为桂枝汤的加减方。厚朴麻黄汤化痰之力较桂枝加厚朴杏子汤强，因此其所治患者的咳嗽、咳痰、胸满等症状通常更为明显。厚朴麻黄汤中含有生石膏，由此看出厚朴麻黄汤所治为痰热之证，而桂枝加厚朴杏子汤为一派温性药组成，因此若出现咳痰黄稠等痰热之象则忌用桂枝加厚朴杏子汤。厚朴麻黄汤证患者多为无汗，若有汗根据仲景加减法，通常用杏仁取代麻黄。桂枝加厚朴杏子汤证患者为汗出而喘。临床应用时可以通过咳嗽咳痰的相对轻重程度、咳痰的颜色和质地、是否出汗来鉴别。

3. 麻黄杏仁甘草石膏汤（麻杏石甘汤）

麻杏石甘汤和桂枝加厚朴杏子汤都可治疗有汗而喘，其证都由外感风寒引起。两方所对应的病证都可兼见恶寒、脉浮等风寒表证，但麻杏石甘汤偏于治疗肺热而喘，其证可兼见面赤、鼻煽、舌红苔黄等。桂枝加厚朴杏子汤证见舌淡苔白，无心烦、口渴等热证表现。

第九节　桂枝二越婢一汤

一、概述

【原文组成】桂枝（去皮）十八铢　芍药十八铢　甘草（炙）十八铢　生姜（切）一两二铢大枣（擘）四枚　麻黄（去节）十八铢　石膏（绵裹，碎）二十四铢

【参考剂量】桂枝、芍药、甘草各12克，生姜20克，大枣4枚，麻黄12克，石膏15克。

【煎服法】上七味，以水五升，煮麻黄一二沸，去上沫，纳诸药，煮取二升，去滓，温服一升。现代用法：先煮麻黄，水开后入其余药煎煮20～30分钟，分两次服用。

【临证指南——经典】

太阳病，发热恶寒，热多寒少，脉微弱者，此无阳也，不可发汗，宜桂枝二越婢一汤。（《伤寒论·辨太阳病脉证并治上》）

【方证病机】根据《伤寒论》原文中的记述，桂枝二越婢一汤所治为发热恶寒，热多寒少，脉微弱者。通过条文和方剂组成分析，本方适用于发热恶寒等表证较轻者，此时恶寒已经不明显。同时"脉微弱"应理解为脉象稍显偏弱，一方面表明正气稍稍衰弱，另一方面表明脉浮已经极为不明显。若患者表现为太阳伤寒或中风之证，发热恶寒较为明显，脉浮，则不宜使用本方。

二、临床应用

通过对桂枝二越婢一汤所在条文、所含药物、所治症状分析，桂枝二越婢一汤

所对应的方证主要为发热恶寒，热多寒少，咳嗽，皮肤瘙痒，舌淡红或偏红，苔微黄，脉微弱或微数等。因此在临床以此为主要症状的疾病，比如感冒、流行性感冒等，符合其主治病变证机与审证要点者均可用之，还可用于治疗运动及神经系统疾病，皮肤及五官科疾病等，如肌肉及关节疼痛、神经性疼痛等。

1. 常用

（1）感冒。

（2）发热。

2. 较常用

（1）荨麻疹。

（2）湿疹。

（3）肌肉关节疼痛。

3. 偶用

（1）过敏性鼻炎。

（2）脑梗死。

（3）神经性疼痛。

三、禁忌证

（1）寒热病势较重、脉较有力、咳嗽少痰、舌红苔黄兼内热者，不宜服用本方。

（2）没有口渴喜冷等内热证者，忌用本方。

（3）单发热不恶寒，虽有口渴喜冷证，也不宜服用本方。

（4）若外感后已经明显化热，出现舌红苔黄、口渴等热证，也非此方所宜。

四、相关方剂比较

1. 桂枝麻黄各半汤、桂枝二麻黄一汤

三者的药物组成都有麻黄、桂枝、生姜、甘草、大枣、白芍，不同之处在于桂枝麻黄各半汤和桂枝二麻黄一汤用苦杏仁，桂枝二越婢一汤用生石膏。桂枝二越婢一汤证与桂枝麻黄各半汤、桂枝二麻黄一汤证相比，虽同是微邪郁表，但已有化热趋势。

2. 大青龙汤

桂枝二越婢一汤的药味组成与大青龙汤相近，但分量甚轻。与大青龙汤证相比，其证正气偏弱，同时邪郁的程度较轻。从症状上看，桂枝二越婢一汤适用于发热、恶寒等表证已经不明显，脉象稍显偏弱的患者，而不是大青龙汤证恶寒发热明显，脉象为浮紧脉。同时桂枝二越婢一汤证患者还会有些许汗出，而大青龙汤证患者为表闭无汗。

第十节 桂枝新加汤

一、概述

【原文组成】桂枝（去皮）三两　芍药四两　甘草（炙）二两　生姜（切）四两　大枣（擘）十二枚　人参三两

【参考剂量】桂枝9克，芍药12克，甘草6克，生姜12克，大枣4枚，人参9克。

【煎服法】上六味，以水一斗二升，煮取三升，去滓，温服一升。现代用法：水开煎煮20～30分钟，分两次服用。

【临证指南——经典】

发汗后，身疼痛，脉沉迟者，桂枝加芍药生姜各一两、人参三两新加汤主之。（《伤寒论·辨太阳病脉证并治中》）

【方证病机】发汗之后身体还疼痛，若是浮脉，则为桂枝汤证，遇到脉沉迟者就需要桂枝汤原方加味。桂枝新加汤证的脉迟是因为血少不充于脉，夺汗则亡血，所以血少。如果出现里虚证兼有表证，就一定要先治里虚。但本条的里虚并不严重，与四逆汤、附子汤等少阴病方剂的身疼痛有所不同。虽然血少，但仅仅表现为脉沉迟，没有其他的症状，如脉沉微、四肢厥冷、神疲欲寐等。发汗损伤正气，仍有表证，根据仲景的加减法，故选用桂枝汤作为基础方，并加入芍药、生姜、人参，益气养血温卫。

二、临床应用

通过对桂枝新加汤所在条文、所含药物、所治症状分析，桂枝新加汤所主的病证可概括为身痛、脉沉迟等，还会出现气血不足，正气虚羸的表现，如气短乏力、倦怠懒言、舌淡苔白等，并且没有少阴证的表现，如脉沉微、四肢厥冷等。因此在临床以此为主要症状的疾病，比如普通感冒、流行性感冒、风湿性关节炎等，符合其主治病变证机与审证要点者均可用之，还可用于治疗消化系统疾病、神经系统疾病、内分泌系统疾病，如慢性胃炎、胃及十二指肠溃疡、神经炎等。

1. 常用

（1）普通感冒、流行性感冒。

（2）风湿性关节炎。

2. 较常用

（1）脑梗死。

（2）肺癌。

（3）颈椎病。

（4）失眠。

（5）虚劳。

3. 偶用

（1）慢性胃炎。

（2）胃及十二指肠溃疡。

（3）末梢神经炎。

（4）面神经炎。

（5）神经性头痛。

（6）梅尼埃病。

（7）甲状腺功能减退症。

（8）更年期综合征。

三、禁忌证

（1）内有湿热、痰热，临床表现为口苦、胸闷脘痞、口渴不欲饮水、舌红苔黄腻者忌用本方。

（2）若患者表现出面色苍白、脉细微或沉或数而无力、四肢不温等少阴证，不宜使用此方。

（3）平素阴虚内热，表现为五心烦热、心烦失眠、急躁易怒、舌红少苔者，发汗后忌用本方。

四、相关方剂比较

1. 桂枝汤

见本章第一节。

2. 麻黄附子甘草汤

麻黄附子甘草汤和桂枝新加汤的药物组成中都有甘草，不同之处在于麻黄附子甘草汤用麻黄、附子，桂枝新加汤用桂枝、生姜、人参、大枣、白芍。桂枝新加汤和麻黄附子甘草汤都可治疗发汗后出现身疼痛、恶寒。但桂枝新加汤为桂枝汤的加减方，所治为太阳病，虽然是沉弱脉，但不至于细微。而麻黄附子甘草汤所治为少阴病，其脉象为沉微脉。而且麻黄附子甘草汤证患者还会有神疲欲寐、面色㿠白等症状，平素的身体状况和精神状态较桂枝新加汤更差。

第十一节　小建中汤

一、概述

【原文组成】桂枝（去皮）三两　甘草（炙）二两　大枣（擘）十二枚　芍药

六两　生姜（切）三两　胶饴一升

【参考剂量】饴糖 30 克，桂枝 15 克，芍药 30 克，生姜 15 克，大枣 12 枚，炙甘草 15 克。

【煎服法】上六味，以水七升，煮取三升，去滓，纳胶饴，更上微火消解，温服一升，日三服。现代用法：水煎取汁，兑入饴糖，文火加热溶化，分两次温服。

【临证指南——经典】

（1）伤寒二三日，心中悸而烦者，小建中汤主之。（《伤寒论·辨太阳病脉证并治中》）

（2）虚劳里急，悸，衄，腹中痛，梦失精，四肢酸痛，手足烦热，口燥咽干，小建中汤主之。（《金匮要略·血痹虚劳病脉证治第六》）

【方证病机】按原文的记述，小建中汤治疗的症状有"心悸""心烦""衄血""腹痛""失精""四肢酸痛""口燥咽干"等。此方对应的症状繁多，但其病机都可概括为营卫不和。伤寒二三日，未经误治，自觉心中悸动而烦，心悸者，心气不足，惕惕而动；烦者当为虚热扰心，心神不宁。"衄"即鼻出血，临床应用时还可为各个部位的出血。"腹痛"多为脘腹或小腹疼痛，疼痛性质多为腹痛绵绵或拘急疼痛。小建中汤证患者形体多为瘦弱。

二、临床应用

通过对小建中汤所在条文、所含药物、所治症状分析，小建中汤所主的病证可概括为"心悸""腹痛""四肢酸痛"，此外还有诸多表现为虚损不足的表现。因此在临床以此为主要症状的疾病，比如神经官能症、神经衰弱、心律不齐等，符合其主治病变证机与审证要点者均可用之，还可用于治疗血液系统疾病、消化系统疾病、内分泌系统疾病、五官疾病、妇科疾病等。

1. 常用

（1）心神经官能症。

（2）神经衰弱。

（3）心律失常（如室性早搏、房性早搏、房颤、心动过速和心动过缓等），以及其他表现为心悸的疾病。

（4）冠心病。

（5）风湿性心脏病。

（6）虚劳。

（7）便秘。

（8）失眠。

（9）黄疸。

（10）咳嗽。

（11）发热。

2. 较常用

（1）慢性非萎缩性胃炎。

（2）脑梗死。

（3）肺癌。

（4）胃脘痛。

（5）胃炎。

（6）胃溃疡、十二指肠溃疡等。

（7）口腔溃疡。

（8）荨麻疹。

（9）急性胰腺炎。

（10）焦虑。

（11）呃逆。

3. 偶用

（1）2型糖尿病。

（2）功能性消化不良。

（3）抑郁症。

（4）紫癜。

（5）腹痛、腹泻。

（6）病毒性肝炎。

（7）慢性胰腺炎。

（8）结肠癌。

（9）喘证。

三、禁忌证

（1）痰湿中阻证，症见体形肥胖、腹胀、胸闷、食欲不振、易犯困、大便溏稀、舌苔厚腻等，慎用本方。

（2）气血瘀滞而化热者，症见心烦急躁、口渴、舌质暗红，慎用本方。

（3）见呕吐症状者不适合应用本方。

（4）阴虚火旺之胃脘疼痛不宜使用本方。

四、相关方剂比较

1. 小柴胡汤

小柴胡汤和小建中汤的组成药物都有生姜、甘草、大枣，不同之处在于小柴胡汤用柴胡、黄芩、半夏、人参，小建中汤用桂枝、饴糖、白芍。小柴胡汤证患者偏于"柴胡体质"，而小建中汤证患者偏于"桂枝体质"。"柴胡体质"和"桂枝体质"有很多相近之处，比如体形中等或偏瘦，有时可以触及肌肉紧张，对于气温、季节的变化反应较敏感，都会出现胸闷痛、腹痛等表现。区别在于但"柴胡体质"营养状况良好，神情抑郁，情绪的波动较大，其本身症状受情绪的影响较大，主诉以自觉症状为多，脉象多为弦脉。"桂枝体质"患者身体状态较差，以容易心悸、自汗，对风寒邪气较为敏感等症状为主，典型脉象为虚缓脉。发病部位二者也有所不同，"柴胡体质"以胸胁部、颈肩部、乳房、甲状腺及肝经循行部位的症状较多见。

2. 桂枝汤

小建中汤是在桂枝汤的基础上加入饴糖一升，芍药用量比桂枝汤中芍药的用量多一倍。小建中汤与桂枝汤，均可治疗虚证；其中，小建中汤以治疗虚劳发热为主，桂枝汤治疗的是风寒表虚。

3. 桂枝加芍药汤

小建中汤是在桂枝加芍药汤的基础上加入饴糖一升而成。两方用药虽极其相似，唯小建中汤多一味饴糖，故更温建中阳，化生营卫，除此两点以外两方再无区别。

4. 当归建中汤

当归建中汤在小建中汤的基础上去饴糖加入当归四两而成。当归建中汤所对应的方证与小建中汤接近。当归建中汤证的唇色淡白，爪甲苍白，心悸失眠，手足发麻，妇女经血量少色淡等血虚症状较小建中汤证更为明显和突出。

5. 黄芪建中汤

黄芪建中汤是在小建中汤的基础上加入黄芪一两半而成。黄芪建中汤对应的方证与小建中汤接近。黄芪建中汤证的气短乏力、恶风自汗、心悸、懒言等气虚卫表不固的症状较小建中汤证更为明显和突出。

第十二节　当归建中汤

一、概述

【原文组成】当归四两　桂枝三两　芍药六两　生姜三两　甘草二两　大枣十二枚

【参考剂量】当归12克，桂枝9克，芍药6克，生姜9克，甘草6克，大枣4枚。

【煎服法】上六味，以水一斗，煮取三升，分为三服，一日令尽。现代用法：水开煎煮20～30分钟，分两次服用。

【临证指南——经典】

治产后虚羸不足，腹中绞痛不止，吸吸少气，或苦小腹拘急，痛引腰背，不能

饮食。(《金匮要略》引《备急千金要方》)

【方证病机】本方证为小建中汤证更见血虚者。患者可见腹痛、爪甲色淡、筋脉拘急等血虚不能濡养的表现，并且有诸多"虚羸不足"的表现。腹痛可为脘腹或小腹疼痛，疼痛性质多为腹痛绵绵或拘急疼痛。疼痛严重者可以出现痛引腰背。虽然原文中记述为"产后"，但临床应用时本方不论男女皆可适证应用。当归建中汤患者形体多为瘦弱。

二、临床应用

通过对当归建中汤所在条文、所含药物、所治症状分析，当归建中汤所主的病证可概括为血虚不能濡养，疾病的症状表现有虚损、疼痛、干枯、面色不荣等特征。并且常伴有面白无华或萎黄，唇色淡白，爪甲苍白，心悸失眠，手足发麻，妇女经血量少色淡，经期错后或闭经，舌淡苔白，脉细无力等。因此此方常用于治疗神经衰弱、心律不齐、缺铁性贫血等。此外，功能性发热、肠系膜淋巴结核、慢性肠胃炎、慢性肝炎等临床表现符合（产后）气血虚者，也可以使用此方加减治疗。

1. 常用

（1）神经衰弱。

（2）缺铁性贫血。

（3）再生障碍性贫血。

（4）室上性心动过速。

（5）冠心病。

（6）风湿性心脏病。

（7）心律不齐。

2. 较常用

（1）肺癌。

（2）腹痛。

（3）胃脘痛。

（4）十二指肠溃疡。

（5）胃溃疡。

（6）肠系膜淋巴结核。

（7）慢性肠胃炎。

（8）慢性肝炎。

3. 偶用

（1）功能性发热。

（2）中风后遗症。

三、禁忌证

（1）痰湿内盛证，见咳嗽痰多、色白质稀、胸部痞闷、口不渴或呕恶纳呆、苔滑腻、脉滑或缓弦滑者，慎用本方。

（2）气血郁滞证，症见刺痛拒按、痛处不移、面色晦暗或黧黑、舌色紫暗、舌上有瘀点瘀斑者，慎用本方。

（3）呕吐或出现积滞、积食等不适合应用本方。

（4）阴虚火旺之胃脘疼痛不宜使用本方。

（5）腹胀便溏者，不宜使用本方。

四、相关方剂比较

小建中汤

见本章第十一节。

第十三节　黄芪建中汤

一、概述

【原文组成】桂枝（去皮）三两　甘草（炙）二两　大枣（擘）十二枚　芍药六两　生姜（切）三两　胶饴一升　黄芪一两半

【参考剂量】桂枝9克，甘草（炙）6克，大枣4枚，芍药18克，生姜9克，胶饴30克，黄芪5克。

【煎服法】上七味，以水七升，煮取三升，去滓，内胶饴，更上微火消解，温服一升，日三服。现代用法：水煎取汁，兑入饴糖，文火加热溶化，分两次温服。

【临证指南——经典】

虚劳里急，诸不足，黄芪建中汤主之。（《金匮要略·血痹虚劳病脉证并治第六》）

【方证病机】黄芪建中汤证较小建中汤证多"黄芪证"，或为"黄芪体质"的患者出现小建中汤证。典型的"黄芪证"为气短、乏力、自汗、恶风，舌多淡胖或淡红或淡暗。"黄芪体质"者体型多偏胖，但肌肉多松弛，皮肤多缺乏弹性，但却比较湿润。其面色多表现为黄暗，其腹部的赘肉较多，而导致其肚脐深陷，按之无抵抗感及胀痛感。"黄芪体质"的患者平时运动较少，但却容易疲乏、汗多、头晕而且气短，运动后症状加重；平素容易感受风邪导致感冒。黄芪建中汤证还有心悸、虚劳、四肢酸痛、腹痛等症状，脉为弦缓弱。

二、临床应用

通过对黄芪建中汤所在条文、所含药物、所治症状分析，黄芪建中汤证患者有心悸、自汗、气短乏力、四肢酸痛、恶风等临床表现。因此在临床以此为主要症状的疾病，比如慢性萎缩性胃炎、慢性浅表性胃炎、胃黏膜脱垂等，符合其主治病变证机与审证要点者均可用之，还可用于治疗血液及心血管系统疾病等，如室性早搏、心肌缺血、心绞痛等。

1. 常用

（1）慢性萎缩性胃炎。

（2）肺癌。

（3）结肠炎。

（4）病毒性肝炎。

（5）胃癌。

（6）功能性消化不良。

（7）心律失常（如室性早搏、房性早搏、房颤、心动过速和心动过缓等），以及其他表现为心悸的疾病。

（8）胃及十二指肠溃疡。

2. 较常用

（1）脑梗死。

（2）腹泻。

（3）虚劳。

（4）口腔溃疡。

（5）慢性阻塞性肺疾病。

（6）糖尿病。

（7）汗证。

（8）便秘。

（9）荨麻疹。

（10）头晕。

（11）慢性心力衰竭。

（12）咳嗽。

3. 偶用

（1）直肠癌。

（2）过敏性鼻炎。

（3）类风湿关节炎。

（4）发热。

（5）慢性盆腔炎。

（6）喘证。

（7）感冒。

（8）高血压。

（9）郁证。

（10）失眠。

（11）肝癌。

三、禁忌证

（1）肝阳上亢，气血上逆，下虚上实者忌用本方。

（2）阴虚内热，临床表现为五心烦热、心烦失眠、舌红少苔者忌用本方。

（3）内有湿热、痰热，其临床表现为口苦、胸闷脘痞、口渴不欲饮水、舌红苔黄腻者忌用本方。

（4）表实证，临床表现为恶风寒、无汗、脉浮紧者忌用本方。

四、相关方剂比较

1. 小建中汤

黄芪建中汤在小建中汤的基础上加入黄芪一两半，方证相应，因此黄芪建中汤对应的方证较小建中汤证多"黄芪证"或为"黄芪体质"的患者表现出小建中汤证。

2. 黄芪桂枝五物汤

黄芪建中汤药物组成较黄芪桂枝五物汤多甘草和饴糖，同时白芍的用量加倍。黄芪桂枝五物汤可以看作是桂枝汤的加减方，其主症为肌表麻木不仁、恶风汗出等表虚营卫不和之证。黄芪建中汤证可以看作是小建中汤的加减方，其虚劳里急、腹痛、心悸、气短、乏力、四肢倦怠等症状更为明显和突出。

3. 芪芍桂酒汤

芪芍桂酒汤和黄芪建中汤的组成药物都有桂枝、黄芪、白芍，症状都有汗出多，患者久病，全身状况较差。芪芍桂酒汤桂枝、白芍等量使用，所治为表虚营卫不和，症状可见恶寒发热、鼻鸣等，同时用苦酒泄营分郁热，因此芪芍桂酒汤证可见口渴、发热、心烦等症状。黄芪建中汤用生姜、甘草、大枣、饴糖益气和中，且白芍的用量两倍于桂枝，因此其虚劳里急、腹痛、心悸、气短、乏力、四肢倦怠等症状更为明显和突出。

4. 桂枝加黄芪汤

黄芪建中汤在桂枝加黄芪汤的基础上加入饴糖一升。两方方证都包括肢节疼痛，气短、乏力、自汗或微有发热等，桂枝加黄芪汤用于表虚风寒湿邪侵袭所致的黄汗和周身痹痛，而黄芪建中汤证的里急、腹痛、心悸、气短、乏力、四肢倦怠更为明显和突出。

第十四节　黄芪桂枝五物汤

一、概述

【原文组成】黄芪三两　芍药三两　桂枝三两　生姜六两　大枣十二枚

【参考剂量】黄芪 9 克，芍药 9 克，桂枝 9 克，生姜 18 克，大枣 4 枚。

【煎服法】上五味，以水六升，煮取二升，温服七合，日三服。现代用法：水开煎煮 20 ～ 30 分钟，分两次服用。

【临证指南——经典】

血痹阴阳俱微，寸口关上微，尺中小紧，外证身体不仁，如风痹状，黄芪桂枝五物汤主之。（《金匮要略·血痹虚劳病脉证并治第六》）

【方证病机】黄芪桂枝五物汤所治为血痹，血痹之义为营卫虚弱，不能滋荣肌肤，或风邪乘虚侵袭，痹阻经气脉络，以此而变生为气血虚痹证。麻木不仁是指肢体神经感觉障碍，皮肤或肌肉组织对刺激没有了感觉。根据患者的表述，有"皮肤变厚一样感觉迟钝""袜子、袖套裹住"等异常感觉。此方证还有头晕、目眩、耳鸣、面色不荣、自汗出等症状。舌象为舌淡，苔薄白，脉微涩。尺中小紧为寒邪克表之状，临证时不必拘泥于此。

二、临床应用

通过对黄芪桂枝五物汤所在条文、所含药物、所治症状分析，其所主病证可概括为肌表麻木不仁，并且常伴头晕、目眩、耳鸣、面色不荣、自汗出等气血亏虚、营卫不和、卫虚风凑等表现。因此在临床以此为主要症状的疾病，比如多发性神经根炎、末梢神经炎、面神经炎等，符合其主治病变证机与审证要点者均可用之，还可用于治疗血液系统疾病等，如过敏性血小板减少性紫癜、再生障碍性贫血等。

1. 常用

（1）多发性神经根炎。

（2）末梢神经炎。

（3）面神经炎。

（4）上肢肌肉震颤。

（5）荨麻疹、皮肤炎等皮肤瘙痒症。

（6）糖尿病及并发症。

2. 较常用

（1）中风后遗症。

（2）肺癌。

（3）颈椎病。

（4）类风湿关节炎。

（5）腰椎间盘突出。

（6）水肿。

（7）汗证。

（8）慢性心力衰竭。

（9）心肌病。

（10）眩晕。

3.偶用

（1）腰椎管狭窄。

（2）慢性盆腔炎。

（3）高血压。

（4）贫血。

（5）过敏性鼻炎。

（6）胃脘痛。

（7）失眠。

（8）喘证。

（9）慢性肾功能衰竭、尿毒症等。

（10）咳嗽。

（11）发热。

（12）腹泻。

（13）心律失常，如室性早搏、房性早搏、房颤、心动过速和心动过缓等。

（14）消化性溃疡。

（15）抑郁症。

（16）头痛。

（17）过敏性紫癜。

（18）直肠癌。

（19）慢性咽炎。

（20）湿疹。

（21）虚劳。

（22）便秘。

三、禁忌证

（1）肝阳上亢、气血上逆、下虚上实者忌用。

（2）阴虚内热，其临床表现为五心烦热、心烦失眠、舌红少苔者忌用本方。

（3）内有湿热、痰热，其临床表现为口苦、胸闷脘痞、口渴不欲饮水、舌红苔黄腻者忌用本方。

（4）表实证者，临床表现为发热、腹胀痛拒按、烦躁、痰涎壅盛、大便秘结、脉实有力、舌质苍老、舌苔厚腻者忌用本方。

四、相关方剂比较

1. 当归建中汤

见本章第十三节。

2. 芪芍桂酒汤

芪芍桂酒汤和黄芪桂枝五物汤的组成药物都有桂枝、黄芪、白芍，两方方证都包含汗出、浮肿、恶风等。芪芍桂酒汤用苦酒泻营分郁热，黄芪桂枝五物汤用生姜、大枣补中发表、调和营卫。故黄芪桂枝五物汤所治偏重肢体无力沉重、活动不灵、麻木不仁或四肢酸痛等症状。而芪芍桂酒汤证中的里热轻证，即汗出、口干口渴、小便黄更为明显和突出。两方所治出汗的颜色也略有差异，芪芍桂酒汤可用于治疗黄汗。

3. 桂枝加黄芪汤

比较两方的药物组成，桂枝加黄芪汤较黄芪桂枝五物汤多出甘草。黄芪桂枝五物汤证中的四肢、肌表感觉异常较为明显，如肢体无力沉重、活动不灵、麻木不仁等。而桂枝加黄芪汤证患者的恶风或出黄汗更为明显。

第十五节　桂枝加黄芪汤

一、概述

【原文组成】桂枝三两　白芍三两　甘草（炙）二两　生姜三两　大枣十二枚　黄芪三两

【参考剂量】桂枝9克，白芍9克，炙甘草6克，生姜9克，大枣4枚，黄芪9克。

【煎服法】上六味，以水八升，煮取三升，温服一升。现代用法：水开后煎煮20～30分钟，分两次服用。

【临证指南——经典】

诸病黄家，但利其小便。假令脉浮，当以汗解之，宜桂枝加黄芪汤主之。（《金匮要略·黄疸病脉证并治第十五》）

【方证病机】桂枝加黄芪汤证为桂枝汤方证更见恶风或出黄汗者。仲景书中用于治黄汗，但临床本方用于表虚的痹痛更为多见。本方临床应用时，以肌表、肢节疼痛，气短、乏力、自汗，皮肤瘙痒，或有微热为要点。

二、临床应用

通过对桂枝加黄芪汤所在条文、所含药物、所治症状分析，桂枝加黄芪汤所主的病证为肌表、肢节疼痛，气短、乏力、自汗，鼻塞，疮疡久不愈合，或有微热。因此在临床以此为主要症状的疾病，比如神经性头痛、过敏性皮肤病、过敏性鼻炎、皮肤疮疡等，符合其主治病变证机与审证要点者均可用之。此外，此方还可用于治疗消化系统疾病、呼吸系统疾病、神经系统疾病等。

1. 常用

（1）鼻炎。

（2）头痛。

（3）过敏性皮肤病。

（4）皮肤疮疡。

2. 较常用

（1）脑梗死。

（2）肺癌。

（3）类风湿关节炎。

（4）汗证。

（5）黄疸。

（6）心律失常。

3. 偶用

（1）喘证。

（2）感冒。

（3）牙痛。

（4）糖尿病。

（5）慢性肠炎。

（6）慢性肝炎。

（7）慢性支气管炎。

三、禁忌证

（1）肝阳上亢、气血上逆、下虚上实者忌用本方。

（2）阴虚内热，其临床表现为五心烦热、心烦失眠、舌红少苔者忌用本方。

（3）内有湿热、痰热，其临床表现为口苦、胸闷脘痞、口渴不欲饮水、舌红苔黄腻者忌用本方。

（4）表实证，其临床表现为发热、恶寒、无汗、脉浮紧者忌用本方。

四、相关方剂比较

1. 黄芪桂枝五物汤

见本章第十四节。

2. 芪芍桂酒汤

芪芍桂酒汤和桂枝加黄芪汤都可用于治疗黄汗。两方的主要药物组成接近，芪芍桂酒汤用苦酒，以泻营分之热，患者可见心烦、汗出、口干口渴、小便黄等热象。桂枝加黄芪汤用生姜、甘草、大枣，和中以实表，患者恶风、汗出、肌表的麻木痹痛等症状较芪芍桂酒汤明显。

3. 桂枝汤

见本章第一节。

4. 桂枝加附子汤

桂枝加黄芪汤和桂枝加附子汤都是在桂枝汤的基础上加味而成，都可治疗表虚自汗、心悸。但桂枝加黄芪汤所加为黄芪，因此该方证为桂枝汤的基础上气短乏力较为明显。桂枝加附子汤证则是在桂枝汤证的基础上出现畏寒、手足不温等症状。

5. 麻黄连轺赤小豆汤

虽然麻黄连轺赤小豆汤和桂枝加黄芪汤都可治疗身体发黄，但桂枝加黄芪汤为桂枝汤证的基础上见表虚不固，恶风更重，出黄汗，舌质淡，苔薄白，脉浮弱。麻黄连翘赤小豆汤的辨证要点是表实无汗，恶寒，同时又有明显里热之发热，身黄，目黄，身痒，恶心，舌质红，苔黄腻，脉浮弦滑数者。故通过患者的舌脉和发热、汗出与否不难鉴别。

第十六节　芪芍桂酒汤

一、概述

【原文组成】黄芪五两　芍药三两　桂枝三两

【参考剂量】黄芪 15 克，芍药 9 克，桂枝 9 克。

【煎服法】上三味，以苦酒一升，水七升，相和，煮取三升，温服一升。现代用法：水开后煎煮 20～30 分钟，分两次服用。

【临证指南——经典】

问曰：黄汗之为病，身体重，发热，汗出而渴，状如风水，汗沾衣，色正黄如柏汁，脉自沉，何从得之？师曰：以汗出入水中浴，水从汗孔入得之，宜芪芍桂酒

汤主之。《金匮要略·水气病脉证并治第十四》

【方证病机】本方证当属太阳病证，本方证的特征症状（水气表证）有身体肿重，如有物在皮中状。其主要症状为里热轻证，即汗出，口干口渴，小便黄。此外，可伴随出黄汗，色如黄柏汁，或腹满；或者太阳轻证，如发热恶风寒、鼻鸣、鼻塞流清涕等症状。芪芍桂酒汤证的舌脉为舌质淡或红，舌苔黄，脉沉。

二、临床应用

通过对芪芍桂酒汤所在条文、所含药物、所治症状分析，芪芍桂酒汤所主的病证可概括为黄汗，或身有微热，同时伴有汗出、恶风、乏力而口渴等。因此在临床以此为主要症状的疾病，比如黄肿、黄汗等，以及皮肤、肌表瘙痒、麻木、疼痛的各种疾病，如神经性皮炎、神经性肌肉痉挛、皮肤瘙痒症均可使用本方。

1. 常用
（1）黄肿。
（2）发热。
（3）黄汗。

2. 较常用
皮肤过敏引起的瘙痒症。

3. 偶用
（1）脑梗死。
（2）末梢神经炎。
（3）神经性皮炎。
（4）神经性头痛。

三、禁忌证

（1）阴虚火旺之汗证，患者表现为失眠、盗汗、潮热、舌红少苔者，忌用本方。
（2）内有湿热、痰热，其临床表现为口苦、胸闷脘痞、口渴不欲饮水、舌红苔黄腻者忌用本方。
（3）表实证，其临床表现为身黄、恶风、汗出、脉浮紧者忌用本方。

四、相关方剂比较

1. 黄芪桂枝五物汤
见本章第十四节。

2. 桂枝加黄芪汤
见本章第十五节。

第十七节　桂枝加芍药汤

一、概述

【原文组成】桂枝（去皮）三两　芍药六两　甘草（炙）二两　生姜（切）三两 大枣（擘）十二枚

【参考剂量】桂枝 9 克，芍药 18 克，甘草（炙）6 克，大枣（擘）3 枚，生姜 9 克。

【煎服法】上五味，以水七升，煮取三升，去滓，温分三服。现代用法：水开 后煎煮 20 ～ 30 分钟，分两次服用。

【临证指南——经典】

本太阳病，医反下之，因尔腹满时痛者，属太阴也，桂枝加芍药汤主之。大实 痛者，桂枝加大黄汤主之。（《伤寒论·辨太阴病脉证并治》）

【方证病机】本太阳病，因误下伤津、伤血使腹肌不和，拘急剧甚，以致腹满 时痛。腹满时痛是太阴病常见的证候，因称属太阴也。但此证之腹满时痛，是由 于太阳病误下，邪热内陷、津血虚而太阳表证不解，为表里并病，即太阳阳明并 病，重在血虚腹肌不和，故以桂枝汤解外，更加芍药以治腹满痛。原文中的"大 实痛"，是太阳阳明并病重证，为桂枝加大黄汤的方证。桂枝加芍药汤的辨证要点 为桂枝汤证又见腹拘急而满痛者。故凡腹痛伴见太阳表虚证，而里实不明显者，可 选用本方。

二、临床应用

通过对桂枝加芍药汤所在条文、所含药物、所治症状分析，桂枝加芍药汤所 主的病证可概括为桂枝汤证又见腹拘急而满痛者。因此在临床以此为主要症状的疾 病，比如慢性胃炎、胃术后疼痛不休、慢性肠炎等，符合其主治病变证机与审证要 点者均可用之，还可用于治疗心脏疾病、神经系统疾病等，如风湿性心脏病、脉管 炎、三叉神经痛等。

1. 常用

（1）慢性胃炎。

（2）胃术后疼痛不休。

（3）慢性肠炎。

（4）肠易激综合征。

（5）慢性肝炎。

（6）慢性胰腺炎。

（7）慢性胆囊炎。

2. 较常用
（1）风湿性心脏病。
（2）脉管炎。
（3）三叉神经痛。
（4）腹痛。
（5）便秘。
（6）失眠。
（7）肠梗阻。
（8）腹胀。

3. 偶用
（1）糖尿病。
（2）感冒。
（3）心律失常。
（4）喘证。
（5）牙痛。
（6）腹泻。
（7）腰椎间盘突出。
（8）颈椎病。
（9）消化不良。

三、禁忌证

（1）痰热内蕴证，临床表现为咳嗽、痰黄稠、咯吐不爽、舌质红、苔薄黄或腻、脉滑数等症状者慎用本方。
（2）腹痛喜冷者，忌用本方。
（3）腹痛拒压者，忌用本方。

四、相关方剂比较

1. 小建中汤
桂枝加芍药汤加饴糖即小建中汤，加饴糖可加强缓中止痛作用。有的药房无饴糖，只用本方，也能治腹满痛。

2. 桂枝汤
见本章第一节。

3. 桂枝去芍药汤
桂枝加芍药汤和桂枝去芍药汤都是在桂枝汤的基础上，加倍或去掉白芍。因胸阳不足，出现脉促、胸满、心悸，所以去掉阴寒的白芍。若偏于伤津、伤血使腹肌不和，拘急剧甚，以致腹满时痛，同时还有表证未除，则在桂枝汤的基础上加倍白芍。

4. 桂枝加大黄汤

桂枝加大黄汤是在桂枝加芍药汤的基础上加入大黄。除了桂枝汤所主的恶风、发热、汗出外，桂枝加大黄汤证的典型症状为大实痛，桂枝加芍药汤证的典型症状为腹满时痛。大实痛即为腹痛拒按，疼痛较为剧烈，同时伴有大便闭结。腹满时痛，只是由于血虚腹肌拘急所致，故治疗用桂枝汤增加芍药量即可。若病已陷于里，里实、腹满痛甚，则治疗须加大黄攻下里实。

第十八节　桂枝加大黄汤

一、概述

【原文组成】桂枝（去皮）三两　芍药六两　甘草（炙）二两　生姜（切）三两　大枣（擘）十二枚　大黄二两

【参考剂量】桂枝9克，芍药18克，甘草6克，生姜9克，大枣3枚，大黄3克。

【煎服法】上六味，以水一斗一升，微火煮取三升，去滓，分温服。现代用法：水开后煎煮20～30分钟，分两次服用。

【临证指南——经典】

本太阳病，医反下之，因尔腹满时痛者，属太阴也，桂枝加芍药汤主之。大实痛者，桂枝加大黄汤主之。（《伤寒论·辨太阴病脉证并治》）

【方证病机】本方证与桂枝加芍药汤方证在一起论述，正是说明表里合病的腹痛有实有虚。前已论述里虚腹痛，今对大实痛加以说明。大实痛是与腹满时痛相对而言。大实痛即为腹痛拒按，疼痛较为剧烈，同时伴有大便闭结。腹满时痛，只是由于血虚腹肌拘急所致，太阳太阴合病病主在表，故治疗用桂枝汤增加芍药量即可。若病已陷于里，里实、腹满痛甚，仲景则以大实痛称之，即呈太阳阳明并病的里证，故治疗须加大黄攻下里实。本方证的辨证要点：太阳中风表不解又见阳明里实证者。凡腹痛、大便不通里实明显，外见桂枝汤证者，即可用本方。

二、临床应用

通过对桂枝加大黄汤所在条文、所含药物、所治症状分析，桂枝加大黄汤所主的病证可概括为里腹痛拒按、腹满痛甚，仍有恶风、发热。腹痛是临床常见症，可发于急慢性胃肠炎、溃疡病、肝胆病、腹部手术后遗症等。

1. 常用

（1）感冒。

（2）慢性肠炎。

（3）阑尾炎。

（4）细菌性痢疾。

（5）胰腺炎。

（6）顽固性荨麻疹。

2. 较常用

（1）便秘。

（2）慢性便秘。

（3）积食。

3. 偶用

产后腹痛。

三、禁忌证

（1）脾胃虚弱证，临床表现为舌质淡或有齿痕、苔薄白、脉细弱者慎用本方。

（2）腹不拒按、或大便利、脉弱者，忌用本方。

四、相关方剂比较

桂枝加芍药汤

见本章第十七节。

第十九节　当归四逆汤

一、概述

【原文组成】当归三两　桂枝（去皮）三两　芍药三两　细辛三两　通草二两甘草（炙）二两　大枣（擘）二十五枚

【参考剂量】当归9克，桂枝9克，芍药9克，细辛9克，通草6克，甘草6克，大枣8枚。

【煎服法】上七味，以水八升，煮取三升，去滓，温服一升，日三服。现代用法：水开后煎煮20～30分钟，分两次服用。

【临证指南——经典】

手足厥寒，脉细欲绝者，当归四逆汤主之。（《伤寒论·辨厥阴病脉证并治》）

【方证病机】当归四逆汤证虽有寒饮在里，仅表现为手足厥寒，而无呕吐下利或下利清谷等症，故以血虚肢体虚寒为主，里虚寒为辅。脉细欲绝为血少，血少则手足厥寒，《伤寒论》全书仅此证用厥寒，形容手足凉而表虚甚者。此为桂枝汤的加减方，故主荣卫不利的外寒，与四逆汤、通脉四逆汤专以里寒为治者大异。原文中的厥寒除了代表手足厥冷之外，亦为伤寒之寒，以示寒之在外，血脉不通，故本方还可治冻疮、脉管炎，即所谓"死肌"。当归四逆汤证还会出现面白无华或萎黄，唇色淡白，爪甲苍白，手足发麻，舌淡苔白等血虚的表现。

二、临床应用

通过对当归四逆汤所在条文、所含药物、所治症状分析，当归四逆汤所主的病证可概括为手足以及肢体末端厥寒，以及血虚兼有寒凝血瘀之象。因此在临床以此为主要症状的疾病，比如动脉炎、肺源性心脏病合并心力衰竭、血栓闭塞性脉管炎等，符合其主治病变证机与审证要点者均可用之，还可用于治疗神经及关节疾病、男科疾病、妇科疾病。

1. 常用

（1）动脉炎。

（2）肺源性心脏病合并心力衰竭。

（3）血栓闭塞性脉管炎。

（4）脑血栓形成。

（5）心力衰竭。

2. 较常用

（1）感染性多发性神经炎。

（2）坐骨神经痛。

（3）肥大性脊椎炎。

（4）肩关节炎。

（5）风湿性关节炎。

（6）前列腺肥大。

（7）精索静脉曲张。

（8）慢性非特异性附睾炎。

（9）闭经。

（10）痛经。

（11）慢性盆腔炎。

（12）月经周期性水肿。

（13）小儿硬皮病。

（14）雷诺病。

3. 偶用

（1）牙痛。

（2）头痛。

（3）腰椎间盘突出。

（4）颈椎病。

（5）痤疮。

（6）便秘。

（7）胃炎。

（8）心律失常。

（9）失眠。

（10）银屑病。

（11）胃炎。

（12）湿疹。

（13）隐疹。

（14）咽炎。

（15）肝炎。

（16）头晕。

（17）鼻炎。

（18）咳嗽。

（19）腹痛。

（20）胆囊炎。

（21）脂肪肝。

（22）上消化道出血。

（23）过敏性紫癜。

（24）水肿。

（25）喘证。

三、禁忌证

（1）湿热证，患者出现脘痞不饥、口渴不欲饮水、阴囊潮湿瘙痒、带下黄臭、舌苔黄腻，脉滑数者，慎用本方。

（2）阴虚火旺证，患者出现烦躁易怒、骨蒸潮热、颧红盗汗、舌红少苔、脉细数者，慎用本方。

（3）少阴阳虚寒厥者，症见腰膝酸软、神疲欲寐、气短而喘、面色㿠白或黧黑、舌淡胖苔白、脉沉迟而弱时，本方不宜使用。

（4）热毒炽盛导致四肢末端厥冷，忌用本方。

四、相关方剂比较

1. 当归四逆加吴茱萸生姜汤

当归四逆加吴茱萸生姜汤是在当归四逆汤的基础上加入生姜和吴茱萸。生姜、吴茱萸温中散寒、降逆止呕，当归四逆汤证若出现呕吐、头痛、心腹冷痛，则使用当归四逆加吴茱萸生姜汤。

2. 桂枝汤

见本章第一节。

3. 小建中汤

小建中汤、当归四逆汤均是在桂枝汤基础上演化而来的。小建中汤是由桂枝汤倍芍药，重加饴糖组成；当归四逆汤是由桂枝汤去生姜，加当归、细辛、通草组成。小建中汤以饴糖为君，意在温中补虚，缓急止痛，主治中焦虚寒，虚劳里急症。当归四逆汤以当归和桂枝为君，具有温经散寒，养血通脉之功，主治血虚寒厥证。

4. 当归建中汤

当归四逆汤和当归建中汤的不同之处在于当归四逆汤是在当归建中汤去生姜，加细辛、通草。当归四逆汤主治血虚寒厥证，症见手足厥寒，或腰、股、腿、足、肩臂疼痛，口不渴，舌淡苔白，脉沉细或细而欲绝。当归建中汤主治妇人产后体虚赢瘦，腹中绞痛，食欲不振，面色萎黄，唇口干燥，乳汁缺乏。

5. 四逆汤

当归四逆汤和四逆汤的组成药物都有甘草，不同之处在于当归四逆汤用桂枝、细辛、通草、大枣、当归、白芍，四逆汤用附子、干姜。当归四逆汤和四逆汤都可治疗手足厥冷。但当归四逆汤证属血虚寒厥，四逆汤属于少阴阳虚，命门火衰。因此当归四逆汤证的脉象为弦细而紧脉，同时伴有肢体关节疼痛、爪甲色淡、面色淡白。四逆汤证脉象为沉脉，或兼有迟、紧、微，并且有神疲欲寐、面色苍白等表现。一般当归四逆汤证的病势较缓，很少用于治疗急症。若阳气欲脱，病势较急，则当在四逆汤的基础上进行加减。

第二十节　当归四逆加吴茱萸生姜汤

一、概述

【原文组成】当归三两　芍药三两　甘草（炙）二两　通草二两　桂枝（去皮）三两　细辛三两　生姜（切）半斤　吴茱萸二升　大枣（擘）二十五枚

【参考剂量】当归9克，芍药9克，甘草6克，通草6克，桂枝9克，细辛3克，生姜 12 克，吴茱萸 9 克，大枣 8 枚。

【煎服法】上九味，以水六升、清酒六升和，煮取五升，去滓，温分五服。现代用法：水开后煎煮 20 ～ 30 分钟，分两次服用。

【临证指南——经典】

若其人内有久寒者，宜当归四逆加吴茱萸生姜汤。（《伤寒论·辨厥阴病脉证并治》）

【方证病机】本条是位于当归四逆汤的条文后面，若当归四逆汤证又见内有久寒证者，久寒指积冷、寒疝等证，宜以当归四逆加吴茱萸生姜汤主之。本方证的辨证要点，为当归四逆汤证更见心腹痛、呕逆、头痛者。条文只言内有久寒者，未详其证，但由所加吴茱萸、生姜观之，当不外有心腹剧痛、呕逆、头痛等症。

二、临床应用

通过对当归四逆加吴茱萸生姜汤所在条文、所含药物、所治症状分析，其所主的病证可概括为四肢的寒证（如四肢冷痛、手足厥寒等），与体内阴寒上逆证（如心腹剧痛、呕逆、头痛）同时兼有血虚之象。因此在临床以此为主要症状的疾病，比如陈旧性前间壁心肌梗死、红斑性肢痛、腰部椎管狭窄、肢端静脉痉挛等，符合其主治病变证机与审证要点者均可用之，还可用于治疗慢性胃及十二指肠溃疡、慢性肝炎、新生儿硬化症、多发性周围神经炎等。

1. 常用

（1）陈旧性心肌梗死。

（2）红斑性肢痛。

（3）腰部椎管狭窄。

（4）肢端静脉痉挛。

2. 较常用

（1）慢性胃及十二指肠溃疡。

（2）慢性肝炎。

（3）新生儿硬化症。

（4）多发性周围神经炎。

（5）更年期综合征。

3. 偶用

（1）腹痛。

（2）荨麻疹。

（3）类风湿关节炎。

（4）头痛。

（5）痤疮。

三、禁忌证

（1）阴虚证，临床表现为虚烦易怒、失眠、口燥咽干、舌少津液、手足心热、大便干结、舌红少苔者，慎用本方。

（2）湿热证，临床表现为脘痞不饥、口渴不欲饮水、阴囊潮湿瘙痒、带下黄臭、舌苔黄腻、脉滑数者，慎用本方。

（3）痰热证，临床表现为痰黄而稠、身热面赤、舌质红、苔黄腻、脉滑数或弦滑者，慎用本方。

四、相关方剂比较

当归四逆汤

见本章第十九节。

第二十一节　芍药甘草附子汤

一、概述

【原文组成】芍药三两　甘草（炙）三两　附子（炮，去皮，破八片）一枚

【参考剂量】芍药 15 克，甘草 15 克，附子 10 克。

【煎服法】上三味，以水五升，煮取一升五合，去滓，分温三服。现代用法：水开后先煎附子，再煎煮 20～30 分钟，分两次服用。

【临证指南——经典】

发汗，病不解，反恶寒者，虚故也，芍药甘草附子汤主之。（《伤寒论·辨太阳病脉证并治中》）

【方证病机】根据《伤寒论》原文记述，芍药甘草附子汤所治为误用或过用汗法损伤阳气和阴液，导致的恶寒、肢体筋脉拘急疼痛等。方中芍药、甘草各三两，有酸甘化阴之用，可用于阴虚不足之诸般痛证；附子伍甘草，有辛甘化阳之效，于阳虚痛证者亦可用。芍药、甘草、附子同用，则有扶阳益阴之妙，对凡具备阴阳两虚病机的痛证，诸如腹痛腿脚拘挛痛，骨节疼痛，足冷，恶寒，脉沉微者，皆有良好效果。

二、临床应用

通过对芍药甘草附子汤所在条文、所含药物、所治症状分析，芍药甘草附子汤所主的病证可概括为恶寒，脘腹、肢体、筋脉拘急疼痛等。因此在临床以此为主要症状的疾病，比如萎缩性胃炎、胃及十二指肠溃疡、胃扭转等，符合其主治病变证

机与审证要点者均可用之，还可用于治疗运动、神经系统疾病，血管及血液系统疾病，呼吸系统疾病等。

1. 常用

（1）萎缩性胃炎。

（2）胃及十二指肠溃疡。

（3）胃扭转。

（4）胃痉挛。

（5）慢性肝炎。

（6）过敏性肠炎。

（7）肠粘连。

（8）急性水肿性胰腺炎。

（9）胆石症。

2. 较常用

（1）支气管炎。

（2）支气管哮喘。

（3）肾炎。

（4）骨质增生。

3. 偶用

（1）急性乳腺炎。

（2）慢性盆腔炎。

（3）急性附件炎。

（4）腰痛。

（5）脑梗死。

（6）头痛。

（7）类风湿关节炎。

三、禁忌证

（1）瘀热证，患者出现五心烦躁、心慌、口干口渴、手心发热、面部潮红等症，慎用本方。

（2）湿热证，临床表现为皮肤黏滞不爽、阴汗、舌苔黄腻者，忌用本方。

四、相关方剂比较

芍药甘草汤

芍药甘草附子汤较芍药甘草汤的基础上加入附子。与芍药甘草汤的方证不同，芍药甘草附子汤证脉象为沉微，同时伴有畏寒喜暖、四肢不温等少阴阳虚的表现。虽可能有四肢不温，但程度比四逆汤的四肢厥冷明显更轻。

第二十二节　芍药甘草汤

一、概述

【原文组成】芍药四两　甘草（炙）四两

【参考剂量】芍药 12 克，甘草 12 克。

【煎服法】上二味，以水三升，煮取一升五合，去滓，分温再服。现代用法：水开后煎煮 20 ～ 30 分钟，分两次服用。

【临证指南——经典】

（1）伤寒，脉浮，自汗出，小便数，心烦，微恶寒，脚挛急，反与桂枝欲攻其表，此误也。得之便厥，咽中干，烦躁吐逆者，作甘草干姜汤与之，以复其阳。若厥愈足温者，更作芍药甘草汤与之，其脚即伸。若胃气不和，谵语者，少与调胃承气汤。若重发汗，复加烧针者，四逆汤主之。（《伤寒论·辨太阳病脉证并治上》）

（2）厥逆，咽中干，烦躁，阳阴内结，谵语，烦乱，更饮甘草干姜汤，夜半阳气还，两足当热，胫尚微拘急，重与芍药甘草汤，尔乃胫伸。（《伤寒论·辨太阳病脉证并治上》）

【方证病机】根据《伤寒论》原文记述，芍药甘草汤用于治疗血虚筋脉拘急、咽干等症。此证经过甘草干姜汤温阳，阳虚已经改善，此时阴血亏虚为导致血虚筋脉拘急的主要病机。血虚不能滋养筋脉，则筋脉拘急，或肌肉疼痛，或跳动，筋脉或关节屈伸不利，或关节活动疼痛，舌红、脉细均为阴血亏虚之征。方中芍药、甘草酸甘化阴而养血，柔筋缓急而舒筋，善治筋脉拘急挛紧。

二、临床应用

通过对芍药甘草汤所在条文、所含药物、所治症状分析，芍药甘草汤所主的代表病证为筋脉拘急，或肌肉疼痛，或跳动，筋脉或关节屈伸不利，或关节活动疼痛等，同时伴有舌红、脉细等。因此在临床以此为主要症状的疾病，比如萎缩性胃炎、胃及十二指肠溃疡、胃扭转等，符合其主治病变证机与审证要点者均可用之，还可用于治疗运动、神经系统疾病，血管及血液系统疾病等。

1. 常用

（1）萎缩性胃炎。

（2）胃及十二指肠溃疡。

（3）胃扭转。

（4）胃痉挛。

（5）慢性肝炎。

（6）过敏性肠炎。

（7）溃疡性结肠炎。

（8）肠粘连。

（9）急性水肿性胰腺炎。

（10）胆石症。

2. 较常用

（1）腰椎间盘突出。

（2）脑梗死。

（3）便秘。

（4）三叉神经痛。

（5）颈椎病。

（6）腹痛。

（7）头痛。

（8）哮喘。

（9）呃逆。

（10）咳嗽。

3. 偶用

（1）过敏性紫癜。

（2）慢性盆腔炎。

（3）湿疹。

（4）牙痛。

（5）类风湿关节炎。

（6）肾结石。

（7）抑郁症。

（8）痤疮。

（9）皮肤瘙痒。

（10）尿毒症。

（11）口腔溃疡。

（12）高血压。

（13）腰椎管狭窄。

（14）头晕。

三、禁忌证

（1）湿热肆虐证，表现出舌苔黄厚腻者，慎用本方。

（2）疼痛因热、因寒所致者慎用。

（3）中阳不足，舌淡胖者慎用，若须用此方，当配伍益气健脾之品。

四、相关方剂比较

芍药甘草附子汤

见本章第二十一节。

第二十三节　栝楼桂枝汤

一、概述

【原文组成】 栝楼根二两　桂枝（去皮）三两　芍药三两　甘草（炙）二两 生姜（切）三两　大枣（擘）十二枚

【参考剂量】 栝楼根 6 克，桂枝 9 克，芍药 9 克，甘草 6 克，生姜 9 克，大枣 4 枚。

【煎服法】 上六味，以水九升，煮取三升，分温三服，取微汗。汗不出，食顷，啜热粥发之。现代用法：水开后煎煮 20～30 分钟，分两次服用。

【临证指南——经典】

太阳病，其证备，身体强，几几然，脉反沉迟，此为痉，栝楼桂枝汤主之。 （《金匮要略·痉湿暍病脉证治第二》）

【方证病机】 太阳病，其证备，是说太阳病桂枝汤证俱备的意思，当有发热、恶风（寒）、汗出、头项强痛等表现。身体强几几然，是说全身有强直性痉挛的自觉或他觉症状。太阳病脉当浮，今脉见沉迟故称反，由此可知为组织枯燥的痉病，应以栝楼桂枝汤主之。仲景论述痉有刚、柔之分，《金匮要略·痉湿暍病脉证治》谓："太阳病，发热汗出，而不恶寒，名曰柔痉"。栝楼桂枝汤所治为柔痉。栝楼桂枝汤方证除俱备太阳病证外，尚见身体强几几然、脉沉迟，还有柔痉的特点：发热汗出，而不恶寒。本方证辨证要点为痉挛拘急而见桂枝汤证。

二、临床应用

通过对栝楼桂枝汤所在条文、所含药物、所治症状分析，栝楼桂枝汤所主的病证可概括为颈项或其他部位痉挛拘急或抽动、口渴、苔干，或有发热汗出等表现。临床上，小儿抽搐证、颈椎病、腰肌劳损、感冒流感等疾病，症状表现符合栝楼桂枝汤方证，可使用此方治疗。但先要排除表实葛根汤证及表虚桂枝加葛根汤证，而确认为本方证。此外，其他疾病如脑梗死、心悸、心律失常、水肿也可辨证使用此方加减治疗。

1. 常用

（1）小儿抽搐证。

（2）流行性感冒。

（3）落枕。

（4）颈椎病。

（5）腰肌劳损。

2. 较常用

（1）头痛。

（2）肺癌。

3. 偶用

（1）脑梗死。

（2）心律失常。

（3）心悸。

（4）水肿。

三、禁忌证

（1）表实证，临床表现为恶寒、发热、无汗、脉紧者忌用此方。

（2）阴虚内热，其临床表现为五心烦热、心烦失眠，舌红少苔者忌用本方。

（3）内有湿热、痰热，其临床表现为口苦、胸闷脘痞、口渴不欲饮水，舌红苔黄腻者忌用本方。

四、相关方剂比较

1. 桂枝汤

见本章第一节。

2. 桂枝加葛根汤

栝楼桂枝汤和桂枝加葛根汤都是桂枝汤的加减方，两方都可治疗颈项拘急不舒，且均伴有汗出、发热、口干。栝楼桂枝汤是在桂枝汤的基础上加栝楼根（即天花粉），其方证为颈项僵直，恶风寒不明显，脉象为沉脉。桂枝加葛根汤证是在桂枝汤的基础上加葛根，其证脉象为浮脉，有恶风寒。且桂枝加葛根汤所治多为颈项部位的僵直，栝楼桂枝汤可以治疗全身的拘挛。

第二十四节　桂枝加桂汤

一、概述

【原文组成】桂枝（去皮）五两　芍药三两　生姜（切）三两　甘草（炙）二两　大枣（擘）十二枚

【参考剂量】桂枝 15 克，芍药 9 克，生姜 9 克，甘草 6 克，大枣 6 克。

【煎服法】上五味，以水七升，煮取三升，去滓，温服一升。现代用法：水开后煎煮 20 ～ 30 分钟，分两次服用。

【临证指南——经典】

烧针令其汗，针处被寒，核起而赤者，必发奔豚。气从少腹上冲心者，灸其核上各一壮，与桂枝加桂汤，更加桂二两也。（《伤寒论·辨太阳病脉证并治中》）

【方证病机】本方证为太阳病之变证、坏证。根据《伤寒论》原文记述，桂枝加桂汤是治疗桂枝汤证又见气上冲剧烈者。仲景书中提出"烧针令其汗"，是举例说用烧针大发汗，造成津液伤、上虚，气上冲的病因病机，不要以为病因只限于烧针发汗，而是多种病因，即凡是急、慢性病，因津液伤、上虚下实者皆可出现。本方证的辨证要点：桂枝汤方证或"桂枝体质"者又见气上冲者。桂枝汤方证和"桂枝体质"前文已有介绍，此处不再论述。

二、临床应用

通过对桂枝加桂汤所在条文、所含药物、所治症状分析，桂枝加桂汤所主的病证可概括为心悸怔忡，甚至从少腹上冲心胸，或有焦虑或抑郁等神志异常，或有异常汗出。患者通常为"桂枝体质"。因此在临床以此为主要症状的疾病，比如自主神经功能障碍、神经衰弱、心律失常、室性期前收缩、自汗等，符合其主治病变证机与审证要点者均可用之，还可用于治疗冠心病、风湿性心脏病、焦虑、郁证等。

1. 常用
（1）自主神经功能障碍。
（2）神经衰弱、失眠。
（3）汗证。
（4）发热。

2. 较常用
（1）冠心病、风湿性心脏病。
（2）郁证。
（3）头痛。
（4）脑梗死。
（5）焦虑。
（6）腹痛。

3. 偶用
（1）肺癌。
（2）呃逆。
（3）颈椎病。

（4）胃食管反流病。

（5）心律失常。

（6）糖尿病。

（7）胃脘痛。

（8）血小板减少性紫癜。

（9）喘证。

三、禁忌证

（1）肝热气逆证，症见胸胁胃脘胀满疼痛、呃逆嗳气、呕吐、烦躁易怒、脉弦数者，慎用本方。

（2）内有郁热证，症见两胁胀痛、烦躁易怒、口苦口干、舌红苔黄、脉弦数者，忌用本方。

（3）中焦实热证者，出现发热口渴、脘腹胀痛、大便秘结、尿短黄、舌红苔黄燥、脉数有力时忌用本方。

（4）腹胀、肿痛偏于热证者，忌用本方。

四、相关方剂比较

1. 桂枝汤

见本章第一节。

2. 奔豚汤

奔豚汤和桂枝加桂汤的组成药物都有生姜、甘草、白芍，都可治疗奔豚。区别在于，桂枝加桂汤证患者小便清长、恶风恶寒、舌淡苔白等阳虚寒象明显。奔豚汤证患者会出现口苦、舌红、脉数等热象。

第二十五节　桂枝加附子汤

一、概述

【原文组成】桂枝（去皮）三两　芍药三两　甘草（炙）二两　生姜（切）三两　大枣（擘）十二枚　附子（炮，去皮，破八片）一枚

【参考剂量】桂枝9克，芍药9克，甘草6克，生姜9克，大枣3枚，附子3克。

【煎服法】上六味，以水七升，煮取三升，去滓，温服一升。现代用法：先煎附子30分钟，再下诸药煎煮20～30分钟，分两次服用。

【临证指南——经典】

太阳病，发汗，遂漏不止，其人恶风，小便难，四肢微急，难以屈伸者，桂枝

加附子汤主之。(《伤寒论·辨太阳病脉证并治上》)

【方证病机】根据《伤寒论》原文记述，桂枝加附子汤所治为太阳病发汗后，伤及阳气，出现卫表不固（漏汗不止、恶风）、阳气失于温煦（四肢微急、难以屈伸）、阳气失于气化（小便难）。方剂的基础方为桂枝汤，非四逆辈，表明患者的临床表现更接近于太阳病证，而非少阴病证。其表现出的"遂漏不止""恶风"，较少阴病的冷汗淋漓、四肢厥冷更为轻微。"四肢微急"即为四肢轻微拘挛，非芍药甘草汤证较为明显的拘挛疼痛。桂枝加附子汤证可见浮脉、可见沉脉，但绝非沉微之脉。本方证的辨证要点：桂枝汤证更见恶寒、小便难、四肢微急者。

二、临床应用

通过对桂枝加附子汤所在条文、所含药物、所治症状分析，桂枝加附子汤所主的病证可概括为出现汗多、恶风、小便难、鼻塞流清涕、四肢轻微拘急疼痛。因此在临床以此为主要症状的疾病，比如感冒、急慢性鼻炎、风湿性心脏病、冠心病、心律不齐、心绞痛、心肌梗死、类风湿关节炎等，符合其主治病变证机与审证要点者均可用之。桂枝加附子汤还可用于治疗消化系统疾病、皮肤疾病等，如慢性胃炎、慢性肠炎、溃疡性结肠炎也可用此方加减化裁治疗。

1. 常用
（1）感冒。
（2）风湿性心脏病。
（3）冠心病（如心绞痛、心肌梗死）。
（4）心律不齐（如室性早搏、房性早搏）。
（5）急慢性鼻炎。
（6）类风湿关节炎。

2. 较常用
（1）慢性肠炎。
（2）溃疡性结肠炎。
（3）慢性胃炎。
（4）过敏性皮炎。
（5）荨麻疹。
（6）神经性皮炎。

3. 偶用
（1）多汗症。
（2）肺癌。
（3）不明原因发热。
（4）糖尿病。
（5）颈椎病。

（6）肩周炎。

（7）腰椎间盘突出。

（8）咳嗽。

（9）抑郁症。

（10）脑梗死。

（11）喘证。

（12）失眠。

三、禁忌证

（1）口干、口苦、思饮、思冷者，忌用此方。

（2）无汗出、恶风寒者，不宜使用此方。

（3）心阴虚证，表现出盗汗、五心烦热、舌红少苔者，慎用本方。

（4）汗多亡阳，表现为突然冷汗淋漓、四肢厥冷、呼吸微弱、面色苍白、神志模糊者，不宜使用此方，当急用回阳救逆。

四、相关方剂比较

1.桂枝汤

见本章第一节。

2.桂枝附子汤

从药物组成上看，桂枝加附子汤较桂枝附子汤多白芍。桂枝附子汤是风寒湿邪痹着肌表，阻滞营卫气血运用，导致身体烦疼，脉浮虚，重用附子，目的在于祛除在表之风湿。桂枝加附子汤是太阳病过汗伤阳造成的漏汗、恶风、小便难，四肢微急，难以屈伸，故用桂枝汤疏风解肌，用附子温阳散寒。

3.桂枝加黄芪汤

见本章第十五节。

第二十六节　桂枝麻黄各半汤

一、概述

【原文组成】桂枝一两十六铢　芍药一两　生姜一两　甘草（炙）一两　麻黄（去节）一两　大枣（擘）四枚　杏仁（去皮、尖）二十四枚

【参考剂量】桂枝5克，芍药3克，生姜3克，甘草3克，麻黄3克，大枣4枚，杏仁5克。

【煎服法】上七味，以水五升，先煮麻黄一二沸，去上沫，纳诸药，煮取一升八合，去滓，温服六合。现代用法：先煮麻黄，水开后煎煮 20～30 分钟，分两次服用。

【临证指南——经典】

太阳病，得之八九日，如疟状，发热恶寒，热多寒少。其人不呕，清便欲自可，一日二三度发。脉微缓者，为欲愈也；脉微而恶寒者，此阴阳俱虚，不可更发汗、更下、更吐也。面色反有热色者，未欲解也，以其不能得小汗出，身必痒，宜桂枝麻黄各半汤。（《伤寒论·辨太阳病脉证并治上》）

【方证病机】桂枝麻黄各半汤是桂枝汤和麻黄汤各取三分之一的合方，通过条文分析，其所治为太阳病日久，风寒之邪郁于肌表轻证。其症状表现为像疟疾一样时有发热恶寒，一日发作数次，因为尚有风邪怫郁在表，患者会出现自觉身上发痒等症状。因此使用发汗力度较小的桂枝麻黄各半汤。但需注意，使用此方前一定要明确不存在阳明少阳之证，除了原文中提到的不呕、清便欲自可外，还应包括脉象不弦、口不苦、口渴不明显等症状。

二、临床应用

通过对桂枝麻黄各半汤所在条文、所含药物、所治症状分析，桂枝麻黄各半汤所主的病证可概括为风寒邪气羁留于肌表，并导致肺失宣降的各种病证。症状比如皮肤瘙痒、干燥、疼痛，还有恶寒发热、鼻塞、咳嗽。症状感受风冷或者阳光的刺激会加重。因此在临床以此为主要症状的疾病，比如感冒、流行性感冒等，符合其主治病变证机与审证要点者均可用之，还可用于治疗皮肤疾病、呼吸系统疾病、神经系统疾病等，如荨麻疹、风疹、皮肤干燥综合征、神经性头痛、支气管肺炎等。

1. 常用

（1）感冒。

（2）流行性感冒。

2. 较常用

（1）荨麻疹。

（2）风疹。

（3）皮肤干燥综合征。

（4）鼻炎。

（5）神经性头痛。

3. 偶用

（1）肺癌。

（2）脑梗死。

（3）咳嗽。

（4）发热。

（5）银屑病。

（6）无汗证。

三、禁忌证

（1）湿热证，表现出胸脘痞闷、舌苔黄腻、脉濡者，不宜使用本方。

（2）阴虚外感证，临床表现为头晕头痛、四肢疼痛、发热、微恶风寒、手足心热、小便淡黄、大便干燥、舌红苔少、脉浮细数者慎用本方。

（3）外感风热证，表现为咳嗽痰稠色黄、鼻塞流黄浊涕、口干咽痛、舌红者，忌用此方。

（4）邪在少阳，表现为口苦、脉弦者，当和解少阳，不宜使用此方。

四、相关方剂比较

桂枝二麻黄一汤

桂枝麻黄各半汤和桂枝二麻黄一汤，两方药物组成完全相同，可主治病证一是伤寒轻证，一是太阳中风轻证。桂枝麻黄各半汤，方中用桂枝麻黄量比为 5 : 3，但杏仁与桂枝用量均衡，麻黄、生姜用量相等，桂枝、麻黄、生姜合为用，以宣发营卫之气郁，散营卫中邪气；而桂枝二麻黄一汤，方中桂枝与麻黄量为 5 : 2，麻黄汤变方用量占桂枝汤用量的二分之一，麻黄、杏仁虽能宣散营卫中郁邪，但受到量大于麻黄、杏仁之芍药、甘草的佐制，其散邪发汗之中又有止汗益阴之用。

第二十七节　桂枝二麻黄一汤

一、概述

【原文组成】桂枝（去皮）一两十七铢　芍药一两六铢　麻黄（去节）十六铢　生姜（切）一两六铢　杏仁（去皮尖）十六个　甘草（炙）一两二铢　大枣（擘）五枚

【参考剂量】桂枝6克，芍药3克，麻黄2克，生姜2克，杏仁3克，甘草3克，大枣5枚（擘）。

【煎服法】上七味，以水五升，先煮麻黄一二沸，去上沫，纳诸药，煮取二升，去滓，温服一升，日再服。现代用法：先煮麻黄，水开后煎煮20～30分钟，分两次服用。

【临证指南——经典】

服桂枝汤，大汗出，脉洪大者，与桂枝汤如前法。若形似疟，一日再发者，汗

出必解，宜桂枝二麻黄一汤。(《伤寒论·辨太阳病脉证并治上》)

【方证病机】根据《伤寒论》原文记述，服桂枝汤不得法，而使大汗出，病必不解。脉浮为病仍在外，故可与桂枝汤如前法服之。若其人形如疟，一日再次发寒热者，此与上条的桂枝麻黄各半汤证大致同，小汗出必解，宜桂枝二麻黄一汤。本方证当属太阳病证。本方证的辨证要点：桂枝汤证多而麻黄汤证少者。

二、临床应用

通过对桂枝二麻黄一汤所在条文、所含药物、所治症状分析，桂枝二麻黄一汤所主的病证可概括为恶寒发热较为轻微，汗出，鼻塞流清涕，微咳，脉稍浮。因此在临床以此为主要症状的疾病，比如感冒、流行性感冒、支气管炎、支气管肺炎等，符合其主治病变证机与审证要点者均可用之。还可用于治疗运动系统疾病、过敏性疾病等，如肌肉萎缩、风湿性关节炎、类风湿关节炎、骨质增生、过敏性鼻炎、过敏性皮炎等。

1. 常用

(1) 感冒。

(2) 流行性感冒。

(3) 支气管炎、支气管肺炎、哮喘等。

(4) 皮肤瘙痒（如荨麻疹、过敏性皮炎等）。

2. 较常用

(1) 肌肉萎缩。

(2) 风湿性关节炎。

(3) 类风湿关节炎。

(4) 骨质增生。

(5) 过敏性鼻炎。

3. 偶用

(1) 肺癌。

(2) 腹泻。

三、禁忌证

(1) 湿热证，表现出胸脘痞闷、舌苔黄腻、脉濡者，不宜使用本方。

(2) 阴虚外感证，临床表现为头晕头痛、四肢疼痛、发热、微恶风寒、手足心热、小便淡黄、大便干燥、舌红苔少、脉浮细数者慎用本方。

(3) 外感风热证，表现为咳嗽痰稠色黄、鼻塞流黄浊涕、口干咽痛、舌红者，忌用此方。

(4) 邪在少阳，表现为口苦、脉弦者，当和解少阳，不宜使用此方。

第二十八节　桂枝芍药知母汤

一、概述

【原文组成】桂枝四两　芍药三两　甘草二两　麻黄二两　生姜五两　白术五两知母四两　防风四两　附子（炮）二枚

【参考剂量】桂枝12克，芍药9克，甘草6克，麻黄6克，生姜15克，白术15克，知母12克，防风12克，附子10克。

【煎服法】上九味，以水七升，煮取二升。温服七合，日三服。现代用法：水开后煎煮20～30分钟，分两次服用。

【临证指南——经典】

诸肢节疼痛，身体羸瘦，脚肿如脱，头眩短气，温温欲吐，桂枝芍药知母汤主之。（《金匮要略·中风历节病脉证并治第五》）

【方证病机】根据《金匮要略》原文中的记述，桂枝芍药知母汤主治肢节疼痛、身体尪羸、脚肿如脱、头眩短气、温温欲吐者。诸肢节疼痛，即四肢关节都疼痛。身体尪羸，即言身体瘦之甚而关节肿大的样子，脚肿如脱，即言脚肿之甚。头眩短气、温温欲吐为气冲饮逆的结果。此外历代医家对桂枝芍药知母汤的主治病证进行了增补，认为此病迁延日久，不仅伤阴，也耗气；不仅症见关节肿痛，也见关节麻木。

二、临床应用

通过桂枝芍药知母汤所在条文、所含药物、所治症状分析，桂枝芍药知母汤证患者临床上表现可见关节肿痛麻木，两足微肿，肢软乏力，关节发病部位主要在下肢、双足，或伴有头眩、干呕、身体羸瘦等。因此在临床以此为主要症状的疾病，比如风湿性关节炎、类风湿关节炎、坐骨神经痛、骨质增生等，符合其主治病变证机与审证要点者均可用之，还可用于治疗消化系统疾病、过敏性疾病等，如慢性胃炎、慢性食管炎、慢性过敏性鼻炎、过敏性皮炎等。

1. 常用

（1）风湿性关节炎。

（2）类风湿关节炎。

（3）骨质增生。

（4）腰痛（如腰椎间盘突出、坐骨神经痛等）。

2. 较常用

（1）过敏性皮炎。

（2）神经性皮炎。

（3）风湿性心脏病。

（4）牙痛。

（5）汗证。

3. 偶用

（1）糖尿病。

（2）银屑病。

（3）头晕。

（4）慢性盆腔炎。

（5）肝硬化腹水。

（6）发热。

三、禁忌证

（1）阴虚火旺证，舌质红绛、少津，慎用本方。

（2）痰热蕴结证，舌红胖苔黄腻、脉滑数，慎用本方。

四、相关方剂比较

1. 桂枝附子汤

见本章第一节。

2. 白虎加桂枝汤

白虎加桂枝汤和桂枝芍药知母汤均能治疗关节疼痛。所异者，白虎加桂枝汤证全身症状以热象为主，主要表现为身不寒、但热，大渴、出汗、脉洪大。而桂枝芍药知母汤证表现为恶风恶寒，畏寒喜暖，头眩短气，温温欲吐，脉紧等。

第二章

桂枝附子汤及其类方

第一节　桂枝附子汤

一、概述

【原文组成】桂枝（去皮）四两　附子（炮去皮）三枚　生姜（切）三两　大枣（擘）十二枚　甘草（炙）二两

【参考剂量】桂枝 12 克，附子 15 克，生姜 9 克，大枣 3 枚，甘草 6 克。

【煎服法】上五味，以水六升，煮取二升，去滓，分温三服。现代用法：附子先煎 30 分钟，再下诸药煎煮 20～30 分钟，分两次服用。

【临证指南——经典】

伤寒八九日，风湿相搏，身体疼烦，不能自转侧，不呕，不渴，脉浮虚而涩者，桂枝附子汤主之。若大便坚，小便自利者，去桂加白术汤主之。（《金匮要略·痉湿暍病脉证治第二》）

【方证病机】根据《金匮要略》原文中的记述，桂枝附子汤主治太阳病，风湿相搏，身体疼烦，不能自转侧，不呕不渴，脉浮虚而涩者。其病机为阳虚外感风寒湿邪。"身体疼烦"即表明患者疼痛范围较广，可能出现疼痛的部位遍布全身，也不局限于某一部位的疼痛。因为桂枝附子汤证的疼痛是由于风寒湿邪引起，因此此方证的疼痛得温则减，遇寒加重。太阳主一身之表，此证属于太阳病范畴，桂枝附子汤可以看作以桂枝汤为基础进行加减，以方测证，患者可以出现汗出恶风等表现。"不能自转侧"即肢体活动受限。不呕、不渴，表示患者无口苦、脉弦等少阳证，以及小便短黄、里热之象。

二、临床应用

通过桂枝加附子汤所在条文、所含药物、所治症状分析，此方所治为风湿相搏或正虚内寒所致的病证。临床应用以表阳已虚，风湿内盛，或阳虚内寒所致身体疼烦、不得转侧，或自汗出，以及虚寒性胸腹痛、喘咳、泄泻等，苔薄白，脉虚浮而涩为其辨证要点。因此在临床以此为主要症状的疾病，比如糖尿病周围神经病变、风湿性关节炎、类风湿关节炎、坐骨神经痛、骨质增生等，符合其主治病变证机与审证要点者均可用之。还可用于治疗慢性前列腺炎、胃脘痛、慢性荨麻疹、慢性鼻炎等。

1. 常用

（1）糖尿病。

（2）风湿性关节炎。

（3）类风湿关节炎。

（4）坐骨神经痛。

（5）骨质增生。

2. 较常用

（1）慢性荨麻疹。

（2）颈椎病。

（3）汗证。

（4）急、慢性鼻炎。

（5）慢性前列腺炎。

（6）外感发热。

（7）失眠。

3. 偶用

（1）头痛。

（2）心律失常（如房性早搏、室性早搏、房室传导阻滞等），或其他表现为心悸的疾病。

（3）胃脘痛。

（4）抑郁症。

三、禁忌证

（1）口干、口苦、思饮、思冷者，忌用本方。

（2）无脉微、恶风寒者，忌用本方。

（3）阴虚火旺证，舌质红绛、少津者，慎用本方。

四、相关方剂比较

1. 桂枝去芍药加附子汤

桂枝去芍药加附子汤和桂枝附子汤，二方药物组成完全相同，但因剂量调配不同，其主治则各有不同。桂枝附子汤用于阳虚肌痹证，能温阳通经，散寒止痛；而桂枝去芍药加附子汤用于胸阳虚弱之恶寒脉微证，能温阳散寒。

2. 去桂加白术汤

去桂加白术汤在桂枝附子汤的基础上，将白术取代桂枝。桂枝附子汤是湿困肌肉，所以身疼不能自转侧，脉浮为在表，脉涩为血少有湿；而白术附子汤是湿困于脾，所以用白术、附子解脾湿。

3. 甘草附子汤

桂枝附子汤和甘草附子汤的组成药物都有桂枝、附子、甘草，桂枝附子汤用生姜、大枣，甘草附子汤用白术。两方所治都为感受风寒湿邪，但甘草附子汤证的症状较桂枝附子汤证程度更严重。桂枝附子汤证是身体痛烦，不能自转侧，甘草附子汤证为骨节痛烦，掣痛不得屈伸，近之则痛剧，所以甘草附子汤证患者的全身状况较桂枝附子汤证更差，正气更为虚羸，故增加甘草的比重，降低附子的比重。甘草附子汤祛表里之寒湿；桂枝附子汤偏于辛散发表。

4. 桂枝芍药知母汤

桂枝芍药知母汤和桂枝附子汤共同的组成药物都有桂枝、生姜、附子、甘草，用于治疗风寒湿痹。桂枝附子汤证的辨证要点为外寒里饮关节痛、身体痛烦，不能转侧，腹痛而小便自利不可控者；桂枝芍药知母汤以关节肿痛，遇冷则甚，痛处灼热为主。

5. 附子汤

附子汤和桂枝附子汤都可治疗身体疼痛。附子汤证的病机以少阴阳虚为主，同时还有残留的水饮之邪，可以表现出水肿、口淡不渴、小便少或小便清长，其脉象为少阴病的沉脉。而桂枝附子汤证病机为阳虚外感风寒湿邪，与附子汤相比，症状突出表现为肢体关节难以屈伸，脉象为浮脉，一般不伴有水肿等症状。

第二节　去桂加白术汤

一、概述

【原文组成】附子（炮）三枚　白术四两　生姜（切）三两　大枣（擘）十二枚甘草（炙）二两

【参考剂量】附子15克，白术12克，生姜9克，大枣3枚，甘草6克。

【煎服法】上五味，以水六升，煮取二升，去滓。分温三服。现代用法：先煎附子30分钟，再下诸药煎煮20～30分钟，分两次服用。

【临证指南——经典】

伤寒八九日，风湿相搏，身体疼烦，不能自转侧，不呕，不渴，脉浮虚而涩者，桂枝附子汤主之。若其人大便硬，小便自利者，去桂加白术汤主之。（《伤寒论·辨太阳病脉证并治下》）

【方证病机】根据《伤寒论》原文中的记述，去桂加白术汤所治与桂枝附子汤证类似，都有感受风寒湿邪，身体关节疼痛，不能转动。区别在于去桂加白术汤证患者大便坚而小便自利。

二、临床应用

通过去桂加白术汤所在条文、所含药物、所治症状分析，此方所治为阳气不足，阴津损伤兼有外感表证。临床上表现为汗出、恶风，四肢挛急、屈伸不利，肢体疼痛等症状；伴心悸，四肢欠温，小便量少，舌质淡，脉迟等。因此在临床以此为主要症状的疾病，比如风湿性关节炎、类风湿关节炎、坐骨神经痛、骨质增生症等符合其主治病变证机与审证要点者均可用之，还可用于治疗慢性胃炎、慢性结肠炎等。

1. 常用

（1）风湿性关节炎。

（2）类风湿关节炎。

（3）坐骨神经痛。

（4）骨质增生症。

2. 较常用

（1）慢性胃炎、慢性结肠炎。

（2）汗证。

3. 偶用

（1）肺癌。

（2）喘证。

（3）便秘。

（4）头晕。

（5）慢性心力衰竭。

三、禁忌证

（1）阴虚火旺证，舌质红绛、少津者，慎用本方。

（2）湿热证，舌遍体白、口渴、湿滞阳明者，慎用本方。

四、相关方剂比较

桂枝附子汤

见本章第一节。

第三节　甘草附子汤

一、概述

【原文组成】甘草（炙）二两　附子（炮）二枚　白术二两　桂枝（去皮）四两

【参考剂量】甘草 6 克，附子 10 克，白术 6 克，桂枝 12 克。

【煎服法】上四味，以水六升，煮取三升，去滓。温服一升，日三服。现代用法：水开后煎煮 20 ~ 30 分钟，分两次服用。

【临证指南——经典】

风湿相搏，骨节疼烦，掣痛不得屈伸，近之则痛剧，汗出短气，小便不利，恶风不欲去衣，或身微肿者，甘草附子汤主之。（《伤寒论·辨太阳病脉证并治下》）

【方证病机】根据《伤寒论》原文中的记述，甘草附子汤主治风湿相搏，骨节疼烦，掣痛不得屈伸，近之则痛剧，汗出短气，小便不利，恶风不欲去衣，或身微肿者。此方证比桂枝附子汤证疼痛更甚，"掣痛不得屈伸"，掣痛就是一种牵引痛，这种疼痛比较剧烈。"不得屈伸"，不仅是不得侧翻，甚至四肢屈伸都不能，既不能屈也不得伸。"近之则痛剧"表明疼得特别厉害，且别人靠近疼痛会加重，是疼痛拒按。"汗出短气"，即自汗出，短气为里有停饮，压迫胃而致短气。"小便不利"表明患者不仅湿邪在表，还有水饮内停，以方测证，患者可因此出现水气上冲的表现。"恶风不欲去衣"指虽外有热，不欲去衣，此寒在骨也。此正是阴证，阴证则恶寒明显，也有表证，故用桂枝、甘草，由于如此恶寒恶风，故加附子。其病机为发汗过多，伤及阳气和津液，同时卫表不固容易导致肌表被风寒侵袭。

二、临床应用

通过甘草附子汤所在条文、所含药物、所治症状分析，此方所治为阳气和阴津损伤兼有卫表不固之证。临床使用时以汗出、气短、心悸、四肢挛急、屈伸不利，肢体疼痛，舌质淡，脉迟等症状为指征，比如风湿性关节炎、类风湿关节炎、骨质增生、神经性疼痛、血栓性深静脉炎等。此外还可用于治疗其他疼痛性疾病，如胃脘痛、腹痛、头痛、牙痛等。其他疾病，如头晕、失眠，也可以使用此方加减治疗。

1. 常用

（1）风湿性关节炎。

（2）类风湿关节炎。

（3）骨质增生。

（4）神经性疼痛。

2. 较常用

（1）慢性结肠炎。

（2）汗证。

（3）牙痛。

3. 偶用

（1）头痛。

（2）咳嗽。

（3）心律失常（如房性早搏、室性早搏、房室传导阻滞等），或其他表现为心悸的疾病。

　　（4）胃脘痛。

　　（5）血栓性深静脉炎。

　　（6）失眠。

　　（7）头晕。

三、禁忌证

　　阴虚火旺证，舌质红绛、少津者，慎用本方。

四、相关方剂比较

桂枝附子汤

　　见本章第一节。

第三章

麻黄汤及其类方

第一节　麻黄汤

一、概述

【原文组成】麻黄（去节）三两　桂枝（去皮）二两　甘草（炙）一两　杏仁（去皮尖）七十个

【参考剂量】麻黄9克，桂枝6克，甘草3克，杏仁12克。

【煎服法】上四味，以水九升，先煮麻黄减二升，去上沫，纳诸药，煮取二升半，去滓。温服八合，覆取微似汗，不须啜粥，余如桂枝法将息。现代用法：水开后煎煮20～30分钟，分两次服用。

【临证指南——经典】

（1）太阳病，头痛，发热，身疼，腰痛，骨节疼痛，恶风，无汗而喘者，麻黄汤主之。（《伤寒论·辨太阳病脉证并治中》）

（2）太阳与阳明合病，喘而胸满者，不可下，宜麻黄汤。（《伤寒论·辨太阳病脉证并治中》）

（3）太阳病，十日已去，脉浮细而嗜卧者，外已解也，设胸满胁痛者，与小柴胡汤；脉但浮者，与麻黄汤。（《伤寒论·辨太阳病脉证并治中》）

（4）太阳病，脉浮紧，无汗，发热，身疼痛，八九日不解，表证仍在，此当发其汗。服药已微除，其人发烦，目瞑，剧者必衄，衄乃解。所以然者，阳气重故也。麻黄汤主之。（《伤寒论·辨太阳病脉证并治中》）

（5）脉浮者，病在表，可发汗，宜麻黄汤。（《伤寒论·辨太阳病脉证并治中》）

（6）脉浮而数者，可发汗，宜麻黄汤。（《伤寒论·辨太阳病脉证并治中》）

（7）伤寒脉浮紧，不发汗，因致衄者，麻黄汤主之。（《伤寒论·辨太阳病脉证并治中》）

（8）阳明病，脉浮，无汗而喘者，发汗则愈，宜麻黄汤。（《伤寒论·辨阳明病脉证并治》）

【方证病机】根据《伤寒论》原文中的记述，麻黄汤主治外感风寒表实之证。

患者可出现恶寒发热、无汗、不渴或有鼻塞、喘，舌淡红，苔薄白，脉浮紧。临床上恶寒发热、无汗，舌淡苔薄白，脉浮紧等为此方的使用指征。

二、临床应用

通过对麻黄汤所在条文、所含药物、所治症状分析，此方所治为外感风寒表实证，症见恶寒发热，头身疼痛，无汗而喘，舌苔薄白，脉浮紧。因此在临床以此为主要症状的疾病，比如感冒、流行性感冒等，符合其主治病变证机与审证要点者均可用之，还可用于治疗呼吸系统疾病、消化系统疾病、泌尿系统疾病等，如支气管炎、支气管肺炎、习惯性便秘、慢性尿道炎等。

1. 常用

（1）感冒、流行性感冒。

（2）慢性支气管炎、支气管哮喘。

2. 较常用

（1）坐骨神经痛。

（2）风湿性关节炎。

（3）骨质增生。

（4）急性肾小球肾炎。

（5）慢性尿道炎。

（6）皮肤瘙痒（如荨麻疹等）。

3. 偶用

（1）面部痤疮。

（2）产后高热。

（3）颈椎病。

（4）过敏性紫癜。

三、禁忌证

（1）外感凉燥证，其临床表现为头微痛、恶风寒、咳嗽痰稀者不宜使用本方。

（2）肝阳上亢，气血上逆，下虚上实，其临床表现为头晕、头胀、急躁易怒、颧红面赤、舌红、脉弦数者忌用本方。

（3）风寒湿邪束表，其临床表现为明显的肢体关节疼痛、不能屈伸、舌苔腻者不宜使用本方。

（4）心阳不足，其临床表现为心悸、自汗、胸闷气短、脉沉弱者忌用本方。

（5）风寒表虚证，其临床表现为恶寒发热而汗出者忌用本方。

（6）大量失血、出汗后或经常出血者，慎用此方。

四、相关方剂比较

1. 桂枝汤

桂枝汤由桂枝、芍药、炙甘草、生姜、大枣五味药组成，麻黄汤由麻黄、桂枝、杏仁、炙甘草四味药组成。两者在《伤寒论》中均应用于太阳表证，桂枝汤用于太阳中风证，以汗出、脉缓为主要表现；麻黄汤则主要用于太阳伤寒证，以无汗、脉紧为主要表现。两者主要区别在于疾病过程中有无汗出。

2. 麻杏石甘汤

麻杏石甘汤和麻黄汤的组成药物都有麻黄、苦杏仁、甘草，不同之处在于麻杏石甘汤用石膏，麻黄汤用桂枝。麻杏石甘汤证患者通常舌红唇燥、痰唾黏稠而烦渴，脉浮数或洪滑。麻黄汤证患者通常舌色淡红、身疼腰痛，无明显口渴，脉浮紧。

3. 大青龙汤

大青龙汤是在麻黄汤的基础上加入生姜、石膏、大枣，同时加大麻黄的用量。大青龙汤证可以看作由麻黄汤证演化而来，恶寒、无汗、气喘等表闭之象更重，同时出现烦躁。

4. 麻黄附子细辛汤

麻黄附子细辛汤和麻黄汤的组成药物都有麻黄，不同之处在于麻黄附子细辛汤用细辛、附子，麻黄汤用桂枝、苦杏仁、甘草。两方都用麻黄发表，麻黄附子细辛汤配伍细辛、附子来治疗少阴阳虚。与麻黄汤证不同，麻黄附子细辛汤证患者平素畏寒喜暖，发热时通常难见高热，脉沉迟，并且单纯的麻黄附子细辛汤证没有咳嗽、咳痰、喘息等明显的肺部症状。

5. 麻黄加术汤

麻黄加术汤在麻黄汤的基础上加入白术四两。麻黄和白术相配伍，可以治疗束表之风湿。与麻黄汤证相比，麻黄加术汤证的身体烦疼酸痛等症状更为明显，同时麻黄加术汤证舌苔为腻苔。

第二节　大青龙汤

一、概述

【原文组成】麻黄（去节）八两　桂枝（去皮）二两　甘草（炙）二两　杏仁（去皮尖）四十枚　生姜（切）三两　大枣（擘）十枚　石膏（碎，如鸡子大）

【参考剂量】麻黄16克，桂枝6克，甘草6克，杏仁7克，生姜9克，大枣3枚，石膏15～30克。

【煎服法】上七味，以水九升，先煮麻黄，减二升，去上沫，纳诸药，煮取三升，去滓，温服一升。现代用法：水开后煎煮 20 ～ 30 分钟，分两次服用。

【临证指南——经典】

太阳中风，脉浮紧，发热，恶寒，身疼痛，不汗出而烦躁者，大青龙汤主之。若脉微弱，汗出恶风者，不可服之，服之则厥逆，筋惕肉瞤，此为逆也。(《伤寒论·辨太阳病脉证并治中》)

伤寒脉浮缓，身不疼，但重，乍有轻时，无少阴证者，大青龙汤发之。(《伤寒论·辨太阳病脉证并治中》)

病溢饮者，当发其汗，大青龙汤主之，小青龙汤亦主之。(《金匮要略·痰饮咳嗽病脉证并治第十二》)

【方证病机】根据《伤寒论》和《金匮要略》原文中的记述，大青龙汤主治寒邪或饮邪稽留于太阳经表，表闭无汗，同时出现因邪气郁闭而有化内热的趋势。此方证的临床表现，可以概括为兼有两类：其一是发热、恶风恶寒、无汗、身疼痛、身重、脉浮紧等风寒、水饮稽留于肌表的表实之象；其二是烦躁、舌苔稍黄等反映逐渐郁闭化热之势。临床需要注意，外感病之喘与烦躁不同，需要注意区分。大青龙汤证患者或稍有口渴，但程度尚不严重。

二、临床应用

通过对大青龙汤所在条文、所含药物、所治症状分析，此方所治为风寒外束，邪气郁闭而有化内热之证。临床应用时以发热、恶风恶寒、无汗、烦躁、身疼痛、脉浮紧等为使用依据。因此在临床以此为主要症状的疾病，比如感冒、流行性感冒、支气管肺炎、支气管哮喘等，符合其主治病变证机与审证要点者均可用之，还可用于治疗皮肤疾病、运动疾病等，如荨麻疹、风疹、皮肤过敏性丘疹、风湿性肌肉疼痛、风湿性关节疼痛等。

1. 常用

（1）感冒。

（2）流行性感冒。

（3）支气管肺炎。

（4）支气管哮喘。

2. 较常用

（1）荨麻疹。

（2）风疹。

（3）皮肤过敏性丘疹。

（4）风湿性肌肉关节疼痛。

（5）输尿管炎。

（6）急、慢性肾小球肾炎。

（7）颈椎病。

3.偶用

（1）渗出性胸膜炎、胸腔积液。

（2）水肿。

（3）急、慢性鼻炎。

（4）无汗证。

（5）肺癌。

（6）发热。

（7）郁证。

三、禁忌证

（1）太阳中风证与里热证相兼，患者多汗出，忌用本方。

（2）本方发汗猛烈，年老体弱、产妇、久病、大病患者或心功能不全、失眠、高血压病均不宜使用本方。

（3）风寒湿邪束表，其临床表现为舌苔白腻、四肢酸重者忌用本方。

（4）心阳不足，其临床表现为心悸、胸闷、形寒肢冷、面色苍白或青紫、心胸憋闷、刺痛、脉涩或结代者忌用本方。

四、相关方剂比较

1.麻黄汤

见本章第一节。

2.麻杏石甘汤

大青龙汤在麻杏石甘汤的基础上加入桂枝二两，生姜三两，大枣十枚。麻杏石甘汤所对应的病机与大青龙汤有相近之处，都是外有寒邪，同时出现了不同程度的化热之象与肺气郁闭。组成的主要药物都包含麻黄、生石膏、杏仁。麻杏石甘汤证的口渴、喘等的症状较大青龙汤更为明显和突出。此外，汗出与否，是否出现身疼痛，也是两方的鉴别要点。

第三节　麻杏石甘汤

一、概述

【原文组成】麻黄（去节）四两　杏仁（去皮尖）五十个　甘草（炙）二两石膏（碎，绵裹）半斤

【参考剂量】麻黄12克，杏仁8.5克，甘草6克，石膏24克。

【煎服法】上四味，以水七升，煮麻黄，减二升，去上沫，纳诸药，煮取二升，

去滓。温服一升。现代用法：水开后煎煮 20～30 分钟，分两次服用。

【临证指南——经典】

发汗后，不可更行桂枝汤。汗出而喘，无大热者，可与麻黄杏仁甘草石膏汤。（《伤寒论·辨太阳病脉证并治中》）

【方证病机】根据《伤寒论》原文中的记述，麻杏石甘汤主治汗出而喘，无大热者。"大热"在《伤寒论》中有三个含义，恶寒发热、壮热烦渴和真寒假热。若汗出而喘兼有明显的恶寒发热，在《伤寒论》的辨治体系中，当用桂枝汤加厚朴、杏仁。若汗出而喘，兼有壮热烦渴，当用白虎汤或其类方。若冷汗出、喘促，兼有真寒假热，则当用白通汤为基础方加减。麻杏石甘汤证除了汗出而喘，还应有轻微发热恶寒、舌红苔黄、脉浮数等表现。

二、临床应用

通过对麻杏石甘汤所在条文、所含药物、所治症状分析，此方所治为外感热病，恶寒发热，出现汗出而喘。临床上以此为主要症状的疾病，比如急性支气管炎、大叶性肺炎、病毒性肺炎、支气管哮喘等，符合其主治病变证机与审证要点者均可使用此方加减治疗。此方还可用于治疗泌尿系统疾病、五官科疾病、皮肤科疾病等，如尿道炎、膀胱炎、输尿管炎等。此方证患者需有口渴、舌红等表现。

1. 常用

（1）急、慢性支气管炎。

（2）支气管哮喘。

（3）各种肺炎如（如大叶性肺炎、病毒性肺炎）等。

（4）麻疹。

（5）百日咳。

2. 较常用

（1）尿道炎。

（2）膀胱炎。

（3）输尿管炎。

（4）急性结膜炎。

（5）急性虹膜睫状体炎。

（6）急、慢性鼻炎。

（7）流行性腮腺炎。

3. 偶用

（1）风疹。

（2）过敏性荨麻疹。

（3）颈椎病。

（4）水肿。

（5）汗证。

（6）牙痛。

（7）发热。

（8）感冒。

（9）腹胀。

（10）口腔溃疡。

（11）郁证。

（12）痤疮。

（13）银屑病。

（14）便秘。

（15）胆囊炎。

三、禁忌证

（1）肺寒证，肺阴虚证，干咳无痰或痰少而黏、消瘦、五心烦热、盗汗、颧红、口咽干燥、或痰中带血、声音嘶哑、舌红少津、脉细数者慎用本方。

（2）喘咳证属上甚下虚型，舌质淡白，苔白滑或白腻、脉象弦滑者，皆忌用本方。

（3）喘咳证属外寒内饮型，苔白滑、脉象浮者，皆忌用本方。

（4）喘咳证属风寒束表型，舌淡、苔白、脉象浮紧者，皆忌用本方。

四、相关方剂比较

1.麻黄汤
见本章第一节。
2.大青龙汤
见本章第三节。

第四节　麻黄附子细辛汤

一、概述

【原文组成】麻黄（去节）二两　细辛二两　附子（炮）一枚

【参考剂量】麻黄6克，细辛6克，附子5克。

【煎服法】上三味，以水一斗，先煮麻黄，减二升，去上沫，纳诸药，煮取三升，去滓，温服一升，日三服。现代用法：水开后先煮麻黄，再下诸药煎煮20～30分钟，分两次服用。

【临证指南——经典】

少阴病，始得之，反发热，脉沉者，麻黄附子细辛汤主之。（《伤寒论·辨少阴病脉证并治》）

【方证病机】 根据《伤寒论》原文中的记述，麻黄附子细辛汤所治为"少阴病，始得之，反发热，脉沉者"。"少阴之为病，脉微细，但欲寐"是少阴病提纲证，因此麻黄附子细辛汤证还应包括患者昏昏欲睡，精神较差。结合少阴病提纲证的记述，麻黄附子细辛汤证对应的脉象多为沉细之脉。"始得之"表示病程较短，临床不必拘泥于此。一般外感热病刚开始为浮脉，此证患者却出现沉脉，是因为其平素阳气较为虚弱，应有肢体不温、畏寒肢冷等表现。根据少阴经、太阳经的循行部位和所系脏腑，麻黄附子细辛汤证还应该包括腰痛、心悸等症状。

二、临床应用

通过对麻黄附子细辛汤所在条文、所含药物、所治症状分析，此方所治为少阴阳虚之人外感风寒邪气。临床应用时以恶寒、发热、手足不温、欲寐少神、脉沉为辨证要点。临床以此为主要症状的疾病，比如病态窦房结综合征、心动过缓、冠心病右束支传导阻滞、窦性心动过速等、支气管哮喘、支气管炎、坐骨神经痛等，其病机与审证要点符合此方者，可用此方随证加减治之。其他疾病，如乳腺炎、乳房结节、慢性盆腔炎、过敏性鼻炎、急性肾炎、前列腺炎、阳痿等疾病，也可辨证使用此方加减化裁治疗。

1. 常用
（1）病态窦房结综合征。

（2）心动过缓。

（3）冠心病右束支传导阻滞。

（4）窦性心动过速。

（5）过敏性鼻炎。

2. 较常用
（1）肺源性心脏病。

（2）支气管哮喘。

（3）急性支气管炎。

（4）慢性支气管炎。

（5）肺气肿。

（6）急性骨髓炎。

（7）坐骨神经痛。

（8）感冒。

3. 偶用
（1）乳腺炎。

（2）乳房结节。

（3）慢性盆腔炎。

（4）急性肾炎。

（5）前列腺炎。

（6）阳痿。

三、禁忌证

（1）体虚病人，表现出乏力、自汗、少气喘息，脉弱者忌用本方。

（2）甲亢，临床表现为心悸、心动过速、失眠、情绪易激动，甚至焦虑者忌用本方。

（3）太阳中风证与阳虚证相兼，临床表现为头项强痛、恶风、发热、汗出、脉浮缓兼肢冷、面色苍白、大便溏薄、小便清长、脉沉微无力者，慎用本方。

（4）有心脏基础性疾病者，使用此方时需要配药性甘缓和潜镇收涩之品。

四、相关方剂比较

麻黄附子甘草汤

两方组成药物接近，麻黄附子细辛汤的细辛改为甘草，即为麻黄附子甘草汤。麻黄附子甘草汤所对应的方证与麻黄附子细辛汤接近。二者相比，麻黄附子甘草汤证的表证轻而缓，但阳气虚偏重。麻黄附子细辛汤证起病较麻黄附子甘草汤更为急骤，且有窍闭，即临床上的鼻塞、少尿症状，较麻黄附子甘草汤证更为明显。

第五节　麻黄附子甘草汤

一、概述

【原文组成】麻黄（去节）二两　甘草（炙）二两　附子（炮）一枚

【参考剂量】麻黄6克，甘草6克，附子5克。

【煎服法】上三味，以水七升，先煮麻黄一两沸，去上沫，纳诸药，煮取三升，去滓，温服一升，日三服。现代用法：水开后先煮麻黄，在下诸药煎煮20～30分钟，分两次服用。

【临证指南——经典】

少阴病，得之二三日，麻黄附子甘草汤微发汗，以二三日无里证，故微发汗也。（《伤寒论·辨少阴病脉证并治》）

【方证病机】根据《伤寒论》原文中的记述，麻黄附子甘草汤所治"少阴病得之二三日""无里证"。麻黄附子甘草汤所治病证与麻黄附子细辛汤类似，麻黄附子甘草汤证的表证轻而缓，恶寒、头痛等症状不严重，发热一般是低热或体温正常，但阳气虚偏重，比如患者平时自觉胸闷气短、小便不利或遗尿、时时欲寐。

二、临床应用

通过对麻黄附子甘草汤所在条文、所含药物、所治症状分析，此方所治为素体阳虚，感受风寒，恶寒，不发热，或有微热，苔白，脉沉；肾阳不足，风湿外侵，通身浮肿等病证。临床上窦性心动过速、心动过缓，或心肌缺血、风湿性心脏病、慢性心力衰竭等心脏疾病，以及感冒等，符合其主治病变证机与审证要点者均可用之，还可用于治疗运动神经系统疾病、妇科男科疾病等，如坐骨神经痛、骨质增生、神经性头痛、慢性盆腔炎、慢性前列腺炎等。

1. 常用

（1）窦性心动过速、心动过缓、心肌缺血、风湿性心脏病、慢性心力衰竭等心脏疾病。

（2）感冒。

2. 较常用

（1）坐骨神经痛。

（2）骨质增生。

（3）神经性头痛。

（4）慢性盆腔炎。

（5）慢性前列腺炎。

3. 偶用

（1）牙痛。

（2）膝骨关节炎。

（3）水肿。

（4）遗尿。

（5）糖尿病。

（6）银屑病。

（7）带状疱疹。

（8）过敏性鼻炎。

三、禁忌证

（1）太阳中风证与阳虚证相兼，临床表现为头项强痛、恶风、发热、汗出、脉浮缓兼肢冷、面色苍白、大便溏薄、小便清长、脉沉微无力者，慎用本方。

（2）甲亢者，临床表现为心悸、心动过速、失眠、情绪易激动甚至焦虑者忌用本方。

四、相关方剂比较

麻黄附子细辛汤
见本章第五节。

第六节 麻黄加术汤

一、概述

【原文组成】麻黄（去节）三两 桂枝（去皮）二两 甘草（炙）一两 杏仁（去皮尖）七十个 白术四两

【参考剂量】麻黄9克，桂枝6克，甘草3克，杏仁12克，白术12克。

【煎服法】上五味，以水九升，先煮麻黄，减二升，去上沫，纳诸药，煮取二升半，去滓。温服八合，覆取微似汗。现代用法：水开后先煮麻黄，在下诸药煎煮20～30分钟，分两次服用。

【临证指南——经典】

湿家身烦痛，可与麻黄加术汤发其汗为宜，慎不可以火攻之。（《金匮要略·痉湿暍病脉证治第二》）

【方证病机】根据《金匮要略》原文中的记述，麻黄加术汤证患者体质上属于"湿家"，出现的代表症状是"身烦痛"。"湿家"是平素容易反复发作湿病的人。湿家的临床表现为发热恶寒，但头汗出，身疼背强、身面暗黄，头痛，鼻塞而烦，还可喘。身烦疼，可以表现为一身尽疼，疼痛主要表现在肌肉，非关节疼，这是因为风寒湿邪气侵袭人体，病位尚浅，只在皮肤肌肉，尚未流入关节。所以只表现为身疼，没有表现为关节疼痛。症状常随天气变化加重，如阴雨天。舌淡苔腻，脉浮。原文中"身烦痛"，但并非石膏证的烦热口渴，从麻黄加术汤中没有石膏可以看出。

二、临床应用

通过对麻黄加术汤所在条文、所含药物、所治症状分析，此方所治为以肢体肌肉疼痛、无汗、口淡、不渴为基本要点，以舌淡苔腻、脉浮或紧为鉴别要点。因此在临床以此为主要症状的疾病，比如坐骨神经痛、风湿性关节炎、类风湿关节炎、骨质增生等，符合其主治病变证机与审证要点者均可用之，还可用于治疗泌尿系统疾病、过敏性疾病等，如慢性肾炎、肾病综合征、过敏性鼻炎、过敏性皮肤病等。

1. 常用

（1）坐骨神经痛。

（2）风湿性关节炎。

（3）类风湿关节炎。

（4）骨质增生。

2. 较常用

（1）急慢性肾炎、肾病综合征等。

（2）过敏性鼻炎。

（3）过敏性皮肤病。

（4）哮喘。

（5）颈椎病。

（6）无汗症。

3. 偶用

（1）荨麻疹。

（2）肺癌。

（3）牙痛。

（4）咳嗽。

（5）慢性阻塞性肺疾病。

（6）慢性支气管炎。

（7）风湿性心脏病。

（8）痤疮。

（9）外感发热。

（10）腹泻。

（11）湿疹。

三、禁忌证

（1）湿热证，舌遍体白、口渴、湿滞阳明者，慎用本方。

（2）痰热证，舌质红、苔黄腻、脉滑数或弦滑者，慎用本方。

（3）阴虚证，阴津亏甚、舌质红、舌有裂纹者，慎用本方。

四、相关方剂比较

1. 麻杏苡甘汤

麻杏苡甘汤和麻黄加术汤的组成药物都有麻黄、苦杏仁、甘草。麻杏苡甘汤用薏苡仁，其证可见午后身热、口渴不欲饮水，舌红苔黄腻等湿热之象；麻黄加术汤证身体疼痛程度较麻杏苡甘汤证严重，恶寒更明显，发热无特定的时间规律，舌苔白腻，脉浮紧。

2. 麻黄汤

见本章第一节。

第七节　麻杏苡甘汤

一、概述

【原文组成】麻黄（去节）二两　杏仁（去皮尖）十个　甘草（炙）一两　薏苡仁四两

【参考剂量】麻黄 6 克，杏仁 6 克，甘草 3 克，薏苡仁 12 克。

【煎服法】上锉麻豆大，每服四钱匕（匕者茶匙也，四钱匕者四茶匙也）。水盏半，煮八分，去滓，温服。现代用法：水开后先煮麻黄，文火煮沸后 5～10 分钟温服，2 小时服药 1 次，以汗出体温开始降低为度，出汗后改为一日 3 次。

【临证指南——经典】

病者一身尽疼，发热，日晡所剧者，名风湿。此病伤于汗出当风，或久伤取冷所致也，可与麻黄杏仁薏苡甘草汤。（《金匮要略·痉湿暍病脉证治第二》）

【方证病机】根据《金匮要略》原文中的记述，麻杏苡甘汤治疗风湿在表，内有湿热之证。薏苡仁，《本经》言其性微寒，主风湿痹。麻杏苡甘汤证患者可见鼻塞、身体疼痛、皮肤瘙痒、颜面浮肿、微恶风寒、发热、咳嗽等，以身体疼痛、午后身热、微恶风寒、舌苔腻、脉浮为辨证要点。

二、临床应用

通过对麻杏苡甘汤所在条文、所含药物、所治症状分析，在临床上治疗咳嗽、慢性阻塞性肺疾病、哮喘等疾病时使用较多。此方加减化裁后也可用于牙痛、肺癌、头痛等其他疾病。这些患者通常表现有关节肌肉疼痛、头痛、咳嗽、咳痰、畏冷等。

1. 常用

（1）咳嗽。

（2）慢性阻塞性肺疾病。

（3）哮喘。

（4）湿疹。

2. 较常用

（1）颈椎病。

（2）鼻炎。

（3）荨麻疹。

（4）膝骨关节炎。

（5）水肿。

（6）慢性支气管炎。

（7）汗证。

（8）发热。

（9）类风湿关节炎。

3.偶用

（1）牙痛。

（2）肺癌。

（3）头痛。

（4）感冒。

（5）痤疮。

（6）糖尿病。

三、禁忌证

（1）表现为寒热往来、无汗、大便溏或干、胸胁苦满、三焦不利、胃气不和等者，忌用本方。

（2）无脉浮与恶风寒者，忌用本方。

（3）阴虚火旺证，表现出舌质红绛、少津者，慎用本方。

四、相关方剂比较

麻黄加术汤

见本章第七节。

第四章

越婢汤及其类方

第一节　越婢汤

一、概述

【原文组成】麻黄六两　石膏半斤　生姜三两　甘草二两　大枣十五枚

【参考剂量】麻黄 18 克，石膏 24 克，生姜 9 克，甘草 6 克，大枣 4 枚。

【煎服法】上五味，以水六升，先煮麻黄，去上沫，纳诸药，煮取三升，分温三服。现代用法：水开后先煮麻黄，再下诸药煎煮 20～30 分钟，分两次服用。

【临证指南——经典】

风水，恶风，一身悉肿，脉浮不渴，续自汗出，无大热，越婢汤主之。（《金匮要略·水气病脉证并治第十四》）

【方证病机】根据《伤寒论》原文中的记述，越婢汤所治为风水，其临床表现为恶风，一身悉肿，续自汗出，无大热。风水为病，起病急骤，发展变化迅速。"一身悉肿"言其肿势较为明显，水肿为周身、颜面水肿，而非双下肢水肿或腹水。"续自汗出"指出汗连续不断，其病机代表体内有热。同时"无大热"，表明此证并非为阳明病的发热蒸蒸汗出。患者表现为不渴，也是与表现为口渴的阳明热证相区别。通过分析，越婢汤证的病机为风邪袭表，水道不利，兼有里热。此方证的脉象为浮脉。

二、临床应用

通过对越婢汤所在条文、所含药物、所治症状分析，在临床上治疗急性肾盂肾炎、急性肾小球肾炎、慢性肾炎等疾病时使用较多。此方加减化裁后也可用于荨麻疹、类风湿关节炎、牙痛、肺癌等其他疾病。这些患者通常表现恶风，一身悉肿，续自汗出，身无大热等。

1. 常用

（1）急性肾盂肾炎。

（2）急性肾小球肾炎。

（3）慢性肾炎急性发作。

2. 较常用

（1）哮喘，如支气管哮喘、咳嗽变异性哮喘等。

（2）外感发热。

（3）慢性阻塞性肺疾病。

（4）咳嗽。

（5）鼻炎。

3. 偶用

（1）荨麻疹。

（2）类风湿关节炎。

（3）牙痛。

（4）肺癌。

（5）肺源性心脏病。

（6）过敏性紫癜。

（7）湿疹。

（8）带状疱疹。

（9）急性胰腺炎。

三、禁忌证

（1）舌质红、舌有裂纹者，慎用本方。

（2）发热、大汗出、伴有口渴者，不宜用本方。

四、相关方剂比较

1. 越婢加术汤

越婢加术汤是在越婢汤的基础上加入白术四两。越婢汤用麻黄通阳气而散表，石膏清热，甘草、姜、枣和中调表里；越婢加术汤（加了白术）则加强其健脾祛湿的功效。

2. 越婢加半夏汤

越婢加半夏汤是在越婢汤的基础上加入半夏半升。越婢汤强于逐水，重用了麻黄发水气以解表，病水者胃多虚，故佐以生姜、大枣、甘草助益其胃，用石膏清内热而止汗出。半夏辛温，化痰、降逆、下气，加于越婢汤中，故治越婢汤证而有痰饮、咳逆上气者，本证从六经角度属于太阳阳明太阴合病，越婢汤证兼见咳逆上气、两目发胀或头痛是其辨证要点。

3. 防己黄芪汤

防己黄芪汤和越婢汤的组成药物都有甘草，不同之处在于防己黄芪汤用防己、黄芪、白术，越婢汤用麻黄、生姜、石膏、大枣。防己黄芪汤证和越婢汤证类似，都可治疗汗出、恶风的水肿病。以方测证防己黄芪汤证的表虚恶风更为明显，因肌肉间停湿，患者会自觉身体重。

第二节　越婢加术汤

一、概述

【原文组成】麻黄六两　石膏半斤　生姜三两　大枣十五枚　甘草二两　白术四两

【参考剂量】麻黄 18 克，石膏 24 克，生姜 9 克，大枣 4 枚，甘草 6 克，白术 12 克。

【煎服法】上六味，以水六升，先煮麻黄去上沫，纳诸药，煮取三升，分温三服。现代用法：水开后先煮麻黄，再下诸药煎煮 20～30 分钟，分两次服用。

【临证指南——经典】

里水者，一身面目黄肿，其脉沉；小便不利，故令病水。假如小便自利，此亡津液，故令渴也，越婢加术汤主之。（《金匮要略·水气病脉证并治第十四》）

【方证病机】本方由越婢汤加白术而成。白术性苦温利湿，主风寒湿痹，故本方治越婢汤证而小便不利或湿痹疼痛者。恶风加附子，当是陷于阴证。本方证当属太阳阳明太阴合病证。本方证的辨证要点：越婢汤证见小便不利或湿痹疼痛者。实践证明，本方所主水肿证，亦以肾功能障碍者为多见。临床所见"一身面目黄肿"，很似"肾炎面容"，每一望见此黄肿，再细辨有越婢加术汤证，用之多取良效，不但使水肿和腹水消退，而且也使肾功能好转。

二、临床应用

通过对越婢加术汤所在条文、所含药物、所治症状分析，越婢加术汤所主的病证可概括为周身颜面浮肿，或伴有发热恶寒、汗出等表证。因此在临床以此为主要症状的疾病，比如急慢性胃炎、慢性胆囊炎等，符合其主治病变证机与审证要点者均可用之，还可用于治疗呼吸系统疾病、神经系统疾病等，如支气管炎、支气管肺炎、流行性感冒等。

1. 常用

（1）水肿（急性肾小球肾炎或慢性肾小球肾炎急性发作）。

（2）支气管炎、支气管肺炎。

（3）流行性感冒。

（4）哮喘。

2. 较常用

（1）颈椎病。

（2）慢性阻塞性肺疾病。

（3）急性鼻炎。

3. 偶用

（1）类风湿关节炎。

（2）荨麻疹。

（3）慢性支气管炎。

（4）膝骨关节炎。

（5）汗证。

（6）牙痛。

（7）肺癌。

（8）糖尿病。

（9）带状疱疹。

（10）急性胃炎。

（11）慢性胃炎。

（12）慢性胆囊炎。

三、禁忌证

脾胃气虚证，出现舌淡、脉弱者，慎用本方。

四、相关方剂比较

越婢汤

见本章第一节。

第三节　越婢加半夏汤

一、概述

【原文组成】麻黄六两　石膏半斤　生姜三两　大枣十五枚　甘草二两　半夏半升

【参考剂量】麻黄18克，石膏24克，生姜9克，大枣4枚，甘草6克，半夏12克。

【煎服法】上六味，以水六升，先煮麻黄，去上沫，纳诸药，煮取三升，分温三服。现代用法：水开后先煮麻黄，再下诸药煎煮20～30分钟，分两次服用。

【临证指南——经典】

咳而上气，此为肺胀，其人喘，目如脱状，脉浮大者，越婢加半夏汤主之。《金匮要略·肺痿肺痈咳嗽上气病脉证治第七》

【方证病机】 根据《金匮要略》原文记述，越婢加半夏汤用于治疗肺胀，此方证患者表现为"喘，目如脱状，脉浮大者"三个主症。越婢加半夏汤证患者咳嗽伴有喘息，此症与小青龙加石膏汤类似。越婢加半夏汤方中生石膏和半夏配伍，仲景常使用此配伍治疗热痰，即咳黄痰。"脉浮大"比越婢汤证的浮脉还要更大，严重者会感觉整个脉好像撑出来一样；"目如脱状"形容两目胀突，将要脱出来的样子。某些严重的咳喘病，患者长久的张口抬肩呼吸，导致目如脱状。结合前文对越婢汤方证的叙述，越婢加半夏汤证还可以有发热、自汗出、鼻塞等症状。临床上当以咳嗽、哮喘、目如脱状、发热，舌苔黄腻等为此方的使用指征。

二、临床应用

通过对越婢加半夏汤所在条文、所含药物、所治症状分析，越婢加半夏汤所主的病证主要是外感袭肺，导致肺中痰火壅滞，胀而作喘。因此在临床以此为主要症状的疾病，比如百日咳、慢性支气管炎、病毒性肺炎、支原体肺炎、肺气肿等，符合其主治病变证机与审证要点者均可用之。还可用于治疗泌尿系统疾病、循环系统疾病等，如慢性肾炎或急性发作、肾病综合征、风湿性心脏病、心脏病水肿、心肌缺血等。

1. 常用

（1）百日咳。

（2）慢性支气管炎。

（3）病毒性肺炎。

（4）支原体肺炎。

（5）肺气肿。

（6）急性肾小球肾炎。

（7）哮喘。

2. 较常用

（1）慢性肾炎或急性发作。

（2）肾病综合征。

（3）风湿性心脏病。

（4）心肌缺血。

3. 偶用

（1）颈椎病。

（2）鼻炎。

（3）咳嗽。

（4）汗证。

（5）肺源性心脏病。

（6）牙痛。

（7）肺癌。

（8）类风湿关节炎。

（9）膝骨关节炎。

（10）荨麻疹。

三、禁忌证

（1）肺阴虚证，舌红少津、脉细数者，慎用本方。

（2）肺气虚证，舌淡苔白、脉弱者，慎用本方。

四、相关方剂比较

1. 越婢汤

见本章第一节。

2. 小青龙加石膏汤

小青龙加石膏汤和越婢加半夏汤的组成药物都有麻黄、生石膏、半夏、甘草，不同之处在于小青龙加石膏汤用桂枝、细辛、干姜、白芍、五味子，越婢加半夏汤用生姜、大枣。越婢加半夏汤与小青龙加石膏汤均为治肺胀之方，其证皆见咳嗽上气、喘。但越婢加半夏汤所治外邪较重、里热亦较重，即患者恶寒、发热、汗出较小青龙加石膏汤明显。而小青龙加石膏汤证，其热仅为烦躁，脉尚且仅为浮，出现干呕、痰涎多、舌苔白腻或水滑。

第四节　甘草麻黄汤

一、概述

【原文组成】甘草二两　麻黄四两

【参考剂量】甘草6克，麻黄12克。

【煎服法】上二味，以水五升，先煮麻黄，去上沫，纳甘草，煮取三升。温服一升。现代用法：水开后先煮麻黄，再下诸药煎煮20～30分钟，分两次服用。

【临证指南——经典】

里水，越婢加术汤主之；甘草麻黄汤亦主之。（《金匮要略·水气病脉证并治第十四》）

【方证病机】虽然在《金匮要略》原文中的记述，甘草麻黄汤所治为里水。但分析方剂的药物组成，方中主药为麻黄，并用甘草缓和麻黄的峻烈。甘草麻黄汤所治当为风水，患者症见颜面、周身水肿，兼见恶寒、无汗、喘息、鼻塞，脉浮紧等表现。

二、临床应用

通过对甘草麻黄汤所在条文、所含药物、所治症状分析，在临床上治疗肾小球肾炎初期、慢性肾盂肾炎、风湿性心脏病等疾病时使用较多。此方加减化裁后也可用于荨麻疹、无汗证、牙痛等其他疾病。

1. 常用

（1）肾小球肾炎初期。

（2）慢性肾盂肾炎。

（3）风湿性心脏病。

（4）慢性胃炎。

2. 较常用

（1）支气管炎。

（2）肺气肿。

（3）支气管扩张。

（4）支气管哮喘。

（5）鼻炎。

（6）慢性阻塞性肺疾病。

（7）咳嗽。

3. 偶用

（1）荨麻疹。

（2）无汗证。

（3）牙痛。

（4）膝骨关节炎。

（5）水肿。

（6）类风湿关节炎。

（7）头痛。

（8）感冒。

三、禁忌证

（1）脾胃阴虚证，舌红少津、苔少、脉细数者，慎用本方。

（2）湿热蕴结证，舌红、苔黄腻、脉弦滑者，慎用本方。

四、相关方剂比较

越婢汤

越婢汤在甘草麻黄汤的基础上加入生姜、生石膏、大枣。甘草麻黄汤和越婢汤都可治疗风水。越婢汤能宣肺泄热，散水消肿，治风水恶风，一身悉肿，自汗不渴，无大热，脉浮；甘草麻黄汤用于治里水，身体面目悉肿，腰以上肿甚，身微热，口不渴，无汗，小便不利者。

第五节　文蛤汤

一、概述

【原文组成】文蛤五两　麻黄三两　甘草三两　生姜三两　石膏五两　杏仁五十个　大枣十二枚

【参考剂量】文蛤15克，麻黄9克，甘草9克，生姜9克，石膏15克，杏仁8.5克，大枣3枚。

【煎服法】上七味，以水六升，煮取二升。温服一升，汗出即愈。现代用法：水开后先煮麻黄，再下诸药煎煮20～30分钟，分两次服用。

【临证指南——经典】

吐后，渴欲得水而贪饮者，文蛤汤主之。兼主微风、脉紧、头痛。(《金匮要略·呕吐哕下利病脉证治第十七》)

【方证病机】本方证当属太阳阳明合病。从组成上看，文蛤汤由麻杏石甘汤合并越婢汤，再加入文蛤组成。《长沙药解》称文蛤"清金利水，解渴除烦，化痰止嗽，软坚消痞，是其所长"。根据原文记述，文蛤汤是治疗"吐后渴欲得水而贪饮"，兼主"微风脉紧头痛"。参考麻杏石甘汤和越婢汤的方证，文蛤汤的方证还应包括烦躁、咳嗽、痰黄、喘息、身痛等症状。

二、临床应用

通过对文蛤汤所在条文、所含药物、所治症状分析，在临床上治疗肠胃型感冒、急慢性肠胃炎、流行性感冒、支气管肺炎、支气管哮喘等疾病时使用较多。此方加减化裁后也可用于慢性输尿管炎、急慢性肾小球肾炎、渗出性胸膜炎等其他疾病。

1. 常用

（1）肠胃型感冒。

（2）急慢性肠胃炎。

（3）流行性感冒。

2.较常用

（1）支气管肺炎。

（2）支气管哮喘。

（3）荨麻疹。

（4）风疹。

（5）皮肤丘疹。

（6）风湿性肌肉关节疼痛。

3.偶用

（1）慢性输尿管炎。

（2）急慢性肾小球肾炎。

（3）渗出性胸膜炎。

（4）胸腔积液。

（5）不明原因水肿。

三、禁忌证

太阳中风证与胃热证相兼，临床表现为头项强痛、恶风、发热、汗出、脉浮缓兼胃脘灼痛、喜冷拒按、牙龈肿痛、大便秘结、小便短赤、舌红苔黄、脉滑数者，慎用本方。

四、相关方剂比较

大青龙汤

文蛤汤与大青龙汤组成相似，大青龙汤去桂枝加文蛤就是文蛤汤，同时麻黄、石膏用量比较轻。文蛤汤证和大青龙汤证相比，因为无桂枝并且减量了麻黄，所以发汗的力量弱，但有文蛤，所以对治烦渴的作用加强。

第五章

白虎汤及其类方

第一节　白虎汤

一、概述

【原文组成】知母六两　石膏（碎）一斤　炙甘草二两　粳米六合

【参考剂量】知母18克，石膏48克，炙甘草6克，粳米18克。

【煎服法】上四味，以水一斗，煮米熟，汤成，去滓。温服一升，日三服。现代用法：水开后煎煮20～30分钟，分两次服用。

【临证指南——经典】

伤寒，脉浮滑，此以表有热、里有寒，白虎汤主之。（《伤寒论·辨太阳病脉证并治》）

三阳合病，腹满，身重，难以转侧，口不仁，面垢，谵语，遗尿。发汗则谵语。下之则额上生汗，手足逆冷。若自汗出者，白虎汤主之。（《伤寒论·辨阳明病脉证并治》）

伤寒脉滑而厥者，里有热，白虎汤主之。（《伤寒论·辨厥阴病脉证并治》）

【方证病机】根据《伤寒论》原文记述，白虎汤证的病机可概括为阳明气分热盛。主要表现包括：胸中烦热，面红而垢，气粗身重，口鼻气热，尿短赤，不恶寒但恶热，口渴欲饮；严重时可神昏谵语、语言难出，项强抽搐。舌色红，舌面干，苔少，或白糙，或干黑有芒刺，脉洪大滑数有力。

二、临床应用

通过对白虎汤所在条文、所含药物、所治症状分析，在临床上治疗感冒、流行性脑脊髓膜炎、乙型脑炎等疾病时所用较多。此方加减化裁后也可用于青光眼、巩膜炎、急性扁桃体炎等其他疾病。这些患者通常表现面赤、发热、不恶寒但恶热、小便短赤、自汗出，脉洪滑数。

1. 常用

（1）感冒。

（2）流行性脑脊髓膜炎。

经方临证法要

第一节　白虎汤　**087**

（3）乙型脑炎。

（4）流行性出血热。

（5）钩端螺旋体病。

2. 较常用

（1）病毒性肺炎。

（2）支气管肺炎、大叶性肺炎。

（3）疱疹性口腔炎。

（4）牙痛。

3. 偶用

（1）青光眼。

（2）巩膜炎。

（3）急性扁桃体炎。

（4）过敏性皮炎。

（5）荨麻疹。

（6）甲状腺功能亢进症。

（7）糖尿病。

（8）中暑。

（9）败血症。

三、禁忌证

（1）瘀血证，舌色紫暗或有瘀点、脉涩，慎用本方。

（2）若患者脉大而虚，重按无力、非大而长，不可使用白虎汤。

（3）外感风寒，未入里化热，其临床表现为脉浮紧或浮缓者忌用本方。

（4）阳明里实，其临床表现为多日不大便，伴有腹胀腹痛、脉沉者忌用本方。

（5）阴虚发热，其临床表现为盗汗而五心烦热者忌用本方。

（6）脾虚湿盛，其临床表现为腹胀、纳差、大便溏薄清稀、舌淡胖、舌苔腻者忌用本方。

四、相关方剂比较

1. 大承气汤

白虎汤用生石膏、知母、甘草、粳米，大承气汤用大黄、芒硝、厚朴、枳实、酒。白虎汤和大承气汤都可用于治疗阳明病，患者都会有面赤、心烦、汗出、发热、小便短赤、舌红苔黄等临床表现。不同之处在于大承气汤证可见多日不大便而腹满腹痛，日晡热，舌苔干焦老黄，脉象可见沉实有力之脉。白虎汤证通常无腹满腹痛，脉象多为洪大。

2. 白虎加人参汤

白虎加人参汤在白虎汤的基础上加入人参三两。白虎汤称为阳明清热治法的祖方，而白虎加人参汤，则更适用于表里俱热，津气受损严重，口渴甚剧，且脉大而虚者。相比于白虎汤证，白虎加人参汤证可见明显的烦渴、多饮等。

3. 白虎加桂枝汤

白虎加桂枝汤在白虎汤的基础上加入桂枝三两。白虎汤清热生津、益气敛阴，主要用于治疗热病、气分津伤、汗出恶热、脉浮大等病症；相比于白虎汤证，白虎加桂枝汤证兼见骨节烦疼，气冲逆而作呕，是治疗热痹的代表方。

4. 竹叶石膏汤

竹叶石膏汤可看作白虎汤去知母，加竹叶再与麦门冬汤的合方。白虎汤为大寒之剂，清热降火之力甚强，主治气分热盛之证，临床主要表现有大热、大渴、大汗出、脉洪大有力等阳明经证，邪盛而正不虚；竹叶石膏汤为清养之剂，寒凉之性较弱，而益气生津之力较强，并兼有降逆和胃作用，主治热病后期气分余热未尽，气液已伤，肺胃之气上逆之证，以身热多汗口渴、呕逆、呛咳、少气乏力、舌红苔少、脉虚数为主要症状，此时邪衰而正亦虚。与白虎汤脉洪数不同，竹叶石膏汤证为脉虚数。

第二节　白虎加人参汤

一、概述

【原文组成】知母六两　石膏（碎）一斤　炙甘草二两　粳米六合　人参三两

【参考剂量】知母18克，石膏48克，炙甘草6克，粳米18克，人参9克。

【煎服法】上五味，以水一斗，煮米熟，汤成，去滓。温服一升，日三服。现代用法：水开后煎煮20～30分钟，分两次服用。

【临证指南——经典】

服桂枝汤，大汗出后，大烦渴不解，脉洪大者，白虎加人参汤主之。（《伤寒论·辨太阳病脉证并治上》）

伤寒若吐、若下后，七八日不解，热结在里，表里俱热，时时恶风，大渴，舌上干燥而烦，欲饮水数升者，白虎加人参汤主之。（《伤寒论·辨太阳病脉证并治下》）

伤寒无大热，口燥渴，心烦，背微恶寒者，白虎加人参汤主之。（《伤寒论·辨太阳病脉证并治下》）

伤寒，脉浮，发热，无汗，其表不解，不可与白虎汤。渴欲饮水，无表证者，白虎加人参汤主之。（《伤寒论·辨太阳病脉证并治下》）

若渴欲饮水，口干舌燥者，白虎加人参汤主之。（《伤寒论·辨阳明病脉证并治》）

太阳中热者，暍是也。汗出恶寒，身热而渴，白虎加人参汤主之。（《金匮要略·痓湿暍病脉证治第二》）

渴欲饮水，口十舌燥者，白虎加人参汤主之。（《金匮要略·消渴小便不利淋病脉证并治第十三》）

【方证病机】 根据《伤寒论》和《金匮要略》原文的记述，白虎加人参汤主要用治以烦渴、多饮为特征的疾病。烦渴、多饮可出现在发热性疾病中，但一定注意使用此方前要注意患者不能出现饮水则吐。通常此方证患者伴有消谷易饥、面赤、心烦、口气热臭等表现，舌象通常为舌红、苔黄、舌苔干燥，脉象洪大滑数。

二、临床应用

通过对白虎加人参汤所在条文、所含药物、所治症状分析，在临床上治疗感冒、流行性脑脊髓膜炎、乙型脑炎等疾病时所用较多。此方加减化裁后也可用于过敏性皮炎、荨麻疹、中暑、败血症等其他疾病。这些患者通常有消谷易饥、面赤、心烦、口气热臭等表现。

1. 常用

（1）感冒。

（2）流行性脑脊髓膜炎。

（3）乙型脑炎。

（4）流行性出血热。

（5）钩端螺旋体病。

（6）甲状腺功能亢进症。

（7）糖尿病。

2. 较常用

（1）急性胃炎。

（2）慢性胆囊炎。

（3）急性食管炎。

（4）病毒性肺炎。

（5）支气管肺炎。

（6）疱疹性口腔炎。

（7）青光眼。

3. 偶用

（1）过敏性皮炎。

（2）荨麻疹。

（3）中暑。

（4）败血症。

三、禁忌证

脉象虚细弱者，虽有发热、烦渴、消谷，不可用此方。

四、相关方剂比较

1. 白虎汤

见本章第一节。

2. 竹叶石膏汤

竹叶石膏汤和白虎加人参汤的组成药物都有生石膏、人参、甘草、粳米，不同之处在于竹叶石膏汤用竹叶、半夏、麦冬，白虎加人参汤用知母。两方都能清热生津，白虎加人参汤证烦渴明显，竹叶石膏汤证虚羸少气明显；白虎加人参汤证无呕吐，有食欲不振，竹叶石膏汤证有食欲不振，还有呕吐咳嗽等；竹叶石膏汤证舌象为舌红少苔或无苔。

第三节　白虎加桂枝汤

一、概述

【原文组成】知母六两　石膏（碎）一斤　炙甘草二两　粳米六合　桂枝（去皮）三两

【参考剂量】知母 18 克，石膏 48 克，炙甘草 6 克，粳米 18 克，桂枝 9 克。

【煎服法】上剉，每五钱，水一盏半，煎至八分，去滓。温服，汗出愈。现代用法：水开后煎煮 20 ～ 30 分钟，分两次服用。

【临证指南——经典】

温疟者，其脉如平，身无寒但热，骨节疼烦，时呕，白虎加桂枝汤主之。（《金匮要略·疟病脉证并治第四》）

【方证病机】根据《金匮要略》原文的记述，白虎加桂枝汤为阳明里热兼有骨节疼烦等表证，为太阳阳明合病，从脉象上看没有寒象，以内热为主，其症状可有面赤、发热、心烦、汗出等与白虎汤证类似的症状。发热可以是往来寒热，也可能是持续性发热。但同时还夹有表寒，有骨节烦疼、微微恶寒等表证。此方证患者可能会出现恶心呕吐。其病机为热伤胃气，胃失和降而导致。白虎加桂枝汤证对应的舌象为舌红苔黄。脉象并非紧脉等寒证脉，仅有一点弦，是疟疾常见脉象，脉率应为数脉。

二、临床应用

通过对白虎加桂枝汤所在条文、所含药物、所治症状分析，白虎加桂枝汤所主的病证可概括为四肢关节疼痛，伴有发热、汗出、面赤等症状或伴微有恶寒，因此在临床以此为主要症状的疾病，比如风湿热、风湿性关节炎、类风湿关节炎、坐骨神经痛、骨质增生等，符合其主治病变证机与审证要点者均可用之，还可用于治疗传染性疾病、皮肤疾病、血液系统疾病等，如疟疾、流行性出血热、钩端螺旋体病等。

1. 常用

（1）风湿热。

（2）风湿性关节炎。

（3）类风湿关节炎。

（4）坐骨神经痛。

（5）骨质增生。

2. 较常用

（1）疟疾。

（2）流行性出血热。

（3）钩端螺旋体病。

3. 偶用

（1）异位性皮炎、日射性皮炎。

（2）过敏性血小板减少。

（3）粒细胞增多症。

三、禁忌证

（1）寒湿证，出现身体浮肿沉重、关节冷痛、面色晦暗、口中黏腻、大便稀溏、小便短少、舌苔白厚腻等症状者，慎用本方。

（2）素体血分有热、心火亢盛，临床表现以心烦、失眠，口舌生疮，甚则糜烂，舌质红赤起刺、脉数、尿黄、排尿灼痛等为特征者慎用本方。

（3）风寒在表，未入里化热，其临床表现为脉浮紧或浮缓者忌用本方。

（4）若患者出现口苦，不宜使用此方。

（5）发热口渴者忌用本方。

（6）脾虚湿盛，其临床表现为腹胀、纳差、大便溏薄清稀、舌淡胖、舌苔腻者忌用本方。

四、相关方剂比较

白虎汤

见本章第一节。

第四节　竹叶石膏汤

一、概述

【原文组成】竹叶二把　石膏一斤　半夏（洗）半升　麦门冬（去心）一升　人参二两　炙甘草二两　粳米半升

【参考剂量】竹叶 20 克，石膏 48 克，半夏 12 克，麦门冬 24 克，人参 6 克，炙甘草 6 克，粳米 12 克。

【煎服法】上七味，以水一斗，煮取六升，去滓。内粳米，煮米熟，汤成，去米。温服一升，日三服。现代用法：水开后煎煮 20～30 分钟，分两次服用。

【临证指南——经典】

伤寒解后，虚羸少气，气逆欲吐，竹叶石膏汤主之。（《伤寒论·辨阴阳易瘥后劳复病脉证并治》）

【方证病机】根据《伤寒论》原文的记述，竹叶石膏汤证主要表现为身热、多汗、口渴，或咳嗽，痰涎胶着难去，咽喉枯燥不适，或干呕、精神委靡，消瘦憔悴，少气，心烦，舌红少苔，舌面干燥无津，脉虚数。

二、临床应用

通过对竹叶石膏汤所在条文、所含药物、所治症状分析，在临床上治疗流行性出血热、热射病、流行性脑炎等疾病时所用较多。此方加减化裁后也可用于口腔炎、结膜炎、角膜炎等其他疾病。这些患者通常表现为身热、多汗、口渴、精神委靡、消瘦憔悴、少气、心烦、舌红少苔、舌面干燥无津、脉虚数等。

1. 常用
（1）流行性出血热。
（2）热射病。
（3）流行性脑炎。
（4）糖尿病。

2. 较常用
（1）慢性胃炎。
（2）急性胰腺炎。
（3）急性食管炎。
（4）牙痛。

3. 偶用
（1）口腔炎。
（2）结膜炎。

（3）角膜炎。

（4）巩膜炎。

（5）梅尼埃病。

三、禁忌证

（1）脉洪大无力或洪大而芤者忌用。

（2）盗汗而五心烦热者忌用。

（3）脾虚湿盛，其临床表现为腹胀、纳差、大便溏薄清稀、舌淡胖、舌苔腻者忌用。

四、相关方剂比较

白虎加人参汤

见本章第二节。

第六章

大承气汤及其类方

第一节　大承气汤

一、概述

【原文组成】 大黄（酒洗）四两　厚朴（炙，去皮）半斤　枳实（炙）五枚　芒硝三合

【参考剂量】 大黄12克，厚朴24克，枳实5克，芒硝8克。

【煎服法】 上四味，以水一斗，先煮二物，取五升，去滓，内大黄，更煮取二升，去滓。内芒硝，更上微火一两沸，分温再服。得下，余勿服。现代用法：水开后煎煮20～30分钟，分两次服用。

【临证指南——经典】

（1）阳明病，脉迟，虽汗出不恶寒者，其身必重，短气，腹满而喘，有潮热者，此外欲解，可攻里也。手足濈然汗出者，此大便已硬也，大承气汤主之。若汗多，微发热恶寒者，外未解也，其热不潮，未可与承气汤。若腹大满不通者，可与小承气汤，微和胃气，勿令致大泄下。（《伤寒论·辨阳明病脉证并治》）

（2）阳明病，潮热，大便微硬者，可与大承气汤，不硬者，不可与之。若不大便六七日，恐有燥屎，欲知之法，少与小承气汤，汤入腹中，转矢气者，此有燥屎也，乃可攻之。若不转矢气者，此但初头硬，后必溏，不可攻之。攻之必胀满不能食也。欲饮水者，与水则哕。其后发热者，必大便复硬而少也，以小承气汤和之。不转矢气者，慎不可攻也。（《伤寒论·辨阳明病脉证并治》）

（3）伤寒，若吐、若下后，不解，不大便五六日，上至十余日，日晡所发潮热，不恶寒，独语如见鬼状。若剧者，发则不识人，循衣摸床，惕而不安，微喘直视，脉弦者生，涩者死。微者，但发热谵语者，大承气汤主之。若一服利，则止后服。（《伤寒论·辨阳明病脉证并治》）

（4）阳明病，谵语，有潮热，反不能食者，胃中必有燥屎五六枚也。若能食者，但硬耳，宜大承气汤下之。（《伤寒论·辨阳明病脉证并治》）

（5）汗出，谵语者，以有燥屎在胃中，此为风也。须下者，过经乃可下之。下之若早，语言必乱，以表虚里实故也。下之愈，宜大承气汤。（《伤寒论·辨阳明病

脉证并治》）

（6）二阳并病，太阳证罢，但发潮热，手足漐漐汗出，大便难而谵语者，下之则愈，宜大承气汤。（《伤寒论·辨阳明病脉证并治》）

（7）阳明病，下之，心中懊憹而烦，胃中有燥屎者，可攻。腹微满，初头硬，后必溏，不可攻之。若有燥屎者，宜大承气汤。（《伤寒论·辨阳明病脉证并治》）

（8）病人烦热，汗出则解，又如疟状，日晡所发热者，属阳明也。脉实者，宜下之；脉浮虚者，宜发汗。下之，与大承气汤；发汗，宜桂枝汤。（《伤寒论·辨阳明病脉证并治》）

（9）大下后，六七日不大便，烦不解，腹满痛者，此有燥屎也。所以然者，本有宿食故也，宜大承气汤。（《伤寒论·辨阳明病脉证并治》）

（10）病人小便不利，大便乍难乍易，时有微热，喘冒不能卧者，有燥屎也。宜大承气汤。（《伤寒论·辨阳明病脉证并治》）

（11）得病二三日，脉弱，无太阳、柴胡证，烦躁，心下硬，至四五日，虽能食，以小承气汤少少与，微和之，令小安。至六日，与承气汤一升。若不大便六七日，小便少者，虽不受食，但初头硬，后必溏，未定成硬，攻之必溏。须小便利，屎定硬，乃可攻之，宜大承气汤。（《伤寒论·辨阳明病脉证并治》）

（12）伤寒六七日，目中不了了，睛不和，无表里证，大便难，身微热者，此为实也。急下之，宜大承气汤。（《伤寒论·辨阳明病脉证并治》）

（13）阳明病，发热、汗多者，急下之，宜大承气汤。（《伤寒论·辨阳明病脉证并治》）

（14）发汗不解，腹满痛者，急下之，宜大承气汤。（《伤寒论·辨阳明病脉证并治》）

（15）腹满不减，减不足言，当下之，宜大承气汤。（《伤寒论·辨阳明病脉证并治》）

（16）阳明、少阳合病，必下利，其脉不负者，为顺也。负者，失也。互相克贼，名为负也。脉滑而数者，有宿食也，当下之，宜大承气汤。（《伤寒论·辨阳明病脉证并治》）

（17）少阴病，得之二三日，口燥咽干者，急下之，宜大承气汤。（《伤寒论·辨少阴病脉证并治》）

（18）少阴病，自利清水，色纯青，心下必痛，口干燥者，可下之，宜大承气汤。（《伤寒论·辨少阴病脉证并治》）

（19）少阴病，六七日，腹胀，不大便者，急下之，宜大承气汤。（《伤寒论·辨少阴病脉证并治》）

（20）痉为病，胸满口噤，卧不着席，脚挛急，必齘齿，可与大承气汤。（《金匮要略·痉湿暍病脉证治第二》）

（21）腹满不减，减不足言，当须下之，宜大承气汤。（《金匮要略·腹满寒疝宿食病脉证并治第十》）

（22）寸口脉浮而大，按之反涩，尺中亦微而涩，故知有宿食，大承气汤主之。（《金匮要略·腹满寒疝宿食病脉证并治第十》）

（23）脉数而滑者实也，此有宿食，下之愈，宜大承气汤。（《金匮要略·腹满寒疝宿食病脉证并治第十》）

（24）下利不欲食者，有宿食也，当下之，宜大承气汤。（《金匮要略·腹满寒疝宿食病脉证并治第十》）

（25）下利，三部脉皆平，按之心下坚者，急下之，宜大承气汤。（《金匮要略·呕吐哕下利病脉证并治第十七》）

（26）下利脉迟而滑者，实也，利未欲止，急下之，宜大承气汤。下利脉反滑者，当有所去，下乃愈，宜大承气汤。下利已差，至其年月日时复发者，以病不尽故也，当下之，宜大承气汤。（《金匮要略·呕吐哕下利病脉证并治第十七》）

（27）产妇郁冒，其脉微弱，不能食，大便反坚，但头汗出。所以然者，血虚而厥，厥而必冒。冒家欲解，必大汗出，以血虚下厥，孤阳上出，故头汗出。所以产妇喜汗出者，亡阴血虚，阳气独盛，故当汗出，阴阳乃复。大便坚，呕不能食，小柴胡汤主之。病解能食，七八日更发热者，此为胃实，宜大承气汤主之。（《金匮要略·妇人产后病脉证并治第二十一》）

（28）产后七八日，无太阳证，少腹坚痛，此恶露不尽，不大便，烦躁发热，切脉微实，更倍发热，日晡时烦躁者，不食，食则谵语，至夜即愈，宜大承气汤主之。（《金匮要略·妇人产后病脉证并治第二十一》）

【方证病机】根据《伤寒论》和《金匮要略》原文的记述，大承气汤主治阳明腑实证，症见大便不通，频转矢气，脘腹痞满，腹痛拒按，按之则硬，甚或潮热谵语，手足濈然汗出，舌苔黄燥起刺，或焦黑燥裂，脉沉实；热结旁流证，下利清谷，色纯青，其气臭秽，脐腹疼痛，按之坚硬有块，口舌干燥，脉滑实；里热实证之热厥、痉病或发狂等。

二、临床应用

通过对大承气汤所在条文、所含药物、所治症状分析，大承气汤所主的病证可概括为腹痛、腹胀、便秘、发热、汗出、口渴等，发热可出现日晡潮热这一特殊发热类型，症状严重者可以出现高热、发狂、谵语等。因此在临床以此为主要症状的疾病，比如肠梗阻、急性出血性坏死性胰腺炎、急性阑尾炎、急性梗阻性化脓性胆囊炎等，符合其主治病变证机与审证要点者均可用之，还可用于治疗呼吸系统疾病、心血管系统疾病、神经系统疾病等。临床应用时还当以舌红、苔干焦黄，脉实有力，腹诊按之硬满作为判断依据。

1. 常用

（1）肠梗阻。

（2）急腹症，如急性出血性坏死性胰腺炎、急性阑尾炎、急性梗阻性化脓性胆囊炎等。

（3）急性细菌性痢疾。

（4）急性病毒性肝炎。

（5）梗阻性肝炎。

2. 较常用

（1）大叶性肺炎、病毒性肺炎等各类肺炎。

（2）急性呼吸窘迫综合征。

（3）急性肺水肿。

（4）急性脑血管病。

（5）高血压。

（6）坐骨神经痛。

（7）精神分裂症。

（8）抑郁症。

3. 偶用

（1）慢性肾小球肾炎、尿毒症。

（2）尿路结石合并感染。

（3）乙型脑炎。

（4）重症颅脑损伤。

（5）流行性出血热。

（6）急性肾衰竭。

（7）破伤风。

（8）正、副伤寒。

（9）绦虫病。

（10）痈疡。

三、禁忌证

（1）气血虚弱证，出现舌淡、脉细弱者，慎用本方。

（2）凡便秘、小便清长、腰膝酸软，证属肾阳虚衰型者，皆忌用。

（3）凡孕妇便秘，皆忌用。

（4）凡心下痞满、呕吐下利，证属寒热错杂、脾胃失和型者，皆忌用。

（5）凡津枯肠燥、大便艰难、年老或产后血虚便秘者，皆忌用。

（6）凡大便秘结，证属寒积里实型者，皆忌用。

四、相关方剂比较

1. 小承气汤

大承气汤在小承气汤的基础上加入芒硝。与大承气汤证相比，小承气汤证虽有燥屎但其不坚硬，虽有脐腹胀满但无剧烈疼痛，虽舌苔厚腻而无大承气汤证之焦黑老黄。小承气汤可用于患者虽有"痞""满""燥""实"，但体质稍弱不当峻下者。

2. 调胃承气汤

大承气汤和调胃承气汤的组成药物都有大黄、芒硝，大承气汤用厚朴、枳实，调胃承气汤用甘草。大承气汤以泻下为主，兼有行气，是一种峻下方剂，适合于阳明腑实重证的痞满燥实；调胃承气汤为泻下与甘缓配伍的一种缓下药，是治疗阳明燥实而不痞满的方剂，本方的泻热功效比大承气汤、小承气汤弱，但药性较为温和，适用于症状较轻或身体较弱的患者。

3. 白虎汤

见第五章第一节。

4. 桃核承气汤

桃核承气汤和大承气汤的组成药物都有大黄、芒硝，桃核承气汤用桂枝、桃仁、甘草，大承气汤用厚朴、枳实、酒。大承气汤属于寒下剂，具有峻下热结之功效，主治阳明腑实证、热结旁流、里热实证，可以认为是病位在中焦，伤寒原意是外邪传入阳明之腑，入里化热；桃核承气汤治疗的是下焦蓄血证，郁热互结下焦，原意是邪在太阳不解，循经入腑化热，与血互结。

5. 大陷胸汤

大承气汤和大陷胸汤的组成药物都有大黄、芒硝，都为寒下峻剂。不同之处，大陷胸汤有甘遂，大承气汤有厚朴和枳实，所以主治各有不同。大陷胸汤主水热互结，病在胸膈，表现为心下硬满而痛不可近、头微汗出、脉沉等。大承气汤主燥粪结聚，病在胃肠，表现为大便秘结、腹胀痛、发热等症状。

6. 大黄附子汤

大黄附子汤和大承气汤的组成药物都有大黄，大黄附子汤用细辛、附子，大承气汤用芒硝、厚朴、枳实。两方都是泻下方，都可用于实性便秘腹痛。大承气汤证的疼痛部位在腹部，以胀满疼痛为主，是热证；大黄附子汤证以身体剧烈疼痛、恶寒、便秘、舌苔白为特征，为寒证。

第二节　小承气汤

一、概述

【原文组成】大黄（酒洗）四两　厚朴（炙，去皮）二两　枳实（大者，炙）三枚

【**参考剂量**】大黄 12 克,厚朴 6 克,枳实 5 克。

【**煎服法**】上三味,以水四升,煮取一升二合,去滓。分温二服。初服汤当更衣,不尔者,尽饮之,若更衣者,勿服之。现代用法:水开后煎煮 20 ~ 30 分钟,分两次服用。

【**临证指南——经典**】

阳明病,其人多汗,以津液外出,胃中燥,大便必硬,硬则谵语,小承气汤主之。若一服谵语止,更莫复服。(《伤寒论·辨阳明病脉证并治》)

【**方证病机**】根据《伤寒论》原文的记述,小承气汤证的病机特点是明显的气滞、痞满较为严重,而燥热实邪结聚较轻。临床上常见的证候包括潮热、汗出、心烦不宁,严重时可能出现谵语,腹部胀大满闷,大便硬结,舌红、苔厚黄而干,脉滑而数等。

二、临床应用

通过对小承气汤所在条文、所含药物、所治症状分析,小承气汤所主的病证可主要概括为腹痛、腹胀、便秘、发热、汗出、口渴等,发热可出现日晡潮热这一特殊发热类型。因此在临床以此为主要症状的疾病,比如急性胃炎、慢性胃炎、急性阑尾炎等,符合其主治病变证机与审证要点者均可用之。还可用于治疗泌尿系统疾病,如输尿管炎、慢性肾炎以及神经性皮炎、高血压、高脂血症等。

1. 常用

(1)急性胃炎。

(2)慢性胃炎。

(3)急性阑尾炎。

(4)胃切除后排空延迟症。

(5)胆囊炎。

(6)慢性肝炎。

2. 较常用

(1)肠梗阻轻证。

(2)手术后肠麻痹。

(3)细菌性痢疾。

(4)胃柿石。

(5)输尿管炎。

(6)慢性肾炎。

3. 偶用

(1)神经性皮炎。

(2)高血压。

（3）高脂血症。

三、禁忌证

（1）脾胃虚弱证，出现舌质淡或有齿痕、苔薄白、脉细弱者，慎用本方。

（2）脾胃阴虚证，出现舌红少津、苔少、脉细数者，慎用本方。

（3）因胃癌、结肠癌的肿物阻塞所致的机械性肠梗阻、幽门梗阻等疾病，忌用此方，首选应为手术治疗。

（4）寒积，其临床表现为面色淡白、手足不温、舌体胖大、舌苔白滑者忌用。

（5）若治疗便秘，本方不宜长期服用。

（6）湿温病大便不通、舌苔厚腻、脉滑或涩者，不宜使用。

四、相关方剂比较

1. 大承气汤

见本章第一节。

2. 调胃承气汤

小承气汤和调胃承气汤的组成药物都有大黄，小承气汤用厚朴、枳实，调胃承气汤用芒硝、甘草。小承气汤为轻下剂；调胃承气汤为泻下与甘缓配伍的一种缓下药，是治疗阳明燥虚而不痞满的方剂，其泻热功效比大承气汤、小承气汤弱，但药性较为温和，适用于症状较轻或身体较弱的患者。

3. 厚朴三物汤

厚朴三物汤（厚朴大黄汤）是在小承气汤的基础之上增加了厚朴、枳实的用量。小承气汤是大承气汤去攻坚除热的芒硝，又减小厚朴的用量，其攻下里实热的力量明显小于大承气汤。虽然下热不足，但长于治满。因此，小承气汤方适用于腹胀满，大便不通不久，无潮热者。厚朴三物汤治小承气汤证而胀满更剧者。

4. 厚朴大黄汤

小承气汤为大黄四两、枳实三枚大、厚朴二两，该方是以大黄为君，功能泻热荡积为主，主治阳明腑实，下利谵语，潮热燥屎者；厚朴大黄汤为大黄六两、枳实四枚、厚朴一尺，处方以厚朴为君，理气为主，佐以荡邪，功在开胸泄饮，主治支饮胸满，心下时痛，兼腹满便秘者。

5. 麻子仁丸

麻子仁丸即小承气汤加麻子仁、杏仁、白芍、蜂蜜组成。两方不同之处在于麻子仁丸方中虽沿用小承气汤轻下热结，但实际服用量较小，更用质润多脂的果仁类药物麻子仁、杏仁配伍白芍、蜂蜜，既益阴润肠以通便，又减缓小承气汤之攻伐，使全方下不伤正，即麻子仁丸为润肠通便，属缓下之剂。

第三节　厚朴三物汤

一、概述

【原文组成】厚朴（炙，去皮）八两　大黄（酒洗）四两　枳实（炙）五枚

【参考剂量】厚朴 24 克，大黄 12 克，枳实 5 克。

【煎服法】上三味，以水一斗二升，先煮二味，取五升，内大黄，煮取三升，温服一升。现代用法：水开后诸药煎煮 20 ～ 30 分钟，分两次服用。

【临证指南——经典】

痛而闭者，厚朴三物汤主之。（《金匮要略·腹满寒疝宿食病脉证并治第十》）

【方证病机】本方证当属阳明病证。本方证的辨证要点：胸腹胀满而痛、大便闭结者。本方证与小承气汤证近似，治腹满，胀重于积证。症见痛而闭，即腹满，疼痛，大便不通。本证为实热内结，气滞不通。由于气滞较甚，故腹胀满，疼痛；实热与燥屎内积，故大便不通。方用厚朴三物汤行气导滞，攻下积结。

二、临床应用

通过对厚朴三物汤所在条文、所含药物、所治症状分析，厚朴三物汤所主的病证可概括为：胸腹胀满而痛、大便秘结等，同时伴有消谷善饥，或牙龈肿痛、齿衄、口臭、大便秘结、小便短赤，舌红苔黄，脉数等阳明胃热之象。临床以此为主要症状的疾病，如急、慢性胃炎，肠胃功能紊乱，肠胀气等，患者的临床表现与本方证相符者，可以使用厚朴三物汤加减治疗。肺与大肠相表里，此方通降胃与大肠，故还可用于治疗肺失宣降的其他疾病，如支气管炎、肺气肿、癃闭等。

1. 常用

（1）急性胃炎。

（2）慢性胃炎。

（3）肠胃功能紊乱。

（4）便秘。

2. 较常用

（1）肠胀气。

（2）胃扩张。

（3）慢性肠胃炎。

（4）肠梗阻。

（5）胃石症。

（6）食积。

3. 偶用

（1）神经性头痛。

（2）支气管炎。

（3）癃闭。

（4）肺气肿。

三、禁忌证

（1）脾胃虚弱证，出现舌质淡或有齿痕、苔薄白、脉细弱者，慎用本方。

（2）脾胃阴虚证，出现舌红少津、苔少、脉细数者，慎用本方。

（3）因胃癌、结肠癌的肿物阻塞所致的机械性肠梗阻、幽门梗阻等疾病，忌用此方，首选应为手术治疗。

（4）寒积者忌用，其临床表现为面色淡白、手足不温、舌体胖大、舌苔白滑等。

（5）若治疗便秘，本方不宜长期服用。

（6）湿温病大便不通、舌苔厚腻、脉滑或涩者，不宜使用。

四、相关方剂比较

1. 小承气汤

见本章第二节。

2. 大承气汤

大承气汤较厚朴三物汤多了一味芒硝，枳实用量也相应增加。但厚朴三物汤证病机为实热内积，胀重于积，病位在胃肠，以腹部胀满疼痛、大便不通为主症，治宜行气除满；而大承气汤证病机为燥热结于肠道，积胀俱重，病位在肠，以腹满不减，减不足言，腹痛拒按，潮热谵语为主症，治宜攻下积滞。

3. 厚朴大黄汤

厚朴三物汤为大黄四两、枳实五枚、厚朴八两，功能行气消胀，主治腹满痛、大便闭结者；厚朴大黄汤为大黄六两、枳实四枚、厚朴一尺，处方以厚朴为君，理气为主，佐以荡邪，功在开胸泄饮，主治支饮胸满，心下时痛，兼腹满便秘者。

4. 厚朴七物汤

厚朴七物汤除了厚朴三物汤中的厚朴、大黄和枳实之外，还加上了甘草、大枣、生姜和桂枝。厚朴七物汤治疗上采用了表里同治的办法，重在清热解表而不是攻实泻下；厚朴三物汤治疗上除了行气除满，还用到了大黄的泻下功效，体现在煎煮法上就是大黄要后下，并且加重了用量，而厚朴七物汤中的大黄是同煎的，并不需要后下。

第四节　厚朴七物汤

一、概述

【原文组成】厚朴半斤　甘草三两　大黄三两　大枣十枚　枳实五枚　桂枝二两　生姜五两

【参考剂量】厚朴24克，甘草9克，大黄9克，大枣3枚，枳实5克，桂枝6克，生姜15克。

【煎服法】上七味，以水一斗，煮取四升，温服八合，日三服。现代用法：水开后煎煮20～30分钟，分两次服用。

【临证指南——经典】

病腹满，发热十日，脉浮而数，饮食如故，厚朴七物汤主之。（《金匮要略·腹满寒疝宿食病脉证并治第十》）

【方证病机】本方证当属太阳阳明合病之证。本方证的辨证要点：发热，脉浮，腹满，大便干结。外感热未尽而出现腹满，可考虑用本方。发热脉浮数而不恶寒，已属可下证，因腹满，尤其上腹满时，可用本方。一般此方证患者的舌象为舌色淡，舌苔中后部厚腻色黄。

二、临床应用

通过对厚朴七物汤所在条文、所含药物、所治症状分析，厚朴七物汤所主的病证可概括为发热、脉浮、腹满、大便干结。临床上以此为主要症状的疾病，比如各种便秘、慢性结肠炎、慢性肠胃炎等，符合其主治病机与审证要点，可以使用厚朴七物汤加减治疗。还可用于治疗循环系统疾病、皮肤疾病等，如心律不齐、心肌缺血、冠心病、风疹、湿疹、荨麻疹、神经性皮炎等。

1. 常用

（1）便秘。

（2）慢性结肠炎。

（3）慢性肠胃炎。

（4）胃及十二指肠溃疡。

2. 较常用

（1）肠胃痉挛。

（2）幽门水肿以及肠胃型感冒。

（3）心律不齐。

（4）心肌缺血。

（5）冠心病。

3.偶用

（1）风疹。

（2）湿疹。

（3）荨麻疹。

（4）神经性皮炎。

三、禁忌证

没有气滞而有气虚、阴虚滞食导致的腹痛、便秘，不适宜用厚朴七物汤。

四、相关方剂比较

1.厚朴三物汤

见本章第三节。

2.厚朴生姜半夏甘草人参汤

厚朴七物汤和厚朴生姜半夏甘草人参汤的组成药物都有生姜、厚朴、甘草，厚朴七物汤用桂枝、大黄、枳实、大枣，厚朴生姜半夏甘草人参汤用半夏、人参。厚朴生姜半夏甘草人参汤，为治虚中夹实、半虚半实之方，若纯实、纯虚的腹胀满，均非所宜。厚朴七物汤主治太阳中风证与阳明热证相兼，症见腹满、腹痛、大便硬或不大便、饮食尚可、发热、恶风寒、汗出、脉浮数。厚朴生姜半夏甘草人参汤主治阳明肠胃寒证，症见腹满、腹痛，且以胀为主，大便不畅，舌淡，脉沉。

第五节　厚朴大黄汤

一、概述

【原文组成】大黄六两　厚朴一尺　枳实四枚

【参考剂量】大黄18克，厚朴30克，枳实4克。

【煎服法】上三味，以水五升，煮取二升。分温再服。现代用法：水开后煎煮20～30分钟，分两次服用。

【临证指南——经典】

支饮胸满者，厚朴大黄汤主之。（《金匮要略·痰饮咳嗽病脉证并治第十二》）

【方证病机】根据《金匮要略》原文记述，厚朴大黄汤用于饮邪壅肺，兼胃肠实热内结之证，症见胸满、咳逆倚息、短气不得卧，可伴脘腹积饮。肺失肃降，大肠传导失职，水饮积于胸膈胃肠，气机不通，故胸腹支撑胀满。若大肠水饮积滞不通，向上逆行，影响肺气肃降，亦可形成胸腹支撑胀满。本证饮积与气滞俱重，同时水饮积聚日久转化为水热实证。故治用厚朴大黄汤行气逐饮，开通积聚。

二、临床应用

通过对厚朴大黄汤所在条文、所含药物、所治症状分析，厚朴大黄汤所主的病证既包括咳喘、短气不得卧、咳痰量多、胸中憋闷等胸肺部症状，同时还伴有腹胀、便秘等症状。临床上如急慢性胃炎、肠梗阻、肠麻痹等胃肠疾病，符合厚朴大黄汤主治病变证机与审证要点，临证可选用此方加减治疗。此外此方还可用于结核性胸膜炎、结核性腹膜炎、急慢性支气管肺炎、肺气肿等。

1. 常用
（1）急性胃炎。
（2）慢性胃炎。
（3）肠梗阻。
（4）肠麻痹。

2. 较常用
（1）结核性胸膜炎。
（2）结核性腹膜炎。

3. 偶用
（1）咳嗽。
（2）急慢性支气管肺炎。
（3）肺气肿。

三、禁忌证

（1）脾胃虚弱证，出现舌质淡或有齿痕、苔薄白、脉细弱者，慎用本方。
（2）阴虚证，出现阴津亏甚、舌质红、舌有裂纹者，慎用本方。

四、相关方剂比较

1. 小承气汤
见本章第二节。
2. 厚朴三物汤
见本章第三节。

第六节　麻子仁丸

一、概述

【原文组成】麻仁二升　芍药半斤　枳实（炙）半斤　大黄（去皮）一斤　厚朴（炙，去皮）一尺　杏仁（去皮）一升

【参考剂量】麻仁48克，芍药24克，枳实24克，大黄48克，厚朴30克，杏仁24克。

【煎服法】上六味，蜜和丸，如梧桐子大。饮服十丸，日三服，渐加，以知为度。现代用法：水开后煎煮20～30分钟，分两次服用。

【临证指南——经典】

跌阳脉浮而涩，浮则胃气强，涩则小便数，浮涩相搏，大便则硬，其脾为约，麻子仁丸主之。（《伤寒论·辨阳明病脉证并治》）

【方证病机】根据《伤寒论》原文记述，麻子仁丸证主治肠胃燥热，脾约便秘证，症见大便干结，小便频数，苔微黄少津。本方临床常用于治疗虚人及老人肠燥便秘、习惯性便秘、产后便秘、痔疮术后便秘等胃肠燥热者。

二、临床应用

通过对麻子仁丸所在条文、所含药物、所治症状分析，在临床上治疗药物性便秘、习惯性便秘、产后便秘等各种类型的便秘、手术后肠麻痹等疾病时所用较多。此方加减化裁后也可用于慢性咽炎、Ⅱ型糖尿病、精神分裂、呃逆、失眠等其他疾病。这些患者通常表现为大便秘结，小便频数，或脘腹胀痛，舌质红，苔薄黄，脉数等。

1.常用

（1）药物性便秘、习惯性便秘、产后便秘等各种类型的便秘。

（2）手术后肠麻痹。

（3）功能性肠梗阻。

2.较常用

（1）冠心病。

（2）慢性肾炎。

（3）慢性结肠炎。

（4）三叉神经痛。

（5）急性支气管炎。

3. 偶用

（1）慢性咽炎。

（2）Ⅱ型糖尿病。

（3）精神分裂。

（4）呃逆。

（5）失眠。

三、禁忌证

（1）脾胃寒湿证，临床表现为脘腹痞闷、大便溏泻、面色晦黄、肢体浮肿、舌淡胖、苔白腻、脉濡缓者慎用本方。

（2）津亏血少者不宜常服。

（3）本方为缓下之剂，方中含有大黄，故凡有习惯性流产之孕妇应慎用或禁忌本方。

四、相关方剂比较

小承气汤

见本章第二节。

第七节　调胃承气汤

一、概述

【原文组成】大黄（酒洗）四两　芒硝半升　炙甘草二两

【参考剂量】大黄12克，芒硝12克，炙甘草6克。

【煎服法】上三味，以水三升，煮取一升，去滓。内芒硝，更上火微煮，令沸，少少温服之。现代用法：水开后煎煮20～30分钟，分两次服用。

【临证指南——经典】

（1）伤寒，脉浮，自汗出，小便数，心烦，微恶寒，脚挛急，反与桂枝欲攻其表，此误也。得之便厥，咽中干，烦躁、吐逆者，作甘草干姜汤与之，以复其阳。若厥愈足温者，更作芍药甘草汤与之，其脚即伸。若胃气不和，谵语者，少与调胃承气汤。若重发汗，复加烧针者，四逆汤主之。（《伤寒论·辨太阳病脉证并治上》）

（2）发汗后，恶寒者，虚故也。不恶寒，但热者，实也。当和胃气，与调胃承气汤。（《伤寒论·辨太阳病脉证并治中》）

（3）太阳病未解，脉阴阳俱停，必先振栗汗出而解。但阳脉微者，先汗出而解；但阴脉微者，下之而解。若欲下之，宜调胃承气汤。（《伤寒论·辨太阳病脉证

并治中》）

（4）伤寒十三日，过经，谵语者，以有热也，当以汤下之。若小便利者，大便当硬，而反下利，脉调和者，知医以丸药下之，非其治也。若自下利者，脉当微厥，今反和者，此为内实也，调胃承气汤主之。（《伤寒论·辨太阳病脉证并治中》）

（5）太阳病，过经十余日，心下温温欲吐而胸中痛，大便反溏，腹微满，郁郁微烦，先此时自极吐下者，与调胃承气汤。若不尔者，不可与。但欲呕，胸中痛，微溏者，此非柴胡汤证，以呕故知极吐下也。（《伤寒论·辨太阳病脉证并治中》）

（6）阳明病，不吐，不下，心烦者，可与调胃承气汤。（《伤寒论·辨阳明病脉证并治》）

（7）太阳病三日，发汗不解，蒸蒸发热者，属胃也，调胃承气汤主之。（《伤寒论·辨阳明病脉证并治》）

【方证病机】根据《伤寒论》的记述，调胃承气汤证包含面赤、心烦、胸中痛、谵语、大便干结、发热等。通常患者体格相对壮实，并非是虚羸之人。与大承气汤证相比，调胃承气汤证的痞满不明显，不当峻下损伤正气。阳明经循行部位的其他疾病，如牙齿疼痛、齿龈肿痛、头痛、鼻衄、咽痛、口臭等可以使用此方治疗。

二、临床应用

通过对调胃承气汤所在条文、所含药物、所治症状分析，调胃承气汤所主的病证可概括为大便干结、心烦、发热、牙痛、咽痛等，并且伴有面赤、小便短黄、舌红苔黄、脉数等表现。因此在临床以此为主要表现的疾病，比如急、慢性肠胃炎，急、慢性胆囊炎，急、慢性胰腺炎等，符合其主治病变证机与审证要点，临证皆可选用调胃承气汤治疗。还可用于糖尿病、乙型脑炎、荨麻疹等。

1. 常用

（1）急性肠胃炎。

（2）慢性肠胃炎。

（3）急性胆囊炎。

（4）慢性胆囊炎。

（5）急性胰腺炎。

2. 较常用

（1）慢性胰腺炎。

（2）扁桃体炎。

（3）发热。

（4）肺炎。

（5）便秘。

（6）细菌性痢疾、结肠炎等。

（7）急性尿潴留。

经方临证法要

第七节 调胃承气汤

109

3. 偶用

（1）皮炎、湿疹、疥疮等皮肤疾病。

（2）乙型脑炎。

（3）倒经。

（4）鼻衄。

三、禁忌证

（1）脾胃虚弱证，其临床表现为舌质淡或有齿痕、苔薄白、脉细弱者，慎用本方。

（2）脾胃阴虚证，其临床表现为舌红少津、苔少、脉细数者，慎用本方。

（3）有表证，表现为怕冷、发热、头痛、身痛、鼻塞、无汗、脉浮者，忌用本方。

（4）脾阳虚证，表现为畏寒肢冷、大便清稀、面色虚白、舌质淡胖或有齿痕、舌苔白滑，脉沉细迟弱者，忌用本方。

（5）大便不通兼腹胀者，不宜使用本方。

四、相关方剂比较

1. 大黄甘草汤

调胃承气汤在大黄甘草汤的基础上加入芒硝半升。大黄甘草汤治疗阳明胃家实证，食物不消化、朝食暮吐、舌苔黄。调胃承气汤治疗阳明病胃肠燥热证，症见大便不通，肠梗阻，口渴心烦，蒸蒸发热，或腹中胀满，或为谵语，舌苔正黄，脉滑数；以及胃肠热盛而致发斑吐衄，口齿咽喉肿痛等。

2. 桃核承气汤

桃核承气汤和调胃承气汤的组成药物都有大黄、芒硝、甘草，桃核承气汤又有桂枝、桃仁。调胃承气汤为清热养津液的方剂，治疗阳明病热伤津液，如在调胃承气汤的基础上，出现瘀血，则用桃核承气汤活血解热。

第八节　大黄甘草汤

一、概述

【原文组成】大黄四两　甘草一两

【参考剂量】大黄 12 克，甘草 3 克。

【煎服法】上二味，以水三升，煮取一升，分温再服。现代用法：水开后煎煮 20 ～ 30 分钟，分两次服用。

【临证指南——经典】

食已即吐者，大黄甘草汤主之。(《金匮要略·呕吐哕下利病脉证并治第十七》)

【方证病机】 根据《金匮要略》原文记述，大黄甘草汤用于治疗"食已即吐"。呕吐分为"食已即吐"和"朝食暮吐""暮食朝吐"。"食已即吐"的病机在于胃气不降，胃家有食积或者燥屎积滞。以方测证，同时患者还应伴有口臭、大便干结、面赤、舌红苔黄、脉数等表现。

二、临床应用

临床上大黄甘草汤常用于治疗各种表现为呕吐的疾病，比如急性胃炎、幽门水肿、急性食管炎、急性胆囊炎等。患者伴有腹胀、口臭、舌红苔黄厚、脉数等胃热之象方可使用此方。其他疾病如慢性肾炎、肾病综合征、紫癜等，如符合此方的主治病变证机与审证要点，可以使用此方加减治疗。

1. 常用

（1）急性胃炎。

（2）幽门水肿。

（3）急性食管炎。

（4）急性胆囊炎。

2. 较常用

（1）慢性肾炎。

（2）肾病综合征。

3. 偶用

（1）呃逆。

（2）有机磷农药中毒。

（3）急性药物性肾损伤。

（4）小儿厌食症。

（5）吐血。

（6）紫癜。

三、禁忌证

（1）胃寒证，出现舌苔白滑、脉弦或迟者，慎用本方。

（2）阳虚证，出现舌淡胖嫩、苔白滑、脉沉迟无力者，慎用本方。

四、相关方剂比较

调味承气汤

见本章第七节。

第九节　桃核承气汤

一、概述

【原文组成】桃仁（去皮尖）五十个　大黄四两　桂枝（去皮）二两　炙甘草二两　芒硝二两

【参考剂量】桃仁8.5克，大黄12克，桂枝6克，炙甘草6克，芒硝6克。

【煎服法】上五味，以水七升，煮取二升半，去滓。内芒硝，更上火微沸，下火。先食，温服五合，日三服。现代用法：水开后煎煮20～30分钟，分两次服用。

【临证指南——经典】

太阳病不解，热结膀胱，其人如狂，血自下，下者愈。其外不解者，尚未可攻，当先解其外。外解已，但少腹急结者，乃可攻之，宜桃核承气汤。（《伤寒论·辨太阳病脉证并治中》）

【方证病机】根据《伤寒论》原文记述，桃核承气汤具有逐瘀泻热之功效。主治下焦蓄血证，少腹急结，小便自利，神志如狂，甚则烦躁谵语，至夜发热；以及血瘀经闭，痛经，脉沉实而涩者。

二、临床应用

通过对桃核承气汤所在条文、所含药物、所治症状分析，桃核承气汤所主的病证可概括为瘀热导致的出血、少腹疼痛、大便干结、神志异常亢奋等。临床上肾功能不全、肾炎尿毒症、慢性肾盂肾炎、运动性血红蛋白尿、急性间歇性卟啉病、尿路结石等疾病，符合其主治病变证机与审证要点，可以使用桃核承气汤治疗。此方还可用于治疗神经系统疾病、消化系统疾病、血管疾病等，如脑挫伤、精神分裂症、反应性精神病、急性坏死性肠炎等。

1. 常用
（1）肾功能不全、肾炎尿毒症。
（2）慢性肾盂肾炎。
（3）运动性血红蛋白尿。
（4）急性间歇性卟啉病。
（5）尿路结石。

2. 较常用
（1）脑挫伤。
（2）精神分裂症。
（3）反应性精神病。
（4）急性坏死性肠炎。

（5）暴发性细菌性痢疾。

（6）麻痹性肠梗阻。

（7）胃柿石。

（8）慢性肝炎。

（9）肝昏迷。

（10）肝性血卟啉病。

（11）急性胰腺炎。

（12）动脉硬化。

（13）高血压。

（14）脑出血。

3. 偶用

（1）过敏性紫癜。

（2）原发性血小板减少性紫癜。

（3）骨质增生。

（4）脊椎炎。

（5）脑震荡后遗症。

（6）风湿性关节炎。

（7）盆腔炎。

（8）产后阴道血肿。

（9）胎盘残留。

（10）卵巢囊肿伴盆腔静脉淤血综合征。

三、禁忌证

瘀血寒证，临床表现为少腹冷痛、喜暖畏寒、手足厥冷、舌淡暗、苔白、脉沉涩者，慎用本方。

四、相关方剂比较

调味承气汤

见本章第七节。

第十节　大陷胸汤

一、概述

【原文组成】大黄（去皮）六两　芒硝一升　甘遂一钱匕

【参考剂量】大黄 18 克，芒硝 24 克，甘遂 1.5 克。

【煎服法】上三味，以水六升，先煮大黄，取二升，去滓。内芒硝，煮一两沸，内甘遂末，温服一升。现代用法：水开后先煮大黄，再下诸药煎煮 20 ～ 30 分钟，分两次服用。

【临证指南——经典】

（1）太阳病，脉浮而动数，浮则为风，数则为热，动则为痛，数则为虚。头痛，发热，微盗汗出，而反恶寒者，表未解也。医反下之，动数变迟，膈内拒痛，胃中空虚，客气动膈，短气躁烦，心中懊憹，阳气内陷，心下因硬，则为结胸。大陷胸汤主之。若不结胸，但头汗出，余处无汗，跻颈而还，小便不利，身必发黄。（《伤寒论·辨太阳病脉证并治上》）

（2）伤寒六七日，结胸热实，脉沉而紧，心下痛，按之石硬者，大陷胸汤主之。（《伤寒论·辨太阳病脉证并治下》）

（3）伤寒十余日，热结在里，复往来寒热者，与大柴胡汤；但结胸，无大热者，此为水结在胸胁也。但头微汗出者，大陷胸汤主之。（《伤寒论·辨太阳病脉证并治下》）

（4）太阳病，重发汗而复下之，不大便五六日，舌上燥而渴，日晡所小有潮热，从心下至少腹硬满而痛不可近者，大陷胸汤主之。（《伤寒论·辨太阳病脉证并治下》）

（5）伤寒五六日，呕而发热者，柴胡汤证具，而以他药下之，柴胡证仍在者，复与柴胡汤。此虽已下之，不为逆，必蒸蒸而振，却发热汗出而解。若心下满而硬痛者，此为结胸也。大陷胸汤主之。（《伤寒论·辨太阳病脉证并治下》）

【方证病机】根据《伤寒论》原文记述，大陷胸汤所治为大结胸病。结胸为太阳病变证之一，因其由邪热内陷与有形之痰水凝结于胸膈胃脘而成。结胸证包括心胸部结硬、满痛、拒按，甚至出现心下至少腹硬满而痛不可近；或胸腹积水，痛不可近。同时大陷胸汤证还伴有口干舌燥、烦躁、大便不通、日晡发潮热等一派实热之象。患者舌红苔黄厚，脉沉而有力。

二、临床应用

大陷胸汤所治为大结胸病，审其症状和体征，相当于现代医学的渗出性胸膜炎或腹膜炎、肠梗阻、急性胰腺炎、急性阑尾等。若患者的临床表现符合大陷胸汤的方证病机与审证要点，便可使用大陷胸汤。

1. 常用

（1）渗出性胸膜炎。

（2）渗出性腹膜炎。

（3）急性肾小球肾炎。

2. 较常用

（1）肠梗阻。

（2）肠粘连。

（3）急性胃炎。

（4）肝硬化腹水。

3. 偶用

（1）直肠黏膜下脓肿。

（2）急性阑尾炎。

（3）急性胰腺炎。

三、禁忌证

（1）气血虚弱证，出现舌淡，脉细弱者，慎用本方。

（2）凡平素虚弱，或病后不任攻伐者，禁用本方。

（3）孕妇慎用本方。

（4）外感未尽，脉浮发热者，禁用本方。

四、相关方剂比较

1. 大柴胡汤

大陷胸汤和大柴胡汤的组成药物都有大黄，大陷胸汤用芒硝、甘遂，大柴胡汤用生姜、柴胡、黄芩、枳实、半夏、大枣、白芍。大柴胡汤证是一个少阳不和兼有阳明里实的症候。大柴胡汤证的适应证，有心下痛、心下急、呕不止，郁郁微烦，有心下拘急疼痛的临床表现，和大结胸证相类似；大陷胸汤证是水热互结，有时候热邪被水邪牵制而不得外越，身上没有汗，但阳热上蒸，可以见到头汗出。

2. 大承气汤

见本章第一节。

3. 大陷胸丸

大陷胸汤和大陷胸丸的组成药物都有大黄、芒硝，大陷胸汤用甘遂，大陷胸丸用苦杏仁、葶苈子。从两方的药物组成来看，大陷胸汤证较急迫，而大陷胸丸证较缓；大陷胸汤证热多而痛剧，大陷胸丸证水多而痛轻。因为大陷胸丸为丸剂，丸者，缓也，又多白蜜二合，白蜜味甘，甘者缓急；其用量小，更缓；方中多葶苈子、杏仁，逐水饮较大陷胸汤有力。

4. 小陷胸汤

大陷胸汤之组成为大黄、芒硝、甘遂；小陷胸汤之组成为瓜蒌、黄连、半夏。前者性峻猛，釜底抽薪，适于结胸之大者；后者药性平和，宽胸降气，适于结胸之小者。

5.十枣汤

大陷胸汤和十枣汤的组成药物都有甘遂,大陷胸汤用大黄、芒硝,十枣汤用大戟、芫花。同可治水饮。所异者,大陷胸汤证为水饮、热邪相结,病邪在胸膈脘腹,呈硬满而痛手不可近。十枣汤证以宿水为主,虽胀满,然绝无压痛。十枣汤是去水饮;大陷胸汤是去痰饮。

第十一节　大陷胸丸

一、概述

【原文组成】大黄半斤　葶苈子(熬)半升　芒硝半升　杏仁(去皮尖,熬黑)半升

【参考剂量】大黄24克,葶苈子12克,芒硝12克,杏仁12克。

【煎服法】上四味,捣筛二味,内杏仁、芒硝,合研如脂,和散,取如弹丸一枚,别捣甘遂一钱匕,白蜜二合,水二升,煮取一升,温,顿服之。现代用法:水开后煎煮20～30分钟,分两次服用。

【临证指南——经典】

病发于阳,而反下之,热入因作结胸;病发于阴,而反下之,因作痞也。所以成结胸者,以下之太早故也。结胸者,项亦强,如柔痓状,下之则和,宜大陷胸丸。(《伤寒论·辨太阳病脉证并治上》)

【方证病机】根据《伤寒论》原文记述,大陷胸丸的主治病证与大陷胸汤类似,所治为结胸。结胸的主证,本是心下鞕满而痛,此证项强如柔痓状,是病邪偏结于上,胸部鞕满而不能俯,所以如同柔痓。这种项强是受胸部水热结聚的影响,不同于《金匮要略》中外邪在表,筋脉失养的痓病。此证之水热结聚一散,胸部胀满自消,项强也就可以自愈,所以说下之则和。用大陷胸丸缓攻上部之邪,确为对证。胸中积聚去,任脉通而气机复畅,故自和也。本方在大陷胸汤基础上,加杏仁以利肺气,用葶苈子佐甘遂破饮而泻下,恐硝黄等药下行甚速,故缓以白蜜之甘,使药力缓行,留于胸中,乃峻药缓攻之法。

二、临床应用

通过对大陷胸丸所在条文、所含药物、所治症状分析,在临床上治疗渗出性胸膜炎、渗出性腹膜炎、肠梗阻、肠粘连、急性胃炎、肝硬化腹水、胸腔积液等疾病时所用较多。此方加减化裁后也可用于直肠黏膜下脓肿、急性阑尾炎、急性胰腺炎等其他疾病。这些患者通常表现为热实结胸,胸中鞕满而痛,颈项强直,自汗出,

大便不通，脉沉实等。

1. 常用

（1）渗出性胸膜炎。

（2）渗出性腹膜炎。

（3）肾小球肾炎。

（4）肾盂肾炎。

2. 较常用

（1）肠梗阻。

（2）肠粘连。

（3）急性胃炎。

（4）肝硬化腹水。

（5）胸腔积液。

3. 偶用

（1）直肠黏膜下脓肿。

（2）急性阑尾炎。

（3）急性胰腺炎。

三、禁忌证

气血虚弱证，慎用本方，其临床表现为舌淡、脉细弱等。

四、相关方剂比较

大陷胸汤

见本章第十节。

第十二节　十枣汤

一、概述

【原文组成】芫花（熬）　甘遂　大戟各等分　大枣十枚

【参考剂量】芫花、甘遂、大戟各 1.5 克，大枣 10 枚。

【煎服法】上三味，等分，分别捣为散，以水一升半，先煮大枣肥者十枚，取八合，去滓。内药末，强人服一钱匕（约1.5～1.8克），羸人服半钱，温服之，平旦服。若下少病不除者，明日更服，加半钱，得快下利后，糜粥自养。现代用法：水开后煎煮 20～30 分钟，分两次服用。

【临证指南——经典】

（1）太阳中风，下利，呕逆，表解者，乃可攻之。其人漐漐汗出，发作有时，头痛，心下痞硬满，引胁下痛，干呕，短气，汗出不恶寒者，此表解里未和也，十枣汤主之。（《伤寒论·辨太阳病脉证并治下》）

（2）病悬饮者，十枣汤主之。（《金匮要略·痰饮咳嗽病脉证并治第十二》）

（3）咳家，其脉弦，为有水，十枣汤主之。（《金匮要略·痰饮咳嗽病脉证并治第十二》）

（4）夫有支饮家，咳烦，胸中痛者不卒死，至一百日或一岁，宜十枣汤。（《金匮要略·痰饮咳嗽病脉证并治第十二》）

【方证病机】根据《伤寒论》和《金匮要略》原文记述，十枣汤治疗悬饮、支饮，饮邪泛滥胸胁之间所引起的"咳唾引痛""引胁下痛""咳烦胸中痛"为主症，病情重，病势急的疾患。考仲景在《伤寒论》中描述十枣汤时，也曾提到过"心下痞硬而满"一症。在十枣汤的条文中，虽未见有记载，但仲景在论述水饮内停时，也反复提到"小便不利"一症，由于十枣汤所治之水，水势很盛，故呼吸急迫、不能平卧、食少、浮肿等。患者脉象会出现如迟、紧、大、浮等也表示内有水饮、正盛邪实之象，根据《内经》"水郁折之"的思想，十枣汤从二便排出体内的水饮邪气，此方力量甚猛，效果良好。但某些医案中也有细、弱、小等正气不足之脉象。需要注意这些病案在治疗时，或是在用十枣汤之前进行调补，或是在使用之后再进行调养，正气虽然不足，但邪气之盛又非攻不去，实为不得已之法。

二、临床应用

通过对十枣汤所在条文、所含药物、所治症状分析，十枣汤常用于治疗如渗出性胸膜炎、渗出性腹膜炎、流行性出血热少尿期肾功能衰竭、肠梗阻，肠粘连、急性肾炎等病情重，病势急之类的疾患。这类患者多伴有浮肿，以腰以下为甚，且伴有腹胀满等，尤其一个重要的症状是小便不利，即少尿，甚至无尿，此方药力峻猛，使用时需注意中病即止，使用后注意调养。

1. 常用

（1）渗出性胸膜炎。

（2）渗出性腹膜炎。

（3）流行性出血热少尿期肾功能衰竭。

（4）结核性腹水。

（5）肾小球肾炎。

（6）心源性水肿。

（7）胸腔积液。

（8）晚期血吸虫病。

2. 较常用

（1）肠梗阻。

（2）肠粘连。

（3）腰椎间盘突出。

（4）胃脘痛、胃酸过多等。

（5）尿毒症。

3. 偶用

（1）类风湿关节炎。

（2）精神分裂症。

（3）癫证。

（4）咳痰。

三、禁忌证

（1）阴血虚证，表现为五心烦热、神烦气粗、尿黄便干等慎用本方。

（2）孕妇忌用本方。

四、相关方剂比较

1. 小青龙汤

小青龙汤用麻黄、桂枝、细辛、干姜、半夏、甘草、白芍、五味子，十枣汤用甘遂、芫花、大戟。两方同可治水饮。不同者，小青龙汤证水饮较轻，且兼有表寒。

2. 真武汤

真武汤用生姜、茯苓、附子、白术、白芍，十枣汤用甘遂、芫花、大戟。两方同为水饮之治方，不同之处在于，十枣汤为悬饮证，以干呕短气、心下痞硬、引胁下痛为辨证要点；真武汤证为阳虚水气不化，必有肢冷畏寒、水肿、小便不利等阳虚症状。

3. 大陷胸汤

见本章第十节。

第十三节　抵挡汤

一、概述

【原文组成】水蛭（熬）30个　虻虫（熬）三十枚　桃仁（去皮尖）二十个　大黄（酒浸）三两

【参考剂量】水蛭6克，虻虫6克，桃仁9克，大黄9克。

【煎服法】上四味，为末以水五升，煮取三升，去滓，温服一升。现代用法：水开后煎煮 20～30 分钟，分两次服用。

【临证指南——经典】

（1）妇人经水不利下，抵当汤主之。（《金匮要略·妇人杂病脉证并治》）

（2）太阳病身黄，脉沉结，少腹硬，小便不利者，为无血也。小便自利，其人如狂者，血证谛也。抵当汤主之。（《伤寒论·辨太阳病脉证并治中》）

（3）阳明证，其人喜忘者，必有蓄血，所以然者，本有久瘀血，故令喜忘，屎虽硬，大便反易，其色必黑者，宜抵当汤下之。（《伤寒论·辨阳明病脉证并治》）

（4）病人无表里证，发热七八日，虽脉浮数者，可下之。假令已下，脉数不解，合热则消谷喜饥，至六七日，不大便者，有瘀血，宜抵当汤。（《伤寒论·辨阳明病脉证并治》）

【方证病机】抵挡汤证所治为热结血瘀，在《伤寒论》和《金匮要略》条文中记述有"发热""身黄""其人如狂""喜忘""少腹硬""不大便或大便色黑""妇人经水不利"等。"其人如狂""喜忘"为神志异常，狂躁不安，还会出现神昏谵语。"少腹硬"，即下腹部急满硬痛，按之腹中有硬块。"不大便或大便色黑"即大便秘结或下黑便。此外患者可能有黄疸、月经不调等表现。抵挡汤证患者的舌质紫绛，脉沉结或沉涩，原文"小便自利"，代表此方证对应的患者没有明显的阴血阴液的亡失，并非患者出现小便不利时不可使用。若热结阴伤，则不宜使用此方。

二、临床应用

通过对抵挡汤现有的临床观察、报道、医案以及各家论述进行整理、归纳、分析，抵挡汤在临床上治疗慢性肾衰竭、高黏血症、子宫肌瘤、子宫内膜异位症、急性脑出血等疾病时所用较多。此类患者通常出现下腹部急满硬痛、便秘等症状。

1. 常用

（1）慢性肾衰竭。

（2）高黏血症。

（3）子宫肌瘤。

（4）子宫内膜异位症、痛经等。

2. 较常用

（1）急性脑出血。

（2）脑血栓。

（3）外伤性膝关节滑膜炎。

（4）外伤后便秘。

3. 偶用

（1）急性尿潴留。

（2）前列腺肥大。

（3）慢性前列腺炎。

三、禁忌证

（1）本方为破血逐瘀重剂，非瘀阻实证者慎用。

（2）年老体虚者慎用。

（3）孕妇禁用。

四、相关方剂比较

1. 抵挡丸

抵当丸的组成和抵当汤是一样的，主要区别是剂型上，一个是汤剂，一个是丸剂，汤者荡也，丸者缓也，抵挡丸适用于抵挡汤证之病势较缓者。瘀血重于郁热的，就用抵当汤，以下瘀血为主；热和血都不重的，就用抵当丸。

2. 桃核承气汤

桃核承气汤和抵挡汤的组成药物都有大黄、桃仁，桃核承气汤用桂枝、芒硝、甘草，抵挡汤用水蛭、虻虫、酒。凡下焦蓄血而热大于瘀，其人大便秘结、干燥难下的，用桃核承气汤；如果瘀大于热，大便虽硬，但排解反而容易，大便色黑如煤，病人善忘或发狂的，则用抵当汤。此外，如果先用抵当汤已经取效，恐多服伤及正气，也可改用桃核承气汤治疗。

3. 下瘀血汤

下瘀血汤由大黄、桃仁、䗪虫三味药组成，而抵挡汤则为下瘀血汤去䗪虫加水蛭、虻虫四味药组成。有诸多琐碎瘀血症状者适用抵挡汤，而其他病情几乎相同、但精神症状少者适用下瘀血汤。

第十四节　抵挡丸

一、概述

【原文组成】 水蛭（熬）二十个　虻虫（熬）二十个　桃仁二十五个　大黄三两

【参考剂量】 水蛭4个，虻虫4个，桃仁5个，大黄9克。

【煎服法】 上四味，杵分为四丸，以水一升，煮一丸，取七合服之，晬时，当下血；若不下者，更服。现代用法：水开后煎煮20～30分钟，分两次服用。

【临证指南——经典】

伤寒有热，少腹满，应小便不利，今反利者，为有血也，当下之，不可余药，宜抵当丸。（《伤寒论·辨太阳病脉证并治中》）

经方临证法要

【方证病机】根据《伤寒论》原文记述,抵当丸治太阳蓄血证。症见伤寒有热,小腹胀满,小便自利。伤寒发热,并见小腹胀满,多为表邪循经入里形成太阳蓄水证,或太阳蓄血证。若为蓄水证,是表邪入里与水相结于下焦,致膀胱气化不利,其症除少腹胀满外,必有小便不利。今虽少腹胀满急结,但小便自利,乃膀胱气化未受影响,为病在血分,是太阳蓄血证无疑。本证虽为太阳蓄血证,但尚未见少腹急结、硬痛、如狂或发狂现象,可知热与瘀均较轻,病势亦较平缓,故宜用抵当丸泄热逐瘀,采用峻药丸服以缓攻。

二、临床应用

通过对抵挡丸现有的临床观察、报道、医案以及各家论述进行整理、归纳、分析,其在临床上治疗慢性肾衰竭、高黏血症、子宫肌瘤、子宫内膜异位症、急性脑出血等疾病时应用较多。此方加减化裁后也可用于急性尿潴留、前列腺肥大、慢性前列腺炎等其他疾病。这些患者通常表现为脉沉、脉微而沉、脉沉结;小便不利;大便色黑或不大便;少腹硬满,其人发狂;善忘有瘀血;妇人经水不利或不通等。

1. 常用

(1)慢性肾衰竭。

(2)高黏血症。

(3)子宫肌瘤。

(4)子宫内膜异位症。

2. 较常用

(1)急性脑出血。

(2)脑血栓。

(3)外伤性膝关节滑膜炎。

(4)外伤后便秘。

3. 偶用

(1)急性尿潴留。

(2)前列腺肥大。

(3)慢性前列腺炎。

三、禁忌证

(1)孕妇和哺乳期妇女应避免使用抵挡丸。

(2)肝肾功能不全者的药物代谢和排泄能力较差,使用抵挡丸可能导致药物成分在体内积聚,引起不良反应。对于肝肾功能不全者,应在医生指导下使用。

四、相关方剂比较

抵挡汤

见本章第十三节。

第十五节 大黄牡丹汤

一、概述

【原文组成】大黄四两 牡丹皮一两 桃仁五十个 瓜子半升 芒硝三合

【参考剂量】大黄 12 克，牡丹 3 克，桃仁 8.5 克，冬瓜子 12 克，芒硝 8 克。

【煎服法】上五味，以水六升，煮取一升，去滓。内芒硝，再煎沸。顿服之。
现代用法：水开后煎煮 20 ～ 30 分钟，分两次服用。

【临证指南——经典】

肿痈者，少腹肿痞，按之即痛如淋，小便自调，时时发热，自汗出，复恶寒，其脉迟紧者，脓未成可下之，当有血，脉洪数者，脓已成，不可下也，大黄牡丹汤主之。（《金匮要略·疮痈肠痈浸淫病脉证并治第十八》）

【方证病机】根据《金匮要略》原文记述，大黄牡丹汤用于治疗肠痈。此证以少腹肿块（右下腹），疼痛拒按，发热恶寒为临床特征，相当于西医所称的"急性阑尾炎"，全身症状常可见口渴，汗出，面赤，便干，舌红苔黄，脉弦数或迟紧等热毒炽盛之候。本证病机关键是热毒加瘀血。脉迟紧，为热毒内伏之象，非阳虚寒盛也，因此脉象当按之有力。方后注："脓未成，当有血"，是指在脓未成阶段，应祛其瘀血，血活则毒散；脓已成不可下也，又云："有脓当下"，相互矛盾，此传抄之误，应改为禁用下法，以防穿孔。

二、临床应用

通过对大黄牡丹汤现有的临床观察、报道、医案以及各家论述进行整理、归纳、分析，其在临床上治疗急性阑尾炎或合并局限性腹膜炎、阑尾脓肿或结石、多发性结肠憩室症、溃疡性结肠炎、肝脓肿、急性胆囊炎、粘连性肠梗阻、细菌性痢疾等疾病时应用较多。此方加减化裁后也可用于肺脓疡、脑血栓形成、过敏性皮炎、脉管炎、结膜炎等其他疾病。这些患者通常表现为口渴，汗出，面赤，便干，舌红苔黄，脉弦数或迟紧等。

1. 常用

（1）急性阑尾炎或合并局限性腹膜炎。

（2）阑尾脓肿或结石。

（3）多发性结肠憩室症。

（4）溃疡性结肠炎。

（5）肝脓肿。

（6）急性胆囊炎。

（7）粘连性肠梗阻。

（8）细菌性痢疾。

2. 较常用

（1）输精管结扎后感染。

（2）盆腔脓肿。

（3）急、慢性盆腔炎。

（4）阴道炎。

（5）宫颈糜烂。

（6）慢性前列腺炎。

（7）肾周围脓肿。

（8）膀胱炎。

3. 偶用

（1）肺脓疡。

（2）脑血栓形成。

（3）过敏性皮炎。

（4）脉管炎。

（5）结膜炎。

三、禁忌证

（1）寒湿证，其临床表现为面色淡白、手足不温、舌体胖大、舌苔白滑者忌用本方。

（2）气血两虚，症见少气懒言、神疲乏力、自汗、眩晕、心悸失眠、面色淡白或萎黄者慎用本方。

四、相关方剂比较

1. 薏苡附子败酱散

薏苡附子败酱散用薏苡仁、附子、败酱草，大黄牡丹汤用大黄、芒硝、牡丹皮、桃仁、冬瓜子。薏苡附子败酱散适用于脓已成，同时正气也被严重耗伤，因此里热不盛。这种情况是属于肠痈脓已成但未破溃，热毒未尽，阳气不行的里虚夹热型的；而大黄牡丹汤则适用于脓未成，或初成，同时热实毒盛。这种情况属于热毒蓄积肠中，血瘀成痈，未成脓或脓初成的里热实证型。

2.大承气汤、大陷胸汤

本方与大承气汤、大陷胸汤三方，均用大黄、芒硝苦寒泻下，同属寒下方剂，均有泻下热结之功，用于治疗里热积滞实证。其中大承气汤，以大黄、芒硝配伍厚朴、枳实，泻下与行气同用，功专峻下热结，适用于阳明腑实，大便秘结，腹胀满硬痛拒按，苔黄，脉实者；大陷胸汤以寒性泻下药大黄、芒硝与逐水药甘遂配伍，其意在于荡涤邪热水结，功能泻热逐水，适用于邪热与痰水互结之结胸证。大黄牡丹汤以寒性泻下药大黄、芒硝与凉血活血药丹皮、桃仁、冬瓜子相配，擅于泻热破瘀，适用于湿热内结，气血凝聚所致的肠痈初起，脓未成者。

第十六节　大黄附子汤

一、概述

【原文组成】大黄三两　附子（炮）三枚　细辛二两

【参考剂量】大黄9克，附子15克，细辛6克。

【煎服法】上三味，以水五升，煮取二升。分温三服。若强人煮二升半，分温三服。现代用法：水开后煎煮20～30分钟，分两次服用。

【临证指南——经典】

胁下偏痛，发热，其脉紧弦，此寒也，以温药下之，宜大黄附子汤。（《金匮要略·腹满寒疝宿食病脉证并治第十》）

【方证病机】根据《金匮要略》原文记述，大黄附子汤用于治疗寒积便秘，其代表症状主要包括腹痛便秘，纳少，手足不温，或有发热。通常患者舌色淡，舌苔白腻，脉弦紧。

二、临床应用

通过对大黄附子汤现有的临床观察、报道、医案以及各家论述进行整理、归纳、分析，其在临床上治疗慢性结肠炎、慢性细菌性痢疾、慢性盆腔炎等疾病时所用较多。此方加减化裁后也可用于肠梗阻、肾绞痛、痛经、不孕等其他疾病。这些患者通常表现阳虚寒结，腹胁疼痛，大便秘结，发热，手足厥冷，舌苔白腻，脉弦紧等。

1.常用

（1）慢性结肠炎。

（2）慢性细菌性痢疾。

（3）慢性盆腔炎。

（4）慢性胆囊炎。

（5）胆囊术后综合征。

（6）慢性阑尾炎。

2. 较常用

（1）急性胆囊炎。

（2）胆结石。

（3）胁痛。

（4）胆绞痛。

（5）慢性肾功能衰竭、尿毒症。

3. 偶用

（1）肠梗阻。

（2）肾绞痛。

（3）痛经。

（4）不孕。

（5）急性细菌性痢疾。

（6）胰腺炎。

三、禁忌证

（1）热结证，出现舌质红有瘀点、苔黄、脉弦数者，慎用本方。

（2）痰热证，出现舌苔黄腻、脉滑数或弦滑者，慎用本方。

（3）阴虚证，出现阴津亏甚、舌质红、舌有裂纹者，慎用本方。

四、相关方剂比较

1. 大承气汤

见本章第一节。

2. 麻黄附子细辛汤

大黄附子汤和麻黄附子细辛汤的组成药物都有细辛、附子，大黄附子汤用大黄，麻黄附子细辛汤用麻黄，两方都是止痛方，均用于寒证。麻黄附子细辛汤证多见表证，疼痛较缓。大黄附子汤证为里证，且疼痛剧烈。

第十七节　己椒苈黄丸

一、概述

【原文组成】防己　椒目　葶苈（熬）　大黄各一两

【参考剂量】防己、椒目、葶苈、大黄各 3 克。

【煎服法】上四味，末之，蜜丸如梧子大，先食饮服一丸，日三服。现代用法：水开后煎煮 20 ~ 30 分钟，分两次服用。

【临证指南——经典】

腹满，口舌干燥，此肠间有水气，己椒苈黄丸主之。（《金匮要略·痰饮咳嗽病脉证并治第十二》）

【方证病机】根据《金匮要略》原文记述，己椒苈黄丸用于治疗水饮积聚等症。水无法被吸收消化走于肠间，不能生津液而充形体，所以人瘦，同时口舌干燥是因为水饮不能化生津液。本方是治疗水饮在腹，即腹水。

二、临床应用

通过对己椒苈黄丸现有的临床观察、报道、医案以及各家论述进行整理、归纳、分析，其在临床上治疗肠结核、肝硬化腹水、脂肪肝等疾病时所用较多。此方加减化裁后也可用于幽门梗阻、心包炎、急性肾衰竭等其他疾病。这些患者通常表现为水饮积聚脘腹，肠间有声，腹满便秘，小便不利，口干舌燥，脉沉弦等。

1. 常用

（1）肠结核。

（2）肝硬化腹水。

（3）脂肪肝。

2. 较常用

（1）乳糜尿。

（2）慢性前列腺炎。

（3）心源性水肿。

（4）慢性肾小球肾炎。

（5）急性肾小球肾炎。

（6）肺源性心脏病。

3. 偶用

（1）幽门梗阻。

（2）心包炎。

（3）急性肾衰竭。

三、禁忌证

（1）阳虚水肿证，出现舌淡胖、苔白、脉沉细而迟者，慎用本方。

（2）脾胃虚寒证，出现舌淡苔白、脉虚弱或迟缓者，慎用本方。

四、相关方剂比较

葶苈大枣泻肺汤

己椒苈黄丸与葶苈大枣泻肺汤都可攻逐水饮，且都为峻逐之剂，适用于正气不虚者。不同在于，葶苈大枣泻肺汤证的水饮在上，为肺水，表现为痰涎壅盛，咳喘胸满不得卧、面目浮肿；己椒苈黄丸证的水饮则在肠间，表现为腹部胀满膨隆、或腹痛、口舌干燥、大便秘结、小便不利，甚或皮肤弹性差。

第七章

小柴胡汤及其类方

第一节　小柴胡汤

一、概述

【原文组成】柴胡半斤　黄芩三两　人参三两　半夏（洗）半升　甘草（炙）三两　生姜（切）三两　大枣（擘）十二枚

【参考剂量】柴胡 24 克，黄芩 9 克，人参 9 克，半夏 12 克，炙甘草 9 克，生姜 9 克，大枣 3 枚。

【煎服法】上七味，以水一斗二升，煮取六升，去滓。再煎取三升，温服一升，日三服。现代用法：水开后煎煮 20～30 分钟，分两次服用。

【临证指南——经典】

（1）太阳病，十日以去，脉浮细而嗜卧者，外已解也。设胸满胁痛者，与小柴胡汤。（《伤寒论·辨太阳病脉证并治中》）

（2）伤寒五六日中风，往来寒热，胸胁苦满，默默不欲饮食，心烦喜呕，或胸中烦而不呕，或渴，或腹中痛，或胁下痞硬，或心下悸，小便不利，或不渴，身有微热，或咳者，小柴胡汤主之。（《伤寒论·辨太阳病脉证并治中》）

（3）血弱气尽，腠理开，邪气因入，与正气相搏，结于胁下。正邪分争，往来寒热，休作有时，默默不欲饮食，脏腑相连，其痛必下，邪高痛下，故使呕也。小柴胡汤主之。服柴胡汤已，渴者，属阳明，以法治之。（《伤寒论·辨太阳病脉证并治中》）

（4）得病六七日，脉迟浮弱，恶风寒，手足温，医二三下之，不能食，而胁下满痛，面目及身黄，颈项强，小便难者，与柴胡汤，后必下重；本渴饮水而呕者，柴胡汤不中与也，食谷者哕。（《伤寒论·辨太阳病脉证并治中》）

（5）伤寒四五日，身热恶风，颈项强，胁下满，手足温而渴者，小柴胡汤主之。（《伤寒论·辨太阳病脉证并治中》）

（6）伤寒，阳脉涩，阴脉弦，法当腹中急痛，先与小建中汤。不瘥者，小柴胡汤主之。（《伤寒论·辨太阳病脉证并治中》）

（7）伤寒中风，有柴胡证，但见一证便是，不必悉具。凡柴胡汤病证而下之，

若柴胡证不罢者，复与柴胡汤，必蒸蒸而振，却复发热汗出而解。(《伤寒论·辨太阳病脉证并治中》)

(8) 太阳病，过经十余日，反二三下之，后四五日，柴胡证仍在者，先与小柴胡汤。呕不止，心下急，郁郁微烦者，为未解也，与大柴胡汤下之则愈。(《伤寒论·辨太阳病脉证并治中》)

(9) 伤寒十三日不解，胸胁满而呕，日晡所发潮热，已而微利。此本柴胡证，下之以不得利，今反利者，知医以丸药下之，此非其治也。潮热者，实也。先宜服小柴胡汤以解外，后以柴胡加芒硝汤主之。(《伤寒论·辨太阳病脉证并治中》)

(10) 妇人中风，七八日，续得寒热，发作有时，经水适断者，此为热入血室，其血必结，故使如疟状，发作有时，小柴胡汤主之。(《伤寒论·辨太阳病脉证并治》)

(11) 伤寒五六日，头汗出，微恶寒，手足冷，心下满，口不欲食，大便硬，脉细者，此为阳微结，必有表，复有里也。脉沉亦在里也。汗出为阳微，假令纯阴结，不得复有外证，悉入在里，此为半在里半在外也。脉虽沉紧，不得为少阴病，所以然者，阴不得有汗，今头汗出，故知非少阴也，可与小柴胡汤。(《伤寒论·辨太阳病脉证并治下》)

(12) 伤寒五六日，呕而发热者，柴胡汤证具，而以他药下之，柴胡证仍在者，复与柴胡汤。此虽已下之，不为逆，必蒸蒸而振，却发热汗出而解。(《伤寒论·辨太阳病脉证并治下》)

(13) 阳明病，发潮热，大便溏，小便自可，胸胁满不去者，与小柴胡汤。(《伤寒论·辨阳明病脉证并治》)

(14) 阳明病，胁下硬满，不大便而呕，舌上白苔者，可与小柴胡汤。上焦得通，津液得下，胃气因和，身濈然汗出而解。(《伤寒论·辨阳明病脉证并治》)

(15) 阳明中风，脉弦浮大，而短气，腹都满，胁下及心痛，久按之气不通，鼻干，不得汗，嗜卧，一身及目悉黄，小便难，有潮热，时时哕，耳前后肿，刺之小瘥，外不解。病过十日，脉续浮者，与小柴胡汤。(《伤寒论·辨阳明病脉证并治》)

(16) 本太阳病不解，转入少阳者，胁下硬满，干呕不能食，往来寒热，尚未吐下，脉沉紧者，与小柴胡汤。(《伤寒论·辨少阳病脉证并治》)

(17) 呕而发热者，小柴胡汤主之。(《伤寒论·辨厥阴病脉证并治》)

(18) 伤寒瘥以后，更发热，小柴胡汤主之。(《伤寒论·辨阴阳易瘥后劳复病脉证并治》)

(19) 诸黄，腹痛而呕者，宜柴胡汤。(《金匮要略·黄疸病脉证并治第十五》)

(20) 产妇郁冒，其脉微弱，不能食，大便反坚，但头汗出。所以然者，血虚而厥，厥而必冒，冒家欲解，必大汗出。以血虚下厥，孤阳上出，故头汗出。所以产妇喜汗出者，亡阴血虚，阳气独盛，故当汗出，阴阳乃复，大便坚，呕不能食，小柴胡汤主之。(《金匮要略·妇人产后病脉证并治第二十一》)

(21) 妇人中风，七八日续来寒热，发作有时，经水适断，此为热入血室，其

血必结，故使如疟状，发作有时，小柴胡汤主之。(《金匮要略·妇人杂病脉证并治第二十二》)

【方证病机】根据《伤寒论》和《金匮要略》原文中的记述，小柴胡汤的代表证有"口苦""咽干""目眩""往来寒热，休作有时""不欲饮食""心烦""呕"。此外在原文中，还有很多的或然证，如"口渴""腹痛""咳"等。上述症状可反映邪犯少阳、正邪分争、枢机不利、疏泄失调、胆火上炎、脾胃失和的病理机制。"往来寒热，休作有时"是小柴胡汤证的特征性热型，其症名本身就有寒往热来之意。休作有时作为本方证的重要证候特点，临床上不仅仅是发热恶寒，只要是疾病发作或病情变化有固定时间，发作过程有固定时限，发作有定证、定位，都可以作为使用小柴胡汤的指征。临床上，小柴胡汤证脉象多为弦脉，以弦数、弦、弦细、弦滑出现较多。小柴胡汤还可以治疗"热入血室"，"热入血室"即妇女在月经期间或产后恶露未尽时感受外邪，邪热乘虚侵入血室，与血搏结而出现之病证。小柴胡汤临床使用较为广泛，有"伤寒中风有柴胡证，但见一证便是"的说法。

二、临床应用

临床上小柴胡汤应用广泛，通过加减化裁所治病证较多。通过小柴胡汤所在条文、所含药物、所治症状分析，此方所治为邪犯少阳、枢机不利的病证。临床应用以往来寒热，饮食减少，口苦，咽干，口渴，胸胁苦满，恶心呕吐，眩晕，脉弦为其辨证要点。

1. 常用
(1) 慢性胃炎。
(2) 胃及十二指肠溃疡。
(3) 慢性肝炎。
(4) 原发性肝癌。
(5) 脂肪肝。
(6) 胆囊炎。
(7) 急性水肿性胰腺炎。
(8) 肝硬化。
(9) 感冒、流感等外感热病。

2. 较常用
(1) 急性支气管炎。
(2) 上呼吸道感染。
(3) 过敏性哮喘。
(4) 病毒性心肌炎。
(5) 冠心病。
(6) 高血压。

（7）癫痫。

（8）神经官能症。

3. 偶用

（1）糖尿病。

（2）内分泌失调。

（3）睾丸炎。

（4）性功能减弱。

（5）痛经。

（6）经前期紧张综合征。

（7）耳前庭神经元炎。

（8）化脓性中耳炎。

（9）全身性红斑狼疮。

（10）淋巴结炎。

（11）淋巴结结核。

三、禁忌证

（1）舌上少苔或无苔、阴虚血少者忌用。

（2）渴饮水而呕者，忌用。

（3）平素肝阳上亢、气血上逆、下虚上实者慎用，使用时须密切观察病情，中病即止。

四、相关方剂比较

1. 柴胡加芒硝汤

柴胡加芒硝汤为小柴胡汤加芒硝二两，芒硝的主要作用是清热和胃，而不是泻下。往来寒热、胸胁苦满、干呕不欲食的柴胡汤证，用小柴胡汤；柴胡加芒硝汤用于少阳病兼里热，出现日晡潮热、舌红苔黄等阳明之热证。

2. 大柴胡汤

大柴胡汤是在小柴胡汤的基础上去掉人参和炙甘草，加生大黄、白芍、枳实，同时加大半夏、生姜的剂量而成。大柴胡汤主要用于少阳之邪未解，化热入里成实之证；小柴胡汤所治为单纯的少阳证。两方方证都可见到口苦、发热、脉弦等少阳证表现，但大柴胡汤证的呕吐较小柴胡汤证更为明显，同时可出现腹痛、热结便秘，舌红、舌苔黄厚腻等阳明热结等表现。

3. 柴胡加龙骨牡蛎汤

柴胡加龙骨牡蛎汤由小柴胡汤去甘草，加桂枝、茯苓、大黄、龙骨、牡蛎、铅丹组成。小柴胡汤可疏肝胆理三焦；柴胡加龙骨牡蛎汤具有和解少阳、通利三焦、镇惊安神之功，可用于外感病，少阳枢机不利兼见烦惊者，内伤病，肝胆郁热，痰火扰心者。

4. 柴胡桂枝汤

柴胡桂枝汤为小柴胡汤与桂枝汤的合方，可以认为在小柴胡汤方证基础上合并出现了桂枝汤方证。小柴胡汤证为寒热往来、胸胁苦满、心烦喜呕；柴胡桂枝汤证为小柴胡汤证的基础上，出现如心悸、自汗、轻微恶风、肢体轻微疼痛、脉浮或脉缓等表现。

5. 柴胡桂枝干姜汤

小柴胡汤和柴胡桂枝干姜汤的组成药物都有柴胡、黄芩、甘草，小柴胡汤用生姜、半夏、人参、大枣，柴胡桂枝干姜汤用桂枝、天花粉、干姜、牡蛎。小柴胡汤是半表半里阳证的少阳病，但是存在血弱气尽腠理开的病机，需要用参、姜、草、枣扶正和解少阳；而柴胡桂枝干姜汤是半表半里阴证的厥阴病，病机上热下寒，用桂枝、干姜温阳。

6. 黄芩加半夏生姜汤

小柴胡汤和黄芩加半夏生姜汤的组成药物都有生姜、黄芩、半夏、甘草、大枣，小柴胡汤用柴胡、人参，黄芩加半夏生姜汤用白芍。小柴胡汤是半表半里阳证的少阳病方；黄芩加半夏生姜汤为太阳与少阳合病之方。

7. 奔豚汤

小柴胡汤和奔豚汤的组成药物都有生姜、黄芩、半夏、甘草，小柴胡汤用柴胡、人参、大枣，奔豚汤用川芎、当归、白芍等。奔豚汤与小柴胡汤均可以治疗往来寒热和胸胁苦满，但奔豚汤证为奔豚气上冲，项背强、腹痛更突出。

第二节　柴胡加芒硝汤

一、概述

【原文组成】柴胡二两十六铢　黄芩一两　人参一两　甘草（炙）一两　生姜（切）一两　半夏二十铢　大枣（擘）四枚　芒硝二两

【参考剂量】柴胡8克，黄芩3克，人参3克，甘草3克，生姜3克，半夏2克，大枣4枚，芒硝6克。

【煎服法】上八味，以水四升，煮取二升，去滓。内芒硝，更煮微沸，分温再服，不解，更作。现代用法：水开后煎煮20～30分钟，分两次服用。

【临证指南——经典】

伤寒十三日不解，胸胁满而呕，日晡所发潮热，已而微利。此本柴胡证，下之以不得利，今反利者，知医以丸药下之，此非其治也。潮热者，实也。先宜服小柴胡汤以解外，后以柴胡加芒硝汤主之。（《伤寒论·辨太阳病脉证并治中》）

【方证病机】根据《伤寒论》原文中的记述，柴胡加芒硝汤的代表证有呕、胸胁满、日晡潮热等。其病机为少阳病未解兼阳明里热。呕、胸胁满为小柴胡汤典型的代表证。日晡潮热，即下午3～5时（申时）发热明显，且热势较高。因阳明经气旺于申时，故在下午3～5时（申时）热势加重，常见于阳明腑实之证，亦称"阳明潮热"。微利即患者出现下利，但程度较为轻微。

二、临床应用

通过对柴胡加芒硝汤现有的临床观察、报道、医案以及各家论述进行整理、归纳、分析，其在临床上治疗急性胆囊炎、急性胰腺炎、胃溃疡穿孔等疾病时所用较多。此方加减化裁后也可用于乳腺炎、呕吐等其他疾病。这些患者通常以口苦、咽干、日晡潮热、胸胁满、呕吐、口渴为其辨证要点。

1. 常用

（1）急性胆囊炎。

（2）急性胰腺炎。

（3）胃溃疡穿孔。

（4）急性胃炎。

（5）慢性胃炎。

2. 较常用

（1）流行性腮腺炎。

（2）扁桃体炎。

（3）便秘。

（4）发热。

3. 偶用

（1）乳腺炎。

（2）呕吐。

三、禁忌证

（1）若兼有阳明燥屎内结，不宜使用。

（2）若舌上少苔或无苔、阴虚血少者忌用。

四、相关方剂比较

1. 小柴胡汤

见本章第一节。

2. 大柴胡汤

大柴胡汤和柴胡加芒硝汤的组成药物都有生姜、柴胡、黄芩、半夏、大枣，大柴胡汤用大黄、枳实、白芍，柴胡加芒硝汤用芒硝、人参、甘草。两方都可治疗少阳阳明合病，但柴胡加芒硝汤所治为单纯的阳明之热证，大柴胡汤所治为阳明实热内结。临床上，两方方证都可以出现口苦、咽干、日晡潮热、胸胁满、呕吐、口渴等阳明、少阳之热象。但大柴胡汤证呕吐、烦躁、心下痞硬等症状较柴胡加芒硝汤更为明显，同时伴有大便不下、腹胀、腹痛等燥屎内结的表现。两方方证对应的舌象一般都为舌红苔黄或黄腻，但大柴胡汤证舌苔较厚。

第三节　大柴胡汤

一、概述

【原文组成】柴胡半斤　黄芩三两　芍药三两　半夏（洗）半升　生姜（切）五两　枳实（炙）四枚　大枣（擘）十二枚

【参考剂量】柴胡 24 克，黄芩 9 克，芍药 9 克，半夏 12 克，生姜 15 克，枳实 4 克，大枣 3 枚（大黄 6 克）。

【煎服法】上七味，以水一斗二升，煮取六升，去滓。再煎，温服一升，日三服。一方加大黄二两，若不加，恐不为大柴胡汤。现代用法：水开后煎煮 20 ～ 30 分钟，分两次服用。

【临证指南——经典】

（1）太阳病，过经十余日，反二三下之，后四五日，柴胡证仍在者，先与小柴胡汤；呕不止，心下急，郁郁微烦者，为未解也，与大柴胡汤，下之则愈。（《伤寒论·辨太阳病脉证并治中》）

（2）伤寒十余日，热结在里，复往来寒热者，与大柴胡汤；但结胸，无大热者，此为水结在胸胁也。但头微汗出者，大陷胸汤主之。（《伤寒论·辨太阳病脉证并治下》）

（3）伤寒发热，汗出不解，心中痞硬，呕吐而下利者，大柴胡汤主之。（《伤寒论·辨太阳病脉证并治下》）

（4）按之心下满痛者，此为实也，当下之，宜大柴胡汤。（《金匮要略·腹满寒疝宿食病脉证并治第十》）

【方证病机】结合《伤寒论》原文中的记述，以及以方测证，大柴胡汤的代表证应有胸胁苦满、口苦、呕吐、心烦、心下急、发热、便秘或下利、口渴等。其病机为传入少阳之邪气未解，邪热传入阳明，导致阳明热结之证。根据原文的记述，大柴胡汤证的呕吐为"呕不止"，比小柴胡汤证的"喜呕"更重，故生姜、半夏的用量较小柴胡汤更大。发热的热型，或为小柴胡汤证的往来寒热，或为阳明病的日晡潮热。"心下"的范围较广，临床上大柴胡汤证的"心下急"包括心下或胸胁部位有满痛之感，也可能出现心下痞硬。若阳明热结，或兼少阳枢机不利，气机不畅，腑气不通，可导致大便不下；若湿热在里，或兼肝胆邪气下迫，可以出现下利。此方之下利也有可能是热结旁流之证，即由于大肠燥屎内结而致时泄臭水之症。此方证之便秘和下利虽然症状南辕北辙，但病机有一致的地方，因此可以使用同一方剂治疗。

二、临床应用

临床上大柴胡汤应用较广，涉及内、外、妇、儿、五官、皮肤、神经系统、内分泌系统等多种疾病。其中以急腹症为最，其次为高血压、糖尿病等。此方在临床使用时以发热、烦躁、胸胁苦满、心下满痛、呕吐、便秘或下利；舌红或舌红绛，苔黄，脉弦数为辨证要点。

具体应用情况如下：

1. 常用

（1）外感热病　如肠伤寒、流行性感冒、流行性脑炎、细菌性痢疾、无名高热等病在发展过程中，出现往来寒热、胸胁苦满、恶心呕吐、食欲不振、舌燥苔黄、脉弦数，伴有腹胀便秘者。

（2）消化系统疾病　如急慢性胃炎、急慢性肠炎、胃及十二指肠溃疡、胃扭转、胃痉挛、胃癌、胆囊炎、胆石症、胆道蛔虫、胰腺炎、阑尾炎、肠梗阻、肝炎、肝硬化、肝脓肿、亚急性重型肝炎、幽门梗阻、习惯性便秘等，见有口苦、口臭、呃逆、脘腹胁肋胀满、疼痛拒按、恶心呕吐、食少纳呆、或发黄疸、便秘或泄泻、脉弦数或弦滑等。

2. 较常用

（1）呼吸系统疾病　肺炎、支气管炎、支气管哮喘、支气管扩张、肺气肿、胸膜炎等病，见发热、咳嗽、胸闷气急、胸痛、食少、便秘、脉弦滑或弦滑数等。

（2）神经系统疾病　半身不遂、肋间神经痛、神经官能症，见有胸胁苦满、疼痛、烦躁易怒、失眠多梦、大便干燥、舌红苔黄厚而干、脉弦。

（3）慢性咽炎。

（4）角膜炎、虹膜炎，见有咽干而痛、头晕、目眩、目痛、耳鸣等伴有便秘者。

3. 偶用

（1）循环系统疾病　如冠心病、心绞痛、心肌梗死、心包炎、肺心病、动脉硬化、高血压、脑出血、脑软化等病，见有心前区憋闷、疼痛、气短、心悸、便秘，或头昏、头痛、心烦失眠、心下满闷、舌红苔黄、脉弦实有力等。

（2）糖尿病。

三、禁忌证

（1）单纯少阳证或阳明证及少阳阳明合病而阳明尚未热结成实者均非本方所宜。

（2）中病即止，不要攻伐太过。

四、相关方剂比较

1. 小柴胡汤

见本章第一节。

2. 小柴胡加芒硝汤

见本章第二节。

3. 柴胡加龙骨牡蛎汤

柴胡加龙骨牡蛎汤和大柴胡汤的组成药物都有生姜、柴胡、黄芩、大黄、半夏、大枣，柴胡加龙骨牡蛎汤用桂枝、茯苓、龙骨、牡蛎、人参、铅丹，大柴胡汤用枳实、白芍。大柴胡汤和柴胡加龙骨牡蛎汤都常用来治疗失眠抑郁，但二者是有区别的。大柴胡汤，多用于柴胡七症"口苦口干、头晕、心烦、呕恶、两胁满烦、不欲食、往来寒热"，兼有阳明热病的大便干结、舌苔黄，热像更重，偏向于心下痛拒按的实证；柴胡加龙骨牡蛎汤，除用于上述"柴胡七症"，兼有阳明热结便干不严重者，还会有太阳病表证症状，重要的是因为方中有龙骨、牡蛎、铅丹潜镇，可以用来治疗柴胡证的精神问题。

第四节　柴胡加龙骨牡蛎汤

一、概述

【原文组成】柴胡四两　龙骨一两半　黄芩一两半　生姜（切）一两半　铅丹一两半　人参一两半　桂枝（去皮）一两半　茯苓一两半　半夏（洗）二合半　大黄二两　牡蛎（熬）一两半　大枣（擘）六枚

【参考剂量】柴胡12克，龙骨4.5克，黄芩4.5克，生姜4.5克，铅丹4.5克，人参4.5克，桂枝4.5克，茯苓4.5克，半夏6克，大黄6克，牡蛎4.5克，大枣2枚。

【煎服法】上十二味，以水八升，煮取四升，内大黄，切如棋子，更煮一两沸，去滓。温服一升。本云：柴胡汤，今加龙骨等。现代用法：水开后煎煮20～30分钟，分两次服用。

【临证指南——经典】

伤寒八九日，下之，胸满烦惊，小便不利，谵语，一身尽重，不可转侧者，柴胡加龙骨牡蛎汤主之。（《伤寒论·辨太阳病脉证并治中》）

【方证病机】结合《伤寒论》原文中的记述，以及以方测证，柴胡加龙骨牡蛎汤的代表症应有往来寒热、胸满、烦躁、惊狂不安、小便不利、时有谵语、身重难以转侧等。其病机为传入少阳之邪气未解，邪热传入阳明，导致阳明热结之证。烦躁、惊狂、谵语为神志失常的表现，本方证的神志异常，临床上还包括急躁易怒、心烦、喜悲伤欲哭、胡思乱想、毁物打人、哭笑无常、郁郁不乐、不语或懒言、目瞪不瞬、自言自语等表现。"胸满"即患者自觉胸胁苦满、胸痛、胸部憋闷、胁胀等；或有客观表现，即医者以手指沿肋弓下缘向胸腔内按压，医者指端有抵抗感，患者也有胀痛不适感，甚或拒按。便秘不仅指大便秘结，还包括大便不爽、大便艰涩等，即大便质地不一定为干结，但因为气机失调、痰湿内阻，大便排出较为困难。如果患者较瘦，腹壁较薄，还会出现脐周动悸（多见于腹主动脉异常搏动）的腹诊见症。

二、临床应用

通过对柴胡加龙骨牡蛎汤所在条文、所含药物、所治症状分析，此方在临床使用时以往来寒热、胸满、烦躁、惊狂不安、小便不利、时有谵语、身重难以转侧等为辨证要点。临床上柴胡加龙骨牡蛎汤应用较广，涉及内、外、妇、儿、五官、皮肤、神经系统、内分泌系统等多种疾病。其中以急腹症为最，其次为高血压、糖尿病等。具体应用情况如下：

1. 常用

（1）抑郁症。

（2）恐惧症。

（3）神经性耳聋。

（4）高血压。

（5）脑动脑硬化。

（6）精神分裂症。

（7）老年痴呆。

2. 较常用

（1）帕金森综合征。

（2）脑萎缩。

（3）小儿大脑发育不良。

（4）小儿多动症。

（5）小儿脑瘫。

3. 偶用

（1）更年期综合征。

（2）心律不齐。

三、禁忌证

无便秘的热实证忌用。

四、相关方剂比较

1. 小柴胡汤

见本章第一节。

2. 大柴胡汤

见本章第三节。

第五节 柴胡桂枝汤

一、概述

【原文组成】桂枝（去皮）一两半　黄芩一两半　芍药一两半　人参一两半 炙甘草一两　半夏（洗）二合半　大枣（擘）六枚　生姜（切）一两半　柴胡 四两

【参考剂量】桂枝 4.5 克，黄芩 4.5 克，芍药 4.5 克，人参 4.5 克，炙甘草 3 克， 半夏 6 克，大枣 3 枚，生姜 4.5 克，柴胡 12 克。

【煎服法】上九味，以水七升，煮取三升，去滓。温服一升。现代用法：水开 后煎煮 20 ～ 30 分钟，分两次服用。

【临证指南——经典】

伤寒六七日，发热，微恶寒，支节烦疼，微呕，心下支结，外证未去者，柴胡 桂枝汤主之。（《伤寒论·辨太阳病脉证并治下》）

【方证病机】柴胡桂枝汤出自《伤寒论》，由小柴胡汤和桂枝汤各取一半组合 而成。发热、恶寒、肢节疼痛、胸胁苦满、头痛、口苦、腹痛是柴胡桂枝汤临床应 用的多见症状，因此具有症状诊断指标的意义，体现了柴胡桂枝汤少阳兼表的基本 病机。《伤寒论》中桂枝汤证指征为"头痛、发热、汗出、恶风"，因此，可以认 为在上述小柴胡汤方证基础上再出现气上冲逆、奔豚、头痛、发热、恶风、汗出、 身痛等症状，即柴胡桂枝汤方证的典型指征。也可认为本方实质为"桂枝体质"的 患者得了小柴胡汤证。

二、临床应用

通过对柴胡桂枝汤现有的临床观察、报道、医案以及各家论述进行整理、归 纳、分析，临床上治疗感冒、流行性感冒、慢性肠胃炎等疾病可选用本方。也可用 于月经不调、更年期综合征、经前期紧张综合征等疾病。临床应用以发热、恶寒、 肢节疼痛、胸胁苦满、头痛、口苦、腹痛为其辨证要点。

1.常用

（1）感冒。

（2）流行性感冒。

（3）慢性肠胃炎。

（4）消化性溃疡。

（5）慢性活动性肝炎。

（6）脂肪肝。

（7）慢性胰腺炎。

2.较常用

（1）精神分裂症。

（2）神经衰弱。

（3）神经官能症。

（4）癫痫。

（5）心律失常。

（6）冠心病。

（7）高血压。

（8）心房纤颤。

3.偶用

（1）月经不调。

（2）更年期综合征。

（3）经前期紧张综合征。

（4）过敏性皮炎。

（5）神经性皮炎。

三、禁忌证

舌上少苔或无苔、阴虚血少者忌用。

四、相关方剂比较

1.小柴胡汤

见本章第一节。

2.桂枝汤

柴胡桂枝汤在桂枝汤的基础上加入柴胡、黄芩、半夏、人参，两个方剂均可用于发热微恶寒、关节疼痛，但不同之处在于柴胡桂枝汤证兼有胸胁苦满、恶心呕吐等少阳病症。

第六节　柴胡桂枝干姜汤

一、概述

【原文组成】柴胡半斤　桂枝（去皮）三两　干姜二两　栝楼根四两　黄芩三两　牡蛎（熬）二两　炙甘草二两

【参考剂量】柴胡 24 克，桂枝 9 克，干姜 6 克，天花粉（栝楼根）12 克，黄芩 9 克，牡蛎 9 克，炙甘草 6 克。

【煎服法】上七味，以水一斗二升，煮取六升，去滓。再煎取三升，温服一升，日三服。初服微烦，复服，汗出便愈。现代用法：水开后煎煮 20 ～ 30 分钟，分两次服用。

【临证指南——经典】

伤寒五六日，已发汗而复下之，胸胁满微结，小便不利，渴而不呕，但头汗出，往来寒热，心烦者，此为未解也。柴胡桂枝干姜汤主之。（《伤寒论·辨太阳病脉证并治下》）

【方证病机】根据《伤寒论》原文中的记述，以及以方测证，柴胡桂枝干姜汤的代表证有往来寒热、口渴、口苦、胸胁满、胁下痞硬、头汗出、小便不利、心悸心烦等。其病机为上热下寒、胆热脾寒等寒热错杂之证。胁下痞硬，即胁肋部满闷而按之坚硬的证候，医者以手指沿肋弓下缘向胸腔内按压，往往感觉按之坚硬。往来寒热为少阳病的代表症状，临床上还可出现口苦、咽干等。"头汗出，身无汗"为柴胡桂枝干姜汤的特征汗象。口渴、小便不利，反应患者存在津液受伤，故按照小柴胡汤的加减法，去掉半夏，加天花粉。与小柴胡汤不同，柴胡桂枝汤原方对应的方证应无呕吐。

二、临床应用

通过对柴胡桂枝干姜汤现有的临床观察、报道、医案以及各家论述进行整理、归纳、分析，其在临床上治疗慢性肝炎、胆囊炎、慢性胃炎等疾病时所用较多。此方加减化裁后也可用于疟疾、神经衰弱、肺结核等其他疾病。临床应用以往来寒热、口渴、口苦、胸胁满、胁下痞硬、头汗出、小便不利、心悸心烦为辨证要点。

1. 常用
（1）慢性肝炎。
（2）胆囊炎。
（3）慢性胃炎。

2. 较常用
（1）肾盂肾炎。

（2）肾小球肾炎。

（3）输尿管炎。

（4）神经性皮炎。

（5）过敏性皮炎。

（6）皮肤真菌感染。

3. 偶用

（1）疟疾。

（2）神经衰弱。

（3）肺结核。

（4）淋巴结核。

（5）结核性胸膜炎。

三、禁忌证

舌上少苔或无苔、阴虚血少者忌用。

四、相关方剂比较

小柴胡汤

见本章第一节。

第七节 黄芩加半夏生姜汤

一、概述

【原文组成】黄芩三两　芍药二两　炙甘草二两　大枣（擘）十二枚　半夏（洗）半升　生姜（切）一两半

【参考剂量】黄芩9克，芍药6克，炙甘草6克，大枣3枚，半夏12克，生姜4.5克。

【煎服法】上六味，以水一斗，煮取三升，去滓。温服一升，日再夜一服。现代用法：水开后煎煮20～30分钟，分两次服用。

【临证指南——经典】

（1）干呕而利者，黄芩加半夏生姜汤主之。《金匮要略·呕吐哕下利病脉证并治第十七》

（2）太阳与少阳合病，自下利者，与黄芩汤；若呕者，黄芩加半夏生姜汤主之。（《伤寒论·辨太阳病脉证并治下》）

【方证病机】根据《伤寒论》原文中的记述，黄芩加半夏生姜汤的代表证有腹痛、呕吐、下利、口苦、发热恶寒等。其病机为太阳和少阳合病，兼有肝胃不和，胃气上逆。患者可出现表证上的风寒，但是这个风寒不能用辛温的药去发散，比如桂枝、麻黄，否则会加重里热，而选择偏于润养的生姜去解表。此外本方证患者也可出现火热伤血的表现，如衄血，故用黄芩清血热，白芍、大枣养血。

二、临床应用

通过对黄芩加半夏生姜汤现有的临床观察、报道、医案以及各家论述进行整理、归纳、分析，其在临床上治疗急性肠胃炎、慢性胆囊炎、慢性肝炎等疾病时所用较多。此方加减化裁后也可用于崩漏等其他疾病。这些患者通常表现为腹痛，里急后重，发热，恶寒，舌苔色黄质薄或腻，脉数等。

1. 常用
（1）急性肠胃炎。
（2）慢性胆囊炎。
（3）慢性肝炎。
（4）肠胃神经官能症。

2. 较常用
（1）咳喘。
（2）感冒。

3. 偶用
崩漏。

三、禁忌证

（1）舌上少苔或无苔、阴虚血少者忌用。
（2）脾胃寒湿证，临床表现为脘腹痞闷、大便溏泄、面色晦黄、肢体浮肿、舌淡胖、苔白腻、脉濡缓者慎用本方。
（3）脾胃阴虚证，临床见不思饮食、食后腹胀、脘腹灼痛、口干、干呕呃逆、大便干结、形体消瘦、舌红苔薄、脉细或细数者慎用本方。

四、相关方剂比较

1. 小柴胡汤
见本章第一节。

2. 黄芩汤
黄芩加半夏生姜汤是在黄芩汤的基础上加半夏、生姜而成。黄芩汤证为太阳与少阳合病，自下利，有少阳邪热内迫阳明胃肠；黄芩汤证还出现呕逆就是黄芩加半夏生姜汤证。

第八节 黄芩汤

一、概述

【原文组成】黄芩三两　芍药二两　炙甘草二两　大枣（擘）十二枚

【参考剂量】黄芩9克，芍药6克，炙甘草6克，大枣12枚。

【煎服法】上四味，以水一斗，煮取三升，去滓。温服一升，日再夜一服。现代用法：水开后煎煮20～30分钟，分两次服用。

【临证指南——经典】

（1）太阳与少阳合病，自下利者，与黄芩汤。若呕者，黄芩加半夏生姜汤主之。（《伤寒论·辨太阳病脉证并治下》）

（2）伤寒脉迟，六七日，而反与黄芩汤彻其热，脉迟为寒，今与黄芩汤复除其热，腹中应冷，当不能食，今反能食，此名除中，必死。（《伤寒论·辨厥阴病脉证并治》）

【方证病机】根据《伤寒论》原文中的记述，黄芩汤证所对应的症状有腹痛、下利，发热恶寒等。此外根据"太阳与少阳合病"，黄芩汤证还应包括口苦、脉弦。根据本方证下利的特点为赤白利下、赤多白少，以区别葛根汤证的太阳自利。黄芩汤证的舌象为黄苔或黄腻苔，但一般为薄苔。若舌苔偏厚，说明有食积、燥湿等实邪在阳明之腑，则非此方所宜。黄芩汤证的脉象多为数脉，包括弦数、滑数或细数。

二、临床应用

通过黄芩汤所在条文、所含药物、所治症状分析，此方所治为以少阳郁热为主的少阳太阳合病。一般而言，黄芩汤证病程偏短，起病偏急。临床应用以下利（赤白利下，赤多白少），腹痛，发热，恶寒，舌苔色黄质薄或腻，脉数为其辨证要点。

1. 常用

（1）细菌性痢疾。

（2）阿米巴痢疾。

（3）急性肠炎。

（4）过敏性肠炎。

（5）肠胃神经官能症。

（6）急性胆囊炎。

（7）胆结石感染。

2. 较常用

（1）慢性结肠炎。

（2）肺炎。

（3）传染性单核细胞增多症。

（4）妊娠恶阻。

3. 偶用

（1）月经不调。

（2）带状疱疹。

（3）面部痤疮。

（4）胎动不安。

（5）经期发热。

（6）黄疸。

三、禁忌证

（1）脾胃寒湿证，出现舌苔发白者，慎用本方。

（2）若舌苔偏厚，非此方所宜。

四、相关方剂比较

黄芩加半夏生姜汤

见本章第七节。

第九节　奔豚汤

一、概述

【原文组成】甘草　川芎　当归各二两　半夏四两　黄芩二两　生葛五两　芍药二两　生姜四两　甘李根白皮一升

【参考剂量】甘草、川芎、当归各6克，半夏12克，黄芩6克，生葛15克，芍药6克，生姜12克，甘李根白皮24克。

【煎服法】上九味，以水二斗，煮取五升。温服一升，日三夜一服。现代用法：水开后煎煮20～30分钟，分两次服用。

【临证指南——经典】

奔豚气上冲胸，腹痛，往来寒热，奔豚汤主之。（《金匮要略·奔豚气病脉证并治第八》）

【方证病机】根据《伤寒论》和《金匮要略》原文记述，奔豚汤证属少阳太阳太阴合病证。奔豚汤为治疗肝热气逆奔豚证之代表方。临床应用以气从少腹上冲胸或至咽喉，时作时止，腹痛，往来寒热，心烦易怒，舌红苔黄，脉弦或数为辨证要点。

二、临床应用

通过对奔豚汤现有的临床观察、报道、医案以及各家论述进行整理、归纳、分析，其在临床上治疗冠心病、高血压、心脑动脉硬化等疾病时所用较多。此方加减化裁后也可用于神经性头痛、癔症、心悸等其他疾病。临床应用以气从少腹上冲胸或至咽喉，时作时止，腹痛，往来寒热，心烦易怒，舌红苔黄，脉弦或数为辨证要点。

1. 常用

（1）冠心病。

（2）高血压。

（3）心脑动脉硬化。

（4）脑梗死。

2. 较常用

（1）软组织损伤。

（2）肌腱损伤。

（3）风湿性关节炎。

（4）类风湿关节炎。

（5）骨质增生。

3. 偶用

（1）神经性头痛。

（2）癔症。

（3）心悸。

（4）胆囊炎。

（5）胆结石。

三、禁忌证

（1）阳虚证，其临床表现为舌淡胖嫩、苔白滑、脉沉迟无力者慎用本方。

（2）寒湿证，出现舌苔白腻者，慎用本方。

四、相关方剂比较

小柴胡汤

见本章第一节。

第八章

小青龙汤及其类方

第一节　小青龙汤

一、概述

【原文组成】麻黄（去节）三两　芍药三两　细辛三两　干姜三两　炙甘草三两　桂枝（去皮）三两　五味子半升　半夏（洗）半升

【参考剂量】麻黄9克，芍药9克，细辛9克，干姜9克，炙甘草9克，桂枝9克，五味子12克，半夏12克。

【煎服法】上八味，以水一斗，先煮麻黄，减二升，去上沫，纳诸药，煮取三升，去滓，温服一升。现代用法：水开后煎煮20～30分钟，分两次服用。

【临证指南——经典】

病溢饮者，当发其汗，大青龙汤主之，小青龙汤亦主之。（《金匮要略·痰饮咳嗽病脉证并治第十二》）

【方证病机】根据《伤寒论》和《金匮要略》原文记述，小青龙汤证为外寒内饮证，表现为咳喘、鼻鸣伴呼吸道分泌物（痰液、涕）多而清稀如水、苔白水滑浮腻。

二、临床应用

通过对小青龙汤现有的临床观察、报道、医案以及各家论述进行整理、归纳、分析，其在临床上治疗急慢性支气管炎、支气管哮喘、肺源性心脏病等疾病时所用较多。此方加减化裁后也可用于过敏性鼻炎、慢性鼻窦炎、湿疹等其他疾病。这些患者通常表现为恶寒发热，咳嗽喘息，呼吸急迫，咳痰甚多，多呈白色泡沫样或水样稀痰，舌苔薄白或水滑，脉弦等。

1. 常用

（1）急慢性支气管炎。

（2）支气管哮喘。

（3）小儿支气管肺炎。

（4）老年支气管炎急性发作。

2. 较常用

（1）肺气肿。

（2）肺源性心脏病。

（3）百日咳。

（4）结核性渗出性胸膜炎。

（5）间质性肺炎。

（6）肾病综合征水肿。

（7）急性肾小球肾炎。

（8）输尿管炎。

3. 偶用

（1）过敏性鼻炎。

（2）慢性鼻窦炎。

（3）湿疹。

（4）荨麻疹。

（5）神经性皮炎。

三、禁忌证

（1）肺热证，出现舌红苔黄、脉滑数者，慎用本方。

（2）肺阴虚证，出现舌红少津、脉细数者，慎用本方。

（3）外感风热、痰热内蕴者或肺阴虚之干咳无痰者应慎用或禁用本方。

（4）平素肝阳上亢、气血上逆、下虚上实者慎用，使用时须密切观察病情，中病即止。

（5）内有痰热，其临床表现为咳痰色黄质稠、舌红苔黄者忌用。

四、相关方剂比较

1. 射干麻黄汤

小青龙汤和射干麻黄汤的组成药物都有麻黄、细辛、半夏、五味子，小青龙汤用桂枝、干姜、甘草、白芍，射干麻黄汤用生姜、射干、紫菀、款冬花、大枣。射干麻黄汤在主治和功效上与小青龙汤相似，都能治疗寒饮射肺的咳喘，痰多、色清、质稀，倚息不能平卧。但小青龙汤外寒内饮皆偏重，以邪实为主；射干麻黄汤则内饮较重，且症状较局限于咽喉、气管和肺部。

2. 厚朴麻黄汤

小青龙汤和厚朴麻黄汤的组成药物都有麻黄、细辛、干姜、半夏、五味子，小青龙汤用桂枝、甘草、白芍，厚朴麻黄汤用生石膏、厚朴、苦杏仁、小麦。小青龙汤为外邪里饮的典型代表方，即太阳太阴合病，脾虚痰湿，因为平素有痰饮水湿，外感风寒的时候就容易表现为小青龙汤证；在小青龙汤基础上，胸闷喘咳短气症状突出，且兼有阳明里热见口干、烦躁者，用厚朴麻黄汤。

3. 小青龙加石膏汤

小青龙加石膏汤在小青龙汤的基础上加入生石膏二两。小青龙汤证基础上出现烦躁而喘、口干等为小青龙加石膏汤证。

4. 苓桂五味甘草汤

小青龙汤和苓桂五味甘草汤的组成药物都有桂枝、甘草、五味子，小青龙汤用麻黄、细辛、干姜、半夏、白芍，苓桂五味甘草汤用茯苓。苓桂五味甘草汤证和小青龙汤证一样有咳嗽气喘，但是没有咳痰清稀与清水样的鼻涕，有手足冷、面部烘热的感觉、头面部很重、小便不利而尿量减少、脉沉弦。

5. 苓甘五味姜辛汤

小青龙汤和苓甘五味姜辛汤的组成药物都有细辛、干姜、甘草、五味子，小青龙汤用麻黄、桂枝、半夏、白芍，苓甘五味姜辛汤用茯苓。小青龙汤证为外感风寒束表，内有寒饮内停，这个寒饮基本上就是苓甘五味姜辛汤证，故小青龙汤证的特点是在苓甘五味姜辛汤证的基础上兼有外感风寒的表实证。

第二节　射干麻黄汤

一、概述

【原文组成】射干十三枚　麻黄四两　生姜四两　细辛　紫菀　款冬花各三两　五味子半升　大枣七枚　半夏（大者，洗）八枚

【参考剂量】射干 9 克，麻黄 12 克，生姜 12 克，细辛、紫菀、款冬花各 9 克，五味子 12 克，大枣 2 枚，半夏 12 克。

【煎服法】上九味，以水一斗二升，先煮麻黄两沸，去上沫，纳诸药，煮取三升，分温三服。

现代用法：水开后煎煮 20～30 分钟，分两次服用。

【临证指南——经典】

咳而上气，喉中水鸡声，射干麻黄汤主之。（《金匮要略·肺痿肺痈咳嗽上气病脉证并治第七》）

【方证病机】根据《伤寒论》和《金匮要略》原文记述，射干麻黄汤用于治疗咳喘病外寒内饮证，表现为麻黄汤证而上气咳逆，喉中痰鸣辘辘，咽喉不利或疼痛，喉中有水鸡声。

二、临床应用

通过对射干麻黄汤现有的临床观察、报道、医案以及各家论述进行整理、归

经方临证法要

纳、分析，其在临床上治疗支气管哮喘、急慢性支气管炎、肺气肿、肺源性心脏病等疾病时所用较多。此方加减化裁后也可用于过敏性鼻炎、皮肤瘙痒症、神经性皮炎等其他疾病。这些患者通常表现痰饮郁结，肺气上逆，症见咳而上气，喉中有水鸡声，或胸膈满闷，或吐痰涎，苔白或腻，脉弦紧或沉紧等。

1. 常用

（1）支气管哮喘。

（2）急性支气管炎。

（3）慢性支气管炎。

2. 较常用

（1）肺气肿。

（2）肺源性心脏病。

（3）支气管哮喘。

3. 偶用

（1）过敏性鼻炎。

（2）慢性鼻炎。

（3）慢性鼻窦炎。

（4）皮肤瘙痒症。

（5）神经性皮炎。

三、禁忌证

（1）肺热证，出现舌质红、苔白或薄黄、脉浮数或数者，慎用本方。

（2）痰热蕴肺证，出现舌苔薄黄腻、舌质红、脉滑数者，慎用本方。

四、相关方剂比较

小青龙汤

见本章第一节。

第三节　厚朴麻黄汤

一、概述

【原文组成】厚朴五两　麻黄四两　石膏如鸡子大　杏仁半升　半夏半升　干姜二两　细辛二两　小麦一升　五味子半升

【参考剂量】厚朴 15 克，麻黄 12 克，石膏 48 克，杏仁 12 克，半夏 12 克，干姜 6 克，细辛 6 克，小麦 24 克，五味子 12 克。

【煎服法】上九味，以水一斗二升，先煮小麦熟，去滓。纳诸药，煮取三升，温服一升，日三服。现代用法：水开后煎煮 20 ～ 30 分钟，分两次服用。

【临证指南——经典】

咳而脉浮者，厚朴麻黄汤主之。（《金匮要略·肺痿肺痈咳嗽上气病脉证并治第七》）

【方证病机】根据《金匮要略》原文记述，厚朴麻黄汤主治咳而大逆，上气胸满，喉中不利，如水鸡声，其脉浮者。

二、临床应用

通过对厚朴麻黄汤现有的临床观察、报道、医案以及各家论述进行整理、归纳、分析，其在临床上治疗支气管炎、支气管哮喘、肺源性心脏病、肾病综合征水肿、过敏性鼻炎等疾病时所用较多。此方加减化裁后也可用于湿疹、荨麻疹、神经性皮炎等其他疾病。这些患者通常表现为肌肤黄黑、体形偏胖的咳喘、烦渴、胸满等。

1. 常用
（1）支气管炎。
（2）支气管肺炎。
（3）支气管哮喘。
（4）肺气肿。
（5）肺源性心脏病。

2. 较常用
（1）肾病综合征水肿。
（2）急性肾小球肾炎。
（3）输尿管炎。
（4）过敏性鼻炎。
（5）慢性鼻窦炎。

3. 偶用
（1）湿疹。
（2）荨麻疹。
（3）神经性皮炎。
（4）肺心病合并肺部感染。

三、禁忌证

（1）肺热证，其临床表现为舌质红、苔白或薄黄、脉浮数或数者慎用本方。

（2）肺阴虚证，出现舌红少苔、脉细数者，慎用本方。

四、相关方剂比较

1. 小青龙汤

见本章第一节。

2. 泽漆汤

比较厚朴麻黄汤与泽漆汤，可以发现二者都可治疗因寒饮夹热造成的咳嗽，但由于有表里不同，用方完全不同。治疗饮邪偏表的厚朴麻黄汤用麻黄在于宣肺平喘，清郁热用，故咳喘、胸满、脉浮是厚朴麻黄汤的主症，治疗的往往是急性病；而泽漆汤证的饮邪偏里，因此它的病势通常偏缓偏久。

第四节　小青龙加石膏汤

一、概述

【原文组成】麻黄（去节）三两　芍药三两　细辛三两　干姜三两　炙甘草三两　桂枝（去皮）三两　五味子半升　半夏（洗）半升　石膏二两

【参考剂量】麻黄9克，芍药9克，细辛9克，干姜9克，炙甘草9克，桂枝9克，五味子12克，半夏12克，石膏6克。

【煎服法】上九味，以水一斗，先煮麻黄，去上沫，纳诸药，煮取三升。强人服一升，羸者减之，日三服，小儿服四合。现代用法：水开后煎煮20～30分钟，分两次服用。

【临证指南——经典】

肺胀，咳而上气，烦躁而喘，脉浮者，心下有水，小青龙加石膏汤主之。《金匮要略·肺痿肺痈咳嗽上气病脉证并治第七》

【方证病机】根据《金匮要略》原文记述，小青龙加石膏汤用于治疗外寒里饮，饮郁化热等症。此证辨证要点为咳喘咳痰，烦躁。

二、临床应用

通过对小青龙加石膏汤现有的临床观察、报道、医案以及各家论述进行整理、归纳、分析，其在临床上治疗喘息性支气管炎、过敏性哮喘、肾病综合征水肿、急性肾小球肾炎等疾病时所用较多。此方加减化裁后也可用于过敏性鼻炎、湿疹等其他疾病。这些患者通常表现为肺胀，咳而上气，烦躁而喘，脉浮等。

1. 常用

（1）喘息性支气管炎。

（2）过敏性哮喘。

（3）支气管炎。

（4）肺炎。

（5）肺气肿。

（6）肺源性心脏病。

2. 较常用

（1）过敏性鼻炎。

（2）荨麻疹。

（3）肾病综合征水肿。

（4）急性肾小球肾炎。

（5）输尿管炎。

3. 偶用

（1）过敏性鼻炎。

（2）慢性鼻窦炎。

（3）湿疹。

（4）荨麻疹。

（5）神经性皮炎。

三、禁忌证

（1）肺热证，临床表现为舌质红、苔白或薄黄、脉浮数或数者慎用本方。

（2）肺阴虚证，出现舌红少苔、脉细数者，慎用本方。

四、相关方剂比较

小青龙汤

见本章第一节。

第五节　苓甘五味姜辛汤

一、概述

【原文组成】茯苓四两　甘草三两　干姜三两　细辛三两　五味子半升

【参考剂量】茯苓 12 克，甘草 9 克，干姜 9 克，细辛 9 克，五味子 12 克。

【煎服法】上五味，以水八升，煮取三升，去滓，温服半升，日三服。现代用法：水开后煎煮 20 ～ 30 分钟，分两次服用。

【临证指南——经典】

冲气即低，而反更咳，胸满者，用桂苓五味甘草汤，去桂加干姜、细辛，以治其咳满。(《金匮要略·痰饮咳嗽病脉证并治第十三》)

【方证病机】根据《金匮要略》原文记述，苓甘五味姜辛汤证多因脾阳不足，寒从中生，聚湿成饮，寒饮犯肺所致，此即"形寒寒饮则伤肺"之义。寒饮停肺，宣降违和，故咳嗽痰多、清稀色白；饮阻气机，故胸满不舒；饮邪犯胃，则喜唾涎沫。治当温阳化饮。

二、临床应用

通过对苓桂五味姜辛汤现有的临床观察、报道、医案以及各家论述进行整理、归纳、分析，苓桂五味姜辛汤在临床上治疗急慢性支气管炎、肺气肿、支原体肺炎、慢性鼻炎、慢性鼻窦炎等疾病时所用较多。此方加减化裁后也可用于神经性皮炎、过敏性皮炎等其他疾病。这些患者通常表现为寒饮停肺，宣降违和，见咳嗽痰多、清稀色白等。

1. 常用

（1）急性支气管炎。

（2）慢性支气管炎。

（3）肺气肿。

（4）支原体肺炎。

2. 较常用

（1）支气管哮喘。

（2）咳嗽。

（3）慢性鼻炎。

（4）慢性鼻窦炎。

3. 偶用

（1）神经性皮炎。

（2）过敏性皮炎。

三、禁忌证

（1）肺阴虚火旺证，出现舌红少津、脉细数等，慎用本方。

（2）内有痰热，临床表现为咳痰色黄质稠、舌红苔黄者忌用本方。

四、相关方剂比较

1. 小青龙汤

见本章第一节。

2. 苓桂五味甘草汤

苓甘五味姜辛汤和苓桂五味甘草汤的组成药物都有茯苓、甘草、五味子，苓甘五味姜辛汤用细辛、干姜，苓桂五味甘草汤用桂枝。苓甘五味姜辛汤方乃苓桂五味甘草汤之变方，苓桂五味甘草汤治气冲，去桂加干姜、细辛，则为苓甘五味姜辛汤，更益温化寒痰水饮之功。

第九章
苓桂剂类方及变方

第一节　五苓散

一、概述

【原文组成】猪苓（去皮）十八铢　泽泻一两六铢　白术十八铢　茯苓十八铢　桂枝（去皮）半两

【参考剂量】猪苓9克，泽泻15克，白术9克，茯苓9克，桂枝6克。

【煎服法】上五味，捣为散，以白饮和，服方寸匕，日三服。现代用法：水开后煎煮20～30分钟，分两次服用。

【临证指南——经典】

（1）太阳病，发汗后，大汗出，胃中干，烦躁不得眠，欲得饮水者，少少与饮之，令胃气和则愈。若脉浮，小便不利，微热消渴者，五苓散主之。（《伤寒论·辨太阳病脉证并治中》）

（2）发汗已，脉浮数，烦渴者，五苓散主之。（《伤寒论·辨太阳病脉证并治中》）

（3）伤寒，汗出而渴者，五苓散主之；不渴者，茯苓甘草汤主之。（《伤寒论·辨太阳病脉证并治中》）

（4）中风发热，六七日不解而烦，有表里证，渴欲饮水，水入则吐者，名曰水逆，五苓散主之。（《伤寒论·辨太阳病脉证并治中》）

（5）病在阳，应以汗解之。反以冷水潠之，若灌之，其热被劫不得去，弥更益烦，肉上粟起，意欲饮水，反不渴者，服文蛤散。若不瘥者，与五苓散。寒实结胸，无热证者，与三物小陷胸汤，白散亦可服。（《伤寒论·辨太阳病脉证并治下》）

（6）本以下之，故心下痞，与泻心汤，痞不解，其人渴而口燥烦，小便不利者，五苓散主之。（《伤寒论·辨太阳病脉证并治下》）

（7）太阳病，寸缓，关浮，尺弱，其人发热汗出，复恶寒，不呕，但心下痞者，此以医下之也；如其不下者，病人不恶寒而渴者，此转属阳明也。小便数者，大便必硬，不更衣十日，无所苦也。渴欲饮水，少少与之，但以法救之。渴者，宜五苓散。（《伤寒论·辨阳明病脉证并治》）

（8）霍乱，头痛，发热，身疼痛，热多欲饮水者，五苓散主之。寒多不用水

者，理中丸主之。（《伤寒论·辨霍乱病脉证并治》）

（9）假令瘦人脐下有悸，吐涎沫而癫眩，此水也，五苓散主之。（《金匮要略·痰饮咳嗽病脉证并治第十二》）

（10）脉浮，小便不利，微热消渴者，宜利小便、发汗，五苓散主之。（《金匮要略·消渴小便不利淋病脉证并治第十三》）

（11）渴欲饮水，水入则吐者，名曰水逆，五苓散主之。（《金匮要略·消渴小便不利淋病脉证并治第十三》）

（12）黄疸病，茵陈五苓散主之（一本云：茵陈汤及五苓散并主之）。（《金匮要略·黄疸病脉证并治第十五》）

【方证病机】根据《伤寒论》和《金匮要略》原文记述，五苓散具有利水渗湿，温阳化气之功效。主治膀胱蓄水证，症见小便不利、头痛微热、烦渴欲饮，甚则水入即吐；或脐下动悸，吐涎沫而头目眩晕；或短气而咳；或水肿、泄泻。舌苔白，脉浮或浮数。

二、临床应用

通过对五苓散现有的临床观察、报道、医案以及各家论述进行整理、归纳、分析，其在临床上治疗急性肠胃炎、慢性胰腺炎、慢性肝炎、肾小球肾炎、肾盂肾炎等疾病时所用较多。此方加减化裁后也可用于经前期紧张综合征、绝经期水肿、慢性盆腔炎、带状疱疹、荨麻疹等其他疾病。这些患者通常表现为小便不利、口渴多饮、发热、有浮肿倾向、水入即吐等。

1. 常用
（1）急性肠胃炎。
（2）慢性胰腺炎。
（3）慢性肝炎。
（4）脂肪肝。
（5）小儿吐乳症。
（6）小儿消化不良。
（7）婴幼儿秋季腹泻。

2. 较常用
（1）肾小球肾炎。
（2）肾盂肾炎。
（3）膀胱炎。
（4）泌尿系结石。
（5）化疗肾衰。
（6）肺水肿。
（7）肺气肿。

（8）支气管炎。

（9）百日咳。

（10）三叉神经痛。

（11）梅尼埃病。

（12）抑郁症。

（13）癔病。

3. 偶用

（1）经前期紧张综合征。

（2）绝经期水肿。

（3）慢性盆腔炎。

（4）带状疱疹。

（5）荨麻疹。

（6）脱发。

（7）青光眼。

（8）过敏性鼻炎。

（9）慢性轴性视神经炎。

（10）关节腔积液。

（11）结核性胸水。

三、禁忌证

（1）脾胃阴虚证，出现舌红少津、苔少、脉细数者，慎用本方。

（2）老年因肾气不足致腰膝疼痛、四肢无力、尿频尿急者禁服五苓散。

（3）清阳不升，其临床表现为气短乏力、神疲困顿、头晕，舌质淡嫩、脉虚或弱、血压偏低者忌用本方。

（4）血分有热，其临床表现为舌红、皮肤易生疮疡、心烦、口渴者忌用本方。

（5）湿热下注，其临床表现为小便不通伴有尿时疼痛、淋沥不尽、小便浑浊色赤者忌用本方。

（6）阴虚而泉竭，以致小便不利者忌用此方。

（7）阳虚不能气化以致小便不利者，慎用此方。

（8）孕妇慎用。

（9）若汗下之后内亡津液而小便不利者，不可用本方。

四、相关方剂比较

1. 猪苓汤

五苓散和猪苓汤的组成药物都有茯苓、猪苓、泽泻，五苓散用桂枝、白术，猪苓汤用滑石、阿胶。五苓散与猪苓汤虽同治脉浮发热而渴，小便不利之证，但五苓散能温通阳气以行水，治太阳表里同病；猪苓汤则滋润阴气以利水，治少阴虚热与水搏结。五苓散兼治饮水则吐，心下痞；猪苓汤兼治咳而呕，心烦不得眠，兼证不同，亦可作鉴别。

2. 茯苓泽泻汤

五苓散和茯苓泽泻汤的组成药物都有桂枝、茯苓、泽泻、白术，五苓散用猪苓，茯苓泽泻汤用生姜、甘草。茯苓泽泻汤证为脾虚不运，胃有停饮，以呕渴并见为主症；而五苓散证重点在于膀胱气化失职，以小便不利为主症。

3. 茯苓甘草汤

五苓散和茯苓甘草汤的组成药物都有桂枝、茯苓，五苓散用猪苓、泽泻、白术，茯苓甘草汤用生姜、甘草。茯苓甘草汤与五苓散，都可治疗大汗、泻下之后出现的停水之证。不同之处在于五苓散证是口渴、小便不利；而茯苓甘草汤证是不渴、小便不利，并有呕吐、心下悸动。

4. 苓桂术甘汤

五苓散和苓桂术甘汤的组成药物都有桂枝、茯苓、白术，五苓散用猪苓、泽泻，苓桂术甘汤用甘草。五苓散具有温阳化气、利湿行水的功效；而苓桂术甘汤可以起到温阳化饮、健脾利湿的功效。五苓散可用于治疗阳不化气、水湿内停导致的水肿，缓解小便不利、水肿腹胀、渴不思饮、呕逆泄泻等；苓桂术甘汤常用于治疗中阳不足导致的痰饮，可以缓解心下逆满、气上冲胸、心悸头眩以及脉沉紧等。

5. 茯苓桂枝甘草大枣汤

茯苓桂枝甘草大枣汤和五苓散的组成药物都有桂枝、茯苓，茯苓桂枝甘草大枣汤用甘草、大枣，五苓散用猪苓、泽泻、白术。苓桂甘枣汤能淡渗利水、伐肾邪，治心阳虚补益心阳，并有温肾阳的作用，使心阳恢复、制约肾邪上逆、肾水得温、气化增强，亦能增加水液的外排，补益脾气，加强制水之功；而五苓散为淡渗利湿方，能运脾化饮，通阳化气行水，起到通阳化气利水之功。

第二节　茵陈五苓散

一、概述

【原文组成】茵陈蒿末十分　五苓散五分

【参考剂量】茵陈蒿末30克，五苓散15克。

【煎服法】上二物，和，先食饮服方寸匕，日三服。现代用法：水开后煎煮20～30分钟，分两次服用。

【临证指南——经典】

黄疸病，茵陈五苓散主之。（《金匮要略·黄疸病脉证并治第十五》）

【方证病机】根据《金匮要略》原文记述，茵陈五苓散为除湿退黄之剂。方中茵陈蒿能清热利湿除黄，五苓散功能化气利水，健脾胜湿。诸药合用，湿热黄疸中湿偏盛者，用之甚效。

二、临床应用

通过对茵陈五苓散现有的临床观察、报道、医案以及各家论述进行整理、归纳、分析，其在临床上治疗慢性病毒性肝炎、心源性黄疸、胆囊炎等疾病时所用较多。此方加减化裁后也可用于糖尿病、末梢神经炎、盗汗等其他疾病。这些患者通常表现为湿郁发黄，小便不利。

1. 常用

（1）慢性病毒性肝炎。

（2）慢性迁延性肝炎。

（3）心源性黄疸。

（4）胆囊炎。

2. 较常用

（1）慢性胃炎。

（2）病毒性肝炎高胆红血症。

（3）湿疹。

（4）荨麻疹。

（5）皮肤疮疡。

3. 偶用

（1）糖尿病。

（2）末梢神经炎。

（3）盗汗。

（4）慢性前列腺炎。

（5）急性肾炎。

（6）高脂血症。

（7）高热不退。

三、禁忌证

气血虚弱证，出现舌淡、脉细弱者，慎用本方。

四、相关方剂比较

五苓散

茵陈五苓散具有清热利湿、通利关节的功效，主要用于治疗湿热黄疸、小便不利、热淋、泄泻等病症，而五苓散具有温阳利湿、通利小便的功效，用于治疗阳不化气、水湿不运所致的水肿，以及小便不利、腰痛、腹胀等病症。

第三节　猪苓汤

一、概述

【原文组成】猪苓（去皮）　茯苓　泽泻　阿胶　滑石碎各一两

【参考剂量】猪苓、茯苓、泽泻、阿胶、滑石各3克。

【煎服法】上五味，以水四升，先煮四味，取二升，去滓，内阿胶烊消。温服七升，日三服。现代用法：水开后煎煮20～30分钟，后下阿胶，分两次服用。

【临证指南——经典】

（1）若脉浮，发热，渴欲饮水，小便不利者，猪苓汤主之。（《伤寒论·辨阳明病脉证并治》）

（2）阳明病，汗出多而渴者，不可与猪苓汤，以汗多胃中燥，猪苓汤复利其小便故也。（《伤寒论·辨阳明病脉证并治》）

（3）少阴病，下利六七日，咳而呕渴，心烦不得眠者，猪苓汤主之。（《伤寒论·辨少阴病脉证并治》）

（4）脉浮发热，渴欲饮水，小便不利者，猪苓汤主之。（《金匮要略·消渴小便不利淋病脉证并治第十三》）

【方证病机】根据《伤寒论》和《金匮要略》原文记述，猪苓汤为祛湿剂，具有利水，养阴，清热之功效。主治水热互结证，症见小便不利，发热，口渴欲饮，或心烦不寐，或兼有咳嗽、呕恶、下利，舌红苔白或微黄，脉细数。又治血淋，小便涩痛，点滴难出，小腹满痛者。临床常用于治疗泌尿系感染、肾炎、膀胱炎、产后尿潴留等属水热互结兼阴虚者。

二、临床应用

通过对猪苓汤现有的临床观察、报道、医案以及各家论述进行整理、归纳、分析，其在临床上治疗慢性肾小球肾炎、风湿性心脏病、肝硬化、慢性肠炎等疾病时所用较多。此方加减化裁后也可用于流行性出血热伴有少尿期、心源性水肿、口眼干燥综合征等其他疾病。这些患者通常表现为发热、呕而渴、心烦不得眠、口舌皮肤干燥、小便不利、尿色黄赤等。

1. 常用

（1）慢性肾小球肾炎。

（2）慢性肾盂肾炎。

（3）肾病综合征。

（4）肾衰竭。

（5）肾积水。

（6）泌尿系感染。

2.较常用

（1）心肌缺血。

（2）风湿性心脏病。

（3）肝硬化。

（4）慢性胃炎。

（5）慢性肠炎。

3.偶用

（1）流行性出血热伴有少尿期。

（2）心源性水肿。

（3）口眼干燥综合征。

三、禁忌证

（1）患者小便不利、口渴心烦，不可用猪苓汤。

（2）阳虚水泛证，出现舌质淡胖、苔白滑、脉沉迟无力者，慎用本方。

（3）孕妇慎用本方。

（4）阳明病，汗出多而渴者，不可与猪苓汤。

（5）清阳不升，临床表现为气短乏力、神疲困顿、头晕、舌质淡嫩、脉虚或弱、血压偏低者忌用本方。

（6）血分有热，临床表现为舌红、皮肤易生疮疡、心烦、口渴者忌用本方。

（7）湿热下注，临床表现为小便不通伴有尿时疼痛、淋沥不尽、小便浑浊色赤者忌用本方。

（8）热病后期大汗出后，舌红少苔慎用本方。

（9）阳虚不能气化以致口渴者，慎用此方。

四、相关方剂比较

猪苓散

猪苓汤和猪苓散的组成药物都有茯苓、猪苓，猪苓汤用泽泻、滑石、阿胶，猪苓散用白术。猪苓汤主治脉浮发热、渴欲饮水、小便不利者；猪苓散治呕吐，膈上有停饮，吐后欲饮水。

第四节　猪苓散

一、概述

【原文组成】猪苓　茯苓　白术各等分

【参考剂量】猪苓、茯苓、白术各等分。

【煎服法】上三味，杵为散，饮服方寸匕，日三服。现代用法：作散剂，每服6克，日服3次，温开水送服。

【临证指南——经典】

呕吐而病在膈上，后思水者，解，急与之。思水者，猪苓散主之。（《金匮要略·呕吐哕下利病脉证并治第十七》）

【方证病机】根据《金匮要略》原文记述，猪苓散为祛湿剂，具有利水、养阴、清热之功效。主治水热互结证，症见小便不利，发热，口渴欲饮，或心烦不寐，或兼有咳嗽、呕恶、下利，舌红苔白或微黄，脉细数；又治血淋，小便涩痛，点滴难出，小腹满痛者。

二、临床应用

通过对猪苓散现有的临床观察、报道、医案以及各家论述进行整理、归纳、分析，其在临床上治疗心律不齐、高血压、慢性胃炎等疾病时所用较多。此方加减化裁后也可用于妊娠恶阻、小儿单纯性消化不良等其他疾病。这些患者通常表现为小便不利，发热，口渴欲饮，或心烦不寐等。

1. 常用

（1）心律不齐。

（2）高血压。

（3）高脂血症。

2. 较常用

（1）慢性胃炎。

（2）幽门水肿。

（3）贲门痉挛。

3. 偶用

（1）妊娠恶阻。

（2）小儿单纯性消化不良。

三、禁忌证

阴虚火旺证，出现咽干口燥、烘热汗出、小便短赤、心烦易怒、舌质红绛者，慎用本方。

四、相关方剂比较

猪苓汤

见本章第三节。

第五节　茯苓泽泻汤

一、概述

【原文组成】茯苓半斤　泽泻四两　甘草二两　桂枝二两　白术三两　生姜四两

【参考剂量】茯苓 24 克，泽泻 12 克，甘草 6 克，桂枝 6 克，白术 9 克，生姜 12 克。

【煎服法】上六味，以水一斗，煮取三升，内泽泻，再煮取二升半。温服八合，日三服。现代用法：水开后煎煮 20 ～ 30 分钟，分两次服用。

【临证指南——经典】

胃反，吐而渴欲饮水者，茯苓泽泻汤主之。（《金匮要略·呕吐哕下利病脉证并治第十七》）

【方证病机】根据《金匮要略》原文记述，茯苓泽泻汤方是以苓桂术甘汤加泽泻、生姜组成，取仲景"病痰饮者，当以温药和之"之义。苓桂术甘汤是温阳化饮的祖方，通过健脾利水，淡渗利水和通阳化饮而治疗水饮病。本方则在其基础上加用泽泻以增强从小便渗利水湿的作用，增加生姜以止呕吐。本方证的辨证要点为脾虚不运，胃有停饮，以呕渴并见为主症。

二、临床应用

通过对茯苓泽泻汤现有的临床观察、报道、医案以及各家论述进行整理、归纳、分析，其在临床上治疗肝硬化腹水、慢性胃炎、慢性肾炎等疾病时所用较多。此方加减化裁后也可用于呕吐、淤积性皮炎、高脂蛋白血症等其他疾病。这些患者通常表现为头晕目眩、泛恶作呕、口渴、小便不利而身重、舌胖大苔白腻、脉沉等。

1. 常用

（1）肝硬化腹水。

（2）脂肪肝。

（3）肝囊肿。

（4）慢性肝炎。

（5）慢性胃炎。

（6）慢性肠炎。

2. 较常用

（1）神经性呕吐。

（2）幽门水肿。

（3）慢性肾炎。

（4）肾病综合征。

（5）泌尿系结石。

3. 偶用

（1）呕吐。

（2）淤积性皮炎。

（3）高脂蛋白血症。

（4）缺血性眩晕。

三、禁忌证

脾胃阴虚证，出现舌红少津、苔少、脉细数者，慎用本方。

四、相关方剂比较

五苓散

见本章第一节。

第六节　茯苓甘草汤

一、概述

【原文组成】茯苓二两　桂枝（去皮）二两　炙甘草一两　生姜（切）三两

【参考剂量】茯苓6克，桂枝6克，炙甘草3克，生姜9克。

【煎服法】上四味，以水四升，煮取二升，去滓。分温三服。现代用法：水开后煎煮20～30分钟，分两次服用。

【临证指南——经典】

(1) 伤寒，汗出而渴者，五苓散主之；不渴者，茯苓甘草汤主之。(《伤寒论·辨太阳病脉证并治中》)

(2) 伤寒，厥而心下悸，宜先治水，当服茯苓甘草汤，却治其厥。不尔，水渍入胃，必作利也。(《伤寒论·辨厥阴病脉证并治》)

【方证病机】根据《伤寒论》原文记述，茯苓甘草汤主证有心下悸，就是上腹部的搏动感。病人常自觉上腹部跳动，如果医生推按病人的上腹部的话，还可听到振水声。同时胃阳受阻还会造成整体阳气的运行失调，从而影响周身阳气运行，出现手脚发凉。茯苓甘草汤的病机在于胃虚水停。在患太阳表证期间，如饮水过多，就易造成胃气虚，水停胃中。

二、临床应用

通过对茯苓甘草汤现有的临床观察、报道、医案以及各家论述进行整理、归纳、分析，其在临床上治疗急慢性肠胃炎、硬化腹水、泌尿系结石等疾病时所用较多。此方加减化裁后也可用于急性呼吸窘迫综合征、中风嗅觉障碍等其他疾病。这些患者通常表现为心下停饮、心悸、汗出不渴、小便不利、咳而遗溺、奔豚等。

1.常用
(1) 急慢性肠胃炎。
(2) 肝硬化腹水。
(3) 肝炎。

2.较常用
(1) 水疱性结膜炎。
(2) 慢性肾盂肾炎。
(3) 慢性肾小球肾炎。
(4) 肾病综合征。
(5) 经前期紧张综合征。
(6) 泌尿系结石。

3.偶用
(1) 胸痹。
(2) 咳喘。
(3) 水肿。
(4) 急性呼吸窘迫综合征。
(5) 中风。
(6) 嗅觉障碍。

三、禁忌证

（1）脾胃阴虚证，出现舌红少津、苔少、脉细数者，慎用本方。

（2）痰热内蕴致呕者忌用本方。

四、相关方剂比较

五苓散

见本章第一节。

第七节　苓桂术甘汤

一、概述

【原文组成】茯苓四两　桂枝（去皮）三两　白术三两　甘草二两

【参考剂量】茯苓12克，桂枝9克，白术9克，甘草6克。

【煎服法】上四味，以水六升，煮取三升，分温三服。现代用法：水开后煎煮20～30分钟，分两次服用。

【临证指南——经典】

（1）心下有痰饮，胸胁支满，目眩，苓桂术甘汤主之。（《金匮要略·痰饮咳嗽病脉证并治第十二》）

（2）夫短气有微饮，当从小便去之，苓桂术甘汤主之，肾气丸亦主之。（《金匮要略·痰饮咳嗽病脉证并治第十二》）

【方证病机】根据《金匮要略》原文记述，苓桂术甘汤证主要表现为胸胁部胀满、胃内有振水声、眩晕、心悸。主治心下有痰饮并有水气上冲的病症。心下有痰饮，表现为上腹部胀满，乃致胸胁也撑胀不适；清阳不升，浊阴上蒙清窍则见头晕目眩等。

二、临床应用

通过对苓桂术甘汤现有的临床观察、报道、医案以及各家论述进行整理、归纳、分析，其在临床上治疗神经性呕吐、慢性肠胃炎、病态窦房结综合征等疾病时所用较多。此方加减化裁后也可用于慢性肾炎、特发性水肿、神经性头痛等其他疾病。这些患者通常表现心下动悸、或气上冲胸、或眩晕、腹部柔软而胸胁部胀满、胃内有振水声、小便不利、浮肿倾向、舌体胖大、苔白滑等。

1. 常用

（1）神经性呕吐。

（2）慢性肠胃炎。

（3）肠胃神经官能症。

（4）胃及十二指肠溃疡。

2. 较常用

（1）视神经萎缩。

（2）中心视网膜炎。

（3）中心性浆液性视网膜病变。

（4）梅尼埃病。

（5）慢性支气管炎。

（6）肺气肿。

（7）风湿性心脏病。

（8）肺源性心脏病。

（9）冠心病。

（10）充血性心衰。

（11）病态窦房结综合征。

3. 偶用

（1）慢性肾炎。

（2）特发性水肿。

（3）神经性头痛。

（4）脑震荡后遗症。

（5）乳腺小叶增生、带下。

（6）急性羊水过多。

（7）儿童舌舐皮炎。

（8）小儿狐疝。

三、禁忌证

脾胃阴虚证，出现舌红少津、苔少、脉细数者，慎用本方。

四、相关方剂比较

1. 五苓散

见本章第一节。

2. 茯苓桂枝甘草大枣汤

苓桂术甘汤和茯苓桂枝甘草大枣汤的组成药物都有桂枝、茯苓、甘草，苓桂术甘汤用白术，茯苓桂枝甘草大枣汤用大枣。茯苓桂枝甘草大枣汤证，为水、气上冲而作奔豚，有小便不利，有脐下悸。苓桂术甘汤证，也是水、气上冲，头眩是胃有停饮，白术利尿效果比大枣更强，白术性温，胃有停水可用。

第八节　苓桂五味甘草汤

一、概述

【原文组成】茯苓四两　桂枝（去皮）四两　炙甘草三两　五味子半升

【参考剂量】茯苓12克，桂枝12克，炙甘草9克，五味子15克。

【煎服法】上四味，以水三升，煮取一升，分温三服。现代用法：水开后煎煮20～30分钟，分两次服用。

【临证指南——经典】

青龙汤下已，多唾口燥，寸脉沉，尺脉微，手足厥逆，气从小腹上冲胸咽，手足痹，其面翕热如醉状，因复下流阴股，小便难，时复冒者；与茯苓桂枝五味甘草汤，治其气冲。（《金匮要略·痰饮咳嗽病脉证并治第十二》）

【方证病机】根据《金匮要略》原文记述，苓桂五味甘草汤证主要表现为气上冲：自觉有气从小腹上冲胸部甚至咽喉，此为下焦阳虚不能制水，寒水之气上冲所致；水饮停滞：下焦阳虚，水气上冲，肺有寒饮，出现咳嗽、气喘、痰多清稀，舌淡苔白腻等症；头晕眩冒：头脑如裹，精神不利，水气上冲或饮泛清窍均可见；面红如醉：为虚阳上浮所致，与戴阳证相类；手足厥逆：肾阳不足，失于温煦，可见手足冰冷或麻木不仁，寸脉沉、尺脉微；小便困难：下焦阳虚，气不化水，寒水内停，可见小便困难。

二、临床应用

通过对苓桂五味甘草汤现有的临床观察、报道、医案以及各家论述进行整理、归纳、分析，其在临床上治疗肺不张、肺气肿、肺源性心脏病等疾病时所用较多。此方加减化裁后也可用于癔病、胃痛等其他疾病。这些患者通常表现为咳嗽、气喘、痰多清稀，舌淡苔白腻等。

1. 常用

（1）肺不张。

（2）肺气肿。

（3）肺源性心脏病。

（4）过敏性哮喘。

2. 较常用

（1）慢性肝炎。

（2）慢性胃炎。

（3）慢性胰腺炎。

（4）神经性皮炎。

（5）过敏性皮炎。

3. 偶用

（1）癔病。

（2）慢性支气管炎。

（3）胃痛。

三、禁忌证

（1）胃寒证，出现舌苔白滑、脉弦或迟者，慎用本方。

（2）阳虚证，出现舌淡胖嫩、苔白滑、推动无力、脉沉迟无力者，慎用本方。

四、相关方剂比较

苓甘五味姜辛汤

见第七章第五节。

第九节 茯苓桂枝甘草大枣汤

一、概述

【原文组成】茯苓半斤　桂枝（去皮）四两　炙甘草二两　大枣（擘）十五枚

【参考剂量】茯苓 24 克，桂枝 12 克，炙甘草 6 克，大枣 4 枚。

【煎服法】上四味，以甘烂水一斗，先煮茯苓减二升，纳诸药，煮取三升，去滓，温服一升，日三服。现代用法：水开后煎煮 20 ～ 30 分钟，分两次服用。

【临证指南——经典】

发汗后，脐下悸者，欲作奔豚，茯苓桂枝甘草大枣汤主之。（《伤寒论·辨太阳病脉证并治中》）

【方证病机】根据《伤寒论》原文记述，茯苓桂枝甘草大枣汤以阵发性心动悸、发作性的"胸中有物上冲"、剧烈腹痛作为辨证要点。

二、临床应用

通过对茯苓桂枝甘草大枣汤现有的临床观察、报道、医案以及各家论述进行整理、归纳、分析，其在临床上治疗呕吐、奔豚、胃神经官能症等疾病时所用较多。此方加减化裁后也可用于更年期综合征、腹泻等其他疾病。这些患者通常表现为脐下悸动、或胸中窒闷不畅、心悸、或腹中痛、眩晕等。

1. 常用

（1）呕吐。

（2）奔豚。

2. 较常用

（1）胃神经官能症。

（2）头痛。

（3）胸闷。

3. 偶用

（1）更年期综合征。

（2）腹泻。

三、禁忌证

（1）气滞中满，临床表现为腹胀、纳差、脘痞、舌苔腻者忌用本方。

（2）内有痰热，临床表现为恶心呕吐、咳痰黄稠、胸脘痞闷、舌苔黄腻、脉滑者忌用本方。

四、相关方剂比较

苓桂术甘汤

见本章第七节。

第十节　防己茯苓汤

一、概述

【原文组成】防己三两　黄芪三两　桂枝三两　茯苓六两　甘草二两

【参考剂量】防己9克，黄芪9克，桂枝9克，茯苓18克，甘草6克。

【煎服法】上五味，以水六升，煮取二升，分温三服。现代用法：水开后煎煮20～30分钟，分两次服用。

【临证指南——经典】

皮水为病，四肢肿，水气在皮肤中，四肢聂聂动者，防己茯苓汤主之。（《金匮要略·水气病脉证并治第十四》）

【方证病机】根据《金匮要略》原文记述，防己茯苓汤为祛湿剂，具有益气健脾，温阳利水之功效，主治皮水为病，四肢肿，水气在皮肤中，四肢聂聂动者。

二、临床应用

通过对防己茯苓汤现有的临床观察、报道、医案以及各家论述进行整理、归纳、分析，其在临床上治疗慢性肾炎水肿、蛋白尿、心脏病水肿等疾病时所用较多。此方加减化裁后也可用于肥胖、泄泻、痛风性关节炎等其他疾病。这些患者通常表现为四肢水肿或下肢水肿，四肢抽动感或觉皮肤下、肌肉中跳动感，头晕，短气等。

1. 常用

（1）慢性肾炎水肿。

（2）蛋白尿。

（3）心脏病水肿。

（4）肝硬化腹水。

2. 较常用

（1）黏液性水肿。

（2）特发性水肿。

（3）充血性心衰合并水肿。

（4）贫血水肿。

（5）慢性胃炎。

（6）慢性结肠炎。

3. 偶用

（1）肌肉腘动。

（2）肥胖。

（3）泄泻。

（4）热痹。

（5）痛风性关节炎。

三、禁忌证

脾胃阴虚证，出现舌红少津、苔少、脉细数者，慎用本方。

四、相关方剂比较

防己黄芪汤

防己茯苓汤和防己黄芪汤的组成药物都有防己、黄芪、甘草，防己茯苓汤用桂枝、茯苓，防己黄芪汤用白术。两方益气祛风是其共性，防己茯苓汤另有温阳健脾利水之效；而防己黄芪汤则培土和中、健脾运湿而无温阳作用。

第十章

半夏泻心汤及其类方

第一节　半夏泻心汤

一、概述

【原文组成】半夏半升　黄芩 干姜 人参 甘草（炙）各三两　黄连一两　大枣十二枚

【参考剂量】半夏10克，黄芩、干姜、人参、甘草各9克，黄连3克，大枣3枚。

【煎服法】上七味，以水一斗，煮取六升，去滓，再煎取三升，温服一升，日三服。现代用法：水开后煎煮20～30分钟，分两次服用。

【临证指南——经典】

（1）伤寒五六日，呕而发热者，柴胡汤证具，而以他药下之，柴胡证仍在者，复与柴胡汤。此虽已下之，不为逆，必蒸蒸而振，却发热汗出而解。若心下满而硬痛者，此为结胸也，大陷胸汤主之；但满而不痛者，此为痞，柴胡不中与之，宜半夏泻心汤。（《伤寒论·辨太阳病脉证并治下》）

（2）呕而肠鸣，心下痞者，半夏泻心汤主之。（《金匮要略·呕吐哕下利病脉证治第十七》）

【方证病机】根据《伤寒论》和《金匮要略》原文中的记述，半夏泻心汤所对应的方证有"呕吐""肠鸣""心下痞"。其对应的病机主要是寒热错杂、虚实夹杂、中焦气结三点。心下指胃脘部位，又称上腹部，并非指心脏。"痞"是痞塞不通，患者常常胃脘部有阻塞感，满闷不舒。医者腹诊时心下有抵抗感，但无坚硬之感。"肠鸣"即肠鸣音明显，此为湿邪或气滞导致，是消化功能下降的表现，临床上也可以指下利等症状。

二、临床应用

通过对半夏泻心汤所在条文、所含药物、所治症状分析，半夏泻心汤所主的病证可概括为"呕""痞""利"，并且常伴有纳差、口渴不欲饮水、舌苔白腻、大便稀溏、腹壁较为紧张等表现。因此在临床以此为主要症状的疾病，比如各类慢性胃炎、胃及十二指肠溃疡、胆囊炎等，或某些疾病导致出现该症状，如糖尿病胃轻瘫、放化疗或者术后引起的胃肠功能障碍、呕吐等常应用本方。此外，运用半夏泻心汤或半夏泻心汤合其他方剂也可治疗其他疾病，如慢性阻塞性肺疾病、头痛、过敏性鼻炎等。

1. 常用

（1）慢性胃炎。

（2）功能性消化不良。

（3）胃溃疡。

（4）其他消化性溃疡。

（5）慢性结肠炎。

（6）胃食管反流。

（7）反流性食管炎。

（8）各种原因引起的胃轻瘫。

2. 较常用

（1）2 型糖尿病。

（2）胃癌。

（3）胆囊炎。

（4）肠易激综合征。

（5）胃肠功能紊乱。

3. 偶用

（1）呃逆。

（2）失眠。

（3）结肠癌。

（4）牙痛。

（5）非酒精性脂肪肝。

（6）痤疮。

（7）肺癌。

（8）咳嗽。

（9）病毒性肝炎。

（10）口臭。

三、禁忌证

（1）大便难解而生痞满者，慎用本方。

（2）气滞或食积所致心下痞满者慎用本方，临床表现为胃纳减退、脘腹胀满、吞酸嗳腐、舌苔厚腻、脉沉滑有力。

（3）脾虚气滞者，表现为脾气虚弱、气机阻滞，见食少、腹胀痛、便溏不爽、肠鸣矢气、神疲乏力、脉弦等，皆不宜使用本方。

（4）体质非常虚弱者，忌用本方。

（5）湿热下痢，表现为下利不爽、肛门灼热，甚则下痢脓血、身热口苦、咽干、舌质红、脉弦数等，忌用本方。

（6）肺胃阴虚证，症见饥不欲食、口燥咽干、干咳、大便干结、舌红少津者，忌用本方。

四、相关方剂比较

1. 生姜泻心汤

生姜泻心汤的药物组成在半夏泻心汤的基础上，减干姜二两，加生姜四两而成。生姜泻心汤治疗中虚且水饮停聚中焦，导致的胃气上逆诸症，生姜泻心汤和半夏泻心汤证病人都有经常大便溏、纳差、恶心欲呕、肠鸣、心下痞硬的特点，如果偏于下利，有干噫食臭，就用生姜泻心汤。

2. 黄连汤

黄连汤较半夏泻心汤，以桂枝三两易黄芩三两，黄连一两增至三两，减人参三两至二两。通过原文的分析可知，半夏泻心汤证源自少正气偏弱之人，加之误用寒下而致中虚生寒，胃气上逆；黄连汤证无寒下误治之经过，但有素体胸阳偏旺或中阳不足之偏颇，因而伤寒病表邪入里后，随体质传化为上热下寒。二方证病机均涉及寒热二邪，但前者为寒热互结于心下（脾胃）兼有脾胃受损；后者则为寒热分居中（脾胃）上（胸）二焦，即胸中有热，胃中有寒，寒热相隔，或兼脾阳不足；二者均涉气机升降失常，但前者为寒热互结于心下致气机痞阻，伴有脾胃升降悖逆；后者系胸热胃寒，热浮于上，寒凝于下，上下阴阳交阻，伴有胃气上逆。半夏泻心汤之证虽亦有腹痛及腹部压痛，但不如黄连汤证痛时之经常，且其程度轻微。

3. 甘草泻心汤

甘草泻心汤是由半夏泻心汤将炙甘草剂量由三两加大到全方最大剂量四两而成，通过条文分析，甘草泻心汤证有"胃中虚"等证候，较半夏泻心汤证正气更为虚弱，显示出仲景补虚扶正时对甘草的重视。引用黄煌教授的观点，从体质上看，半夏泻心汤证的患者多属于"半夏体质"，通常营养状况较好，双目有神，脉象正常或滑，舌苔白腻。相比较而言，甘草泻心汤证更偏向于"甘草体质"，通常患者的全身状况稍差，两目无神，脉象正常或滑。

4. 大黄黄连泻心汤

大黄黄连泻心汤虽亦主心下痞，但多不疼痛，而且"按之濡"，触之不硬可知；因是虚痞，并没有有形之邪积于中焦，故仲师以麻沸汤（沸腾的开水）渍之去滓服用，以取三黄苦寒清轻之气，薄其苦泄重浊之味，以清中焦郁热之痞。

5. 干姜黄芩黄连人参汤

半夏泻心汤在干姜黄芩黄连人参汤的基础上多加一味半夏。干姜黄芩黄连人参汤证的病机虽然也有寒热错杂，但原文中记述的主症为呕吐和下利，与半夏泻心汤的"呕""痞""利"有所区别。由此可知，干姜黄芩黄连人参汤散痞之力尤弱。

6.小柴胡汤

从组成上看，小柴胡汤是在半夏泻心汤的基础上去黄连、干姜，加柴胡、生姜。这两个方剂组成相似，因此在临床上容易误用。从临床应用方面言，虽然两方方证都有"呕"，然而小柴胡汤适用于有寒热证而见胸胁苦满者，而半夏泻心汤适用于兼有心下痞者。

第二节　生姜泻心汤

一、概述

【原文组成】生姜（切）四两　炙甘草三两　人参三两　干姜一两　黄芩三两　半夏（洗）半升　黄连一两　大枣（擘）十二枚

【参考剂量】生姜12克，炙甘草9克，人参9克，干姜3克，黄芩9克，半夏12克，黄连3克，大枣3枚。

【煎服法】上八味，以水一斗，煮六升，去滓。再煮取三升，温服一升，日三服。现代用法：水开后煎煮20～30分钟，分两次服用。

【临证指南——经典】

伤寒汗出，解之后，胃中不和，心下痞硬，干噫食臭，胁下有水气，腹中雷鸣，下利者，生姜泻心汤主之。（《伤寒论·辨太阳病脉证并治下》）

【方证病机】根据《伤寒论》和《金匮要略》原文记述，生姜泻心汤用来治伤寒汗出后，胃中不和，心下痞硬，噫气臭，胁下有水气，腹中雷鸣下利者。

二、临床应用

通过对生姜泻心汤现有临床观察、报道、医案以及各家论述进行整理、归纳、分析，其在临床上治疗慢性萎缩性胃炎、慢性浅表性胃炎、慢性肝炎等疾病时所用较多。此方加减化裁后也可用于贲门痉挛、慢性胆囊炎、慢性肠炎等其他疾病。这些患者通常表现为脘腹不适、手足不温、喜食热食、舌质红、苔黄等。

1.常用

（1）慢性萎缩性胃炎。

（2）慢性浅表性胃炎。

（3）红斑性胃炎。

（4）胆汁反流性胃炎。

2.较常用

（1）胃及十二指肠溃疡。

（2）胃下垂。

（3）胃扩张。

（4）肠易激综合征。

（5）慢性肝炎。

3. 偶用

（1）贲门痉挛。

（2）慢性胆囊炎。

（3）慢性肠炎。

（4）病毒性心肌炎。

（5）慢性肾炎。

（6）神经性头痛。

三、禁忌证

（1）脾胃寒湿证，出现舌苔厚腻者，慎用本方。

（2）脾胃阴虚证，出现舌红少津、苔少、脉细数者，慎用本方。

四、相关方剂比较

半夏泻心汤

见本章第一节。

第三节　黄连汤

一、概述

【原文组成】黄连三两　炙甘草三两　干姜三两　桂枝（去皮）三两　人参二两半夏（洗）半升　大枣（擘）十二枚

【参考剂量】黄连9克，炙甘草9克，干姜9克，桂枝9克，人参6克，半夏12克，大枣12枚。

【煎服法】上七味，以水一斗，煮取六升，去滓。温服，昼三夜二。现代用法：水开后煎煮20～30分钟，分两次服用。

【临证指南——经典】

伤寒，胸中有热，胃中有邪气，腹中痛，欲呕吐者，黄连汤主之。（《伤寒论·辨太阳病脉证并治下》）

【方证病机】根据《伤寒论》原文记述，黄连汤所主为伤寒病之胸中有热及胃中有邪证，具平调寒热，和胃降逆的功效。主要用以治疗伤寒，胸中有热，胃中有邪气，腹中痛，欲呕吐者。

二、临床应用

通过对黄连汤现有临床观察、报道、医案以及各家论述进行整理、归纳、分析，其在临床上治疗胃黏膜脱落、慢性浅表性胃炎、胃神经官能症等疾病时所用较多。此方加减化裁后也可用于心肌缺血、慢性肾炎等其他疾病。这些患者通常表现为胸中有热，见胸闷、心悸、烦乱不安，欲呕吐等。

1. 常用
（1）胃黏膜脱落。
（2）慢性浅表性胃炎。
（3）慢性萎缩性胃炎。
（4）胃术后倾倒综合征。

2. 较常用
（1）胃及十二指肠溃疡。
（2）慢性肝炎。
（3）慢性胆囊炎。
（4）胃神经官能症以及肠胃癌变。

3. 偶用
（1）心肌缺血。
（2）慢性肾炎。

三、禁忌证

（1）脾胃阴虚证，出现舌红少津、苔少、脉细数者，慎用本方。
（2）腹痛呕吐、无口苦等上热证者，忌用本方。
（3）喜冷思饮、脉滑数者，忌用本方。
（4）腹部拒按者，忌用本方。

四、相关方剂比较

1. 半夏泻心汤
见本章第一节。

2. 柴胡桂枝干姜汤
柴胡桂枝干姜汤和黄连汤的组成药物都有桂枝、干姜、甘草，柴胡桂枝干姜汤用柴胡、天花粉、黄芩、牡蛎，黄连汤用黄连、半夏、人参、大枣。柴胡桂枝干姜汤和黄连汤均可治疗上热下寒、寒热错杂证。柴胡桂枝干姜汤证的病机为少阳郁热，太阴脾寒，即"少阳阴证机转"，为少阳太阴合病，有寒热往来、胸胁苦满等半表半里证候；黄连汤证为胸有郁热，胃有寒饮，表现为腹痛欲呕，心烦腹凉等症，多为里证，表证和半表半里证不明显。

第四节　甘草泻心汤

一、概述

【原文组成】炙甘草四两　黄芩三两　半夏（洗）半升　大枣（擘）十二枚黄连一两　干姜三两　人参三两

【参考剂量】炙甘草12克，黄芩9克，半夏12克，大枣3枚，黄连3克，干姜9克，人参9克。

【煎服法】上七味，以水一斗，煮取六升，去滓。再煎煮三升，温服一升，日三服。现代用法：水开后煎煮20～30分钟，分两次服用。

【临证指南——经典】

（1）伤寒中风，医反下之，其人下利日数十行，谷不化，腹中雷鸣，心下痞硬而满，干呕，心烦不得安。医见心下痞，谓病不尽，复下之，其痞益甚。此非结热，但以胃中虚，客气上逆，故使硬也。甘草泻心汤主之。（《伤寒论·辨太阳病脉证并治下》）

（2）狐惑之为病，状如伤寒，默默欲眠，目不得闭，卧起不安，蚀于喉为惑，蚀于阴为狐，不欲饮食，恶闻食臭，其面目乍赤乍黑乍白，蚀于上部则声嗄，甘草泻心汤主之。蚀于下部则咽干，苦参汤洗之。（《金匮要略·百合狐惑阴阳毒病脉证第三》）

【方证病机】根据《伤寒论》和《金匮要略》原文记述，甘草泻心汤证当属厥阴病证。其辨证要点为：病家素体羸弱；胃脘部痞硬而满、干呕、肠鸣辘辘、腹中雷鸣、泻利而有完谷不化、厌食等消化道症状；多伴随情志改变，有心烦不得安、心情抑郁、失眠等精神症状；易发生口腔黏膜溃疡、喉部溃疡并导致声音嘶哑，也可见外阴部黏膜溃疡等体征；脉虚或结代。

二、临床应用

通过对甘草泻心汤现有的临床观察、报道、医案以及各家论述进行整理、归纳、分析，其在临床上治疗慢性萎缩性胃炎、慢性浅表性胃炎、慢性肠炎等疾病时所用较多。此方加减化裁后也可用于白塞综合征、病毒性心肌炎、慢性肾炎等其他疾病。这些患者通常表现为口舌糜烂、肠鸣腹泻、前后阴溃疡等。

1. 常用

（1）慢性萎缩性胃炎。

（2）慢性浅表性胃炎。

（3）红斑性胃炎。

（4）胆汁反流性胃炎。

2. 较常用

（1）胃及十二指肠溃疡。

（2）胃下垂。

（3）胃扩张。

（4）肠易激综合征。

（5）慢性肝炎。

（6）贲门痉挛。

（7）慢性胆囊炎。

（8）慢性肠炎。

3. 偶用

（1）白塞综合征。

（2）女子阴部溃疡。

（3）男子阴茎溃烂。

（4）口腔溃疡。

（5）带状疱疹。

（6）口腔病毒感染。

（7）病毒性心肌炎。

（8）慢性肾炎。

（9）神经性头痛。

三、禁忌证

（1）脾胃寒湿证，出现舌苔厚腻者，慎用本方。

（2）脾胃阴虚证，出现舌红少津、苔少、脉细数者，慎用本方。

四、相关方剂比较

1. 半夏泻心汤

见本章第一节。

2. 桂枝人参汤

桂枝人参汤和甘草泻心汤的组成药物都有干姜、人参、甘草，桂枝人参汤用桂枝、白术，甘草泻心汤用黄芩、黄连、半夏、大枣。桂枝人参汤具有和解表里之功效；主治太阳病，外证未除，而数下之，遂协热下利，利下不止，心下痞硬，症见表里不解者。甘草泻心汤具有益气和胃，消痞止呕之功效；主治伤寒痞证，胃气虚弱，腹中雷鸣，下利，水谷不化，心下痞硬而满，干呕心烦不得安，狐惑病。

第五节　附子泻心汤

一、概述

【原文组成】大黄二两　黄连一两　黄芩一两　附子（炮，去皮）一枚

【参考剂量】大黄 6 克，黄连 3 克，黄芩 3 克，附子 5 克。

【煎服法】上四味，切三味，以麻沸汤二升渍之，须臾，绞去滓，内附子汁，分温再服。现代用法：水开后煎煮 20 ～ 30 分钟，分两次服用。

【临证指南——经典】

心下痞，而复恶寒汗出者，附子泻心汤主之。（《伤寒论·辨太阳病脉证并治下》）

【方证病机】根据《伤寒论》和《金匮要略》原文记述，附子泻心汤证为热痞兼表阳不足。本方由大黄黄连泻心汤加附子组成，寒热并用，攻补两全，主治邪热内郁而兼阳虚之病。临床凡见脘腹痞满，甚者疼痛，形寒肢冷，恶心呕吐，大便不调，心烦口干，食欲不振，神疲乏力，舌淡或红，苔白或黄，脉沉细数，或沉弦，病机符合本虚标实、寒热错杂者，皆可用之。

二、临床应用

通过对附子泻心汤现有的临床观察、报道、医案以及各家论述进行整理、归纳、分析，其在临床上治疗急性胃炎、慢性胃炎、细菌性痢疾等疾病时所用较多。此方加减化裁后也可用于便秘、失眠等其他疾病。这些患者通常表现为烧心，手足不温，心痛，胸闷，舌质淡红、苔黄腻等。

1. 常用

（1）急性胃炎。

（2）慢性胃炎。

（3）细菌性痢疾。

2. 较常用

（1）复发性口腔溃疡。

（2）上消化道大出血。

（3）高血压。

（4）血管神经性头痛。

3. 偶用

（1）便秘。

（2）失眠。

三、禁忌证

（1）阴虚证，出现阴津亏甚、舌质红、舌有裂纹者，慎用本方。

（2）有恶寒、无汗之表寒证者，不可服本方。

（3）有恶寒、有汗、脉浮之桂枝证者，不可服本方。

（4）口苦、喜冷的内热证，不可服本方。

四、相关方剂比较

大黄黄连泻心汤

附子泻心汤在大黄黄连泻心汤的基础上加附子一枚。大黄黄连泻心汤与附子泻心汤均有心下痞、心下胀满的症状，附子泻心汤证在大黄黄连泻心汤证的基础上多了"恶寒汗出"的证候。

第六节　旋覆代赭汤

一、概述

【原文组成】旋覆花三两　代赭一两　人参二两　生姜五两　炙甘草三两　半夏（洗）半升　大枣（擘）十二枚

【参考剂量】旋覆花9克，代赭石3克，人参6克，生姜15克，炙甘草9克，半夏12克，大枣3枚。

【煎服法】上七味，以水一斗，煮取六升，去滓。再煎取三升。温服一升，日三服。现代用法：水开后煎煮20～30分钟，分两次服用。

【临证指南——经典】

伤寒发汗，若吐，若下，解后，心下痞硬，噫气不除者，旋覆代赭汤主之。（《伤寒论·辨太阳病脉证并治下》）

【方证病机】根据《伤寒论》原文的记述，旋覆代赭汤主治伤寒发汗吐下解后，心下痞硬，噫气不除症，病机为胃虚痰阻，气机上逆，功用为降逆化痰，益气和胃，临床以心下痞满、噫气频作、呕呃吐涎、舌苔白滑、脉弦而虚为辨证要点，多有大便不畅。

二、临床应用

通过对旋覆代赭汤现有的临床观察、报道、医案以及各家论述进行整理、归纳、分析，其在临床上治疗浅表性胃炎、胃及十二指肠溃疡、梅核气等疾病时所用较多。此方加减化裁后也可用于心肌炎、肋间神经痛、慢性肾炎等其他疾病。这些患者通常表现为噫气难舒，频频打嗝和呕吐，胃脘胀满不适，肋下疼痛等。

1. 常用

（1）浅表性胃炎。

（2）胃及十二指肠溃疡。

（3）胃扩张。

（4）幽门不全梗阻。

2. 较常用

（1）神经性呕吐。

（2）慢性肝炎。

（3）高血压。

（4）梅尼埃病。

（5）咽神经紧张综合征。

（6）梅核气。

3. 偶用

（1）心肌炎。

（2）肋间神经痛。

（3）心肌缺血。

（4）慢性肾炎。

三、禁忌证

（1）脾胃湿热证，出现舌质红、舌苔黄腻、脉濡数者，慎用本方。

（2）脾胃阴虚证，出现舌红少津、苔少、脉细数者，慎用本方。

四、相关方剂比较

半夏泻心汤

旋覆代赭汤和半夏泻心汤的组成药物都有半夏、人参、甘草、大枣，旋覆代赭汤用生姜、旋覆花、代赭石，半夏泻心汤用黄芩、黄连、干姜。两方均治疗痞证，不同之处在于旋覆代赭汤为胃虚痰阻，气机上逆所致的心下痞满证；半夏泻心汤为寒热互结于心下之痞证。

第七节　厚朴生姜半夏甘草人参汤

一、概述

【原文组成】厚朴（炙，去皮）半斤　生姜（切）半斤　半夏（洗）半升　炙甘草二两　人参一两

【参考剂量】厚朴 24 克，生姜 24 克，半夏 12 克，炙甘草 6 克，人参 3 克。

【煎服法】上五味，以水一斗，煮取三升，去滓。温服一升，日三服。现代用法：水开后煎煮 20 ～ 30 分钟，分两次服用。

【临证指南——经典】

发汗后，腹胀满者，厚朴生姜甘草半夏人参汤主之。(《伤寒论·辨太阳病脉证并治中》)

【方证病机】根据《伤寒论》原文的记述，厚朴生姜半夏甘草人参汤证主要表现为腹胀满、饮食不佳、精神疲惫、肢软无力、苔薄白、脉缓。其主要病机为素体里虚中寒，中气不足。由于汗出过多伤阳，损伤中气，脾司运化，汗后脾虚，脾不运湿，痰湿内生阻遏气机，使气机郁滞，则生胀满。

二、临床应用

通过对厚朴生姜甘草半夏人参汤现有的临床观察、报道、医案以及各家论述进行整理、归纳、分析，其在临床上治疗慢性胃炎、慢性肝炎、慢性肠炎等疾病时所用较多。这些患者通常表现为腹胀满、饮食不佳、精神疲惫、肢软无力、苔薄白、脉缓等。

1. 常用

（1）慢性胃炎。

（2）慢性肝炎。

（3）慢性肠炎。

（4）慢性胆囊炎。

（5）慢性胰腺炎。

2. 较常用

（1）支气管炎。

（2）慢性支气管肺炎。

三、禁忌证

（1）脾胃湿热证，出现舌质红、舌苔黄腻、脉濡数者，慎用本方。

（2）脾胃阴虚证，出现舌红少津、苔少、脉细数者，慎用本方。

（3）若按照原方药物剂量比例，气虚者不宜使用本方。

四、相关方剂比较

1. 半夏泻心汤

厚朴生姜半夏甘草人参汤和半夏泻心汤的组成药物都有半夏、人参、甘草，厚朴生姜半夏甘草人参汤用生姜、厚朴，半夏泻心汤用黄芩、黄连、干姜、大枣。半夏泻心汤有上热下寒的临床表现，方中加入黄芩、黄连以清中焦之热；而厚朴生姜半夏甘草人参汤并无清热作用。

2. 半夏厚朴汤

厚朴生姜半夏甘草人参汤和半夏厚朴汤的组成药物都有生姜、厚朴、半夏，厚朴生姜半夏甘草人参汤用人参、甘草，半夏厚朴汤用紫苏叶、茯苓。厚朴生姜半夏甘草人参汤对伤寒病发汗过多伤及脾胃而引起脘腹胀满者有效；半夏厚朴汤寓降逆、燥湿、淡渗、解郁于一体，临证病机为痰气互结、气郁湿停之呕吐痰涎、食欲不振、脘腹胀满者，皆可应用。厚朴生姜半夏甘草人参汤证病因为过汗伤阳，为因虚而滞，故方中须加用健脾扶正之品；半夏厚朴汤证因情志不畅而诱发，为痰气交阻之证，方中须以行气、疏肝解郁为要。

第八节　小陷胸汤

一、概述

【原文组成】黄连一两　半夏（洗）半升　栝楼实（实大者）一枚

【参考剂量】黄连 3 克，半夏 12 克，瓜蒌 30 克。

【煎服法】上三味，以水六升，先煮栝楼，取三升，去滓。纳诸药，煮取二升，去滓，分温三服。现代用法：水开后先煮栝楼，再下诸药煎煮 20 ～ 30 分钟，分两次服用。

【临证指南——经典】

小结胸病，正在心下，按之则痛，脉浮滑者，小陷胸汤主之。（《伤寒论·辨太阳病脉证并治下》）

【方证病机】根据《伤寒论》原文记述，小陷胸汤为祛痰剂，具有清热化痰，宽胸散结之功效。主治痰热互结之结胸证。辨证要点为胸脘痞闷，按之则痛，或心胸闷痛，或咳痰黄稠，舌红苔黄腻，脉滑数。

二、临床应用

通过对小陷胸汤现有的临床观察、报道、医案以及各家论述进行整理、归纳、分析，其在临床上治疗急性胃炎、慢性胃炎、急性胆囊炎等疾病时所用较多。此方加减化裁后也可用于肋间神经痛、胸膜炎、胸膜粘连等其他疾病。这些患者通常表现为胸闷痛，吐黄痰，便秘，上腹部按之痛，脉浮滑等。

1. 常用

（1）急性胃炎。

（2）慢性胃炎。

（3）急性胆囊炎。

（4）慢性胆囊炎。

（5）胰腺炎。

2.较常用

（1）急性支气管炎。

（2）硅沉着病并肺部感染。

（3）冠心病。

3.偶用

（1）肋间神经痛。

（2）胸膜炎。

（3）胸膜粘连。

（4）淋巴结结核。

三、禁忌证

（1）脾胃寒痰证，出现舌苔白滑、脉沉迟者，慎用本方。

（2）虽见心下痞闷、按之疼痛之症，但舌淡苔白腻、脉滑或弦滑者忌用本方。

四、相关方剂比较

1.大陷胸汤

见第六章第十节。

2.半夏泻心汤

半夏泻心汤以痞闷不适为主，痞闷在胃脘部（心下部），可有大便溏，腹鸣，食欲不振等；小陷胸汤方则与痞痛为主，痛在上腹部及胸胁部，有便秘，痰黏黄等。

第九节　干姜黄芩黄连人参汤

一、概述

【原文组成】干姜　黄芩　黄连　人参各三两

【参考剂量】干姜、黄芩、黄连、人参各9克。

【煎服法】上四味，以水六升，煮取二升，去滓，分温再服。现代用法：水开后煎煮20～30分钟，分两次服用。

【临证指南——经典】

伤寒本自寒下，医复吐下之，寒格，更逆吐下，若食入口即吐，干姜黄芩黄连人参汤主之。（《伤寒论·辨厥阴病脉证并治》）

【方证病机】根据《伤寒论》原文记述，干姜黄芩黄连人参汤用于治疗寒热错杂的寒格吐下。呕吐，分为"朝食暮吐""暮食朝吐"以及"食入口即吐"两种。前者为寒证，在《金匮要略》中对应的方剂为大半夏汤等。后者是热证，一般使用黄芩、黄连、大黄治疗。本方证，虽然有胃热呕吐，但并无腑气不通的症状，故用黄芩、黄连配伍使用。此方胃热而肠寒，故芩连与干姜并用，以其上热下寒。临床上除食入即吐外，心下痞满、嗳逆、心烦、口苦、畏冷、舌尖边红赤、舌体胖大、苔薄黄及腹胀便溏、腹部畏凉、腹无压痛亦为应有症状。

二、临床应用

通过对干姜黄芩黄连人参汤现有的临床观察、报道、医案以及各家论述进行整理、归纳、分析，其在临床上治疗急性胃炎、痢疾、呕吐等疾病时所用较多。此方加减化裁后也可用于消化性溃疡、胆囊炎、尿毒症等其他疾病。这些患者通常表现为腹胀溏泄，食入即吐，或噎膈，或反胃，纳谷不馨等。

1. 常用

（1）急性胃炎。

（2）慢性胃炎。

（3）急性肠炎。

（4）痢疾。

2. 较常用

（1）呕吐。

（2）泄泻。

3. 偶用

（1）消化性溃疡。

（2）胆囊炎。

（3）慢性肾衰、尿毒症出现呕吐、泄泻者。

三、禁忌证

肺胃阴虚者，症见干咳无痰、口燥咽干、形体消瘦、五心烦热、舌红少津、脉细数等忌用本方。

四、相关方剂比较

1. 半夏泻心汤

见本章第一节。

2. 大黄甘草汤

干姜黄芩黄连人参汤用黄芩、黄连、干姜、人参，大黄甘草汤用大黄、甘草。

大黄甘草汤乃肠胃实热导致的呕吐，故用大黄甘草汤釜底抽薪；而干姜黄芩黄连人参汤的呕吐，仅仅是肝厥上逆导致的呕吐，并非肠胃上燔导致的呕吐。

3. 连理汤

连理汤和干姜黄芩黄连人参汤的组成药物都有黄连，两方同可治呕吐，干姜黄芩黄连人参汤主治上热下寒，寒热格拒，食入则吐；连理汤证属虚寒呕吐，服热药格拒不受而热因寒用也。

4. 乌梅丸

干姜黄芩黄连人参汤和乌梅丸的组成药物都有黄连、干姜、人参，同属上热下寒之方，两方的细微差别为乌梅丸偏于酸收驱蛔，而干姜黄芩黄连人参汤偏于苦降止呕。

5. 黄连汤

黄连汤和干姜黄芩黄连人参汤的组成药物都有黄连、干姜、人参，所治之证同属寒邪格热于上，治疗皆以辛开苦降，寒热平调为法，然黄连汤证纯在脾胃，重在下寒而上热较轻，故见症以腹中痛为主，呕吐仅欲作而已；而干姜黄芩黄连汤证则以上热为急，下寒较轻，故见症以"食入即吐"突出，虽下利而腹不痛。

第十一章
理中丸及其类方

第一节　理中丸

一、概述

【原文组成】人参　干姜　炙甘草　白术各三两

【参考剂量】人参、干姜、炙甘草、白术各9克。

【煎服法】上四味，捣筛，蜜和为丸，如鸡子黄许大。以沸汤数合，和一丸，研碎，温服之。日三四，夜二服。现代用法：一丸，研碎，温水服用，分两次服用。

【临证指南——经典】

（1）霍乱，头痛，发热，身疼痛，热多欲饮水者，五苓散主之。寒多不用水者，理中丸主之。（《伤寒论·辨霍乱病脉证并治》）

（2）大病瘥后，喜唾，久不了了，胸上有寒，当以丸药温之，宜理中丸。（《伤寒论·辨阴阳易瘥后劳复病脉证并治》）

【方证病机】根据《伤寒论》原文记述，理中丸所主为虚寒性症状，于患者体质而言则为中阳虚损型。寒为阴邪，最易伤人阳气，如久伤寒邪，则使人阳气不足，百病丛生。脾胃的主要功能是运化水谷精微和运化水湿，均依赖脾阳的推动。饮食生冷或者其他疾病损伤阳气，很容易直接影响脾阳，如果脾胃功能受寒邪所伤，脾阳不足，脾胃虚寒，则水谷精微不能运化、水湿停滞，进而影响全身脏腑功能，造成各种疾病。方证常见表现如下。

体格特征：人多消瘦，面色黄，肤色暗，无光泽。

消化系统症状：食欲不振，味淡，或呕吐，或腹中冷痛，或腹泻，心下胃脘部痞塞，或下利后身体疼痛，腹胀，或大便溏等。

出血症状：消化道出血，见柏油样便，或子宫出血，月经量多，色暗，稀薄。

心胸状态：背部易感寒冷，或胸痛胸闷，胸满胁痛。

腹部症状：心下痞，腹直肌紧张。

其他症状：咳嗽，流涎，多唾液，或小便频数、清长，身体水肿等。

舌脉特点：舌淡润，多有齿痕，脉沉或沉缓等。

二、临床应用

通过对理中丸现有的临床观察、报道、医案以及各家论述进行整理、归纳、分析，其临床广泛用于消化系统、呼吸系统及心血管等多种疾病的治疗，效果显著，体现了传统古方的优势。

1. 常用

（1）急性胃炎。

（2）慢性胃炎。

（3）胃及十二指肠溃疡。

（4）胃扩张。

（5）胃下垂。

（6）慢性结肠炎。

（7）溃疡性结肠炎。

2. 较常用

（1）急性肠炎。

（2）慢性肠炎。

（3）慢性细菌性痢疾。

（4）上消化道出血。

（5）慢性肝炎。

（6）慢性胆囊炎。

（7）肠伤寒。

（8）霍乱。

（9）肠结核。

3. 偶用

（1）更年期综合征。

（2）甲状腺功能减退症。

（3）风湿性心脏病。

（4）冠心病。

（5）肺源性心脏病。

（6）心肌缺血。

（7）心律不齐。

（8）原发性血小板减少。

（9）过敏性血小板减少性紫癜。

（10）再生障碍性贫血。

（11）小儿消化不良。

（12）小儿口涎多。

三、禁忌证

（1）脾胃湿热证，出现舌质红、舌苔黄腻、脉濡数等，慎用本方。

（2）脾胃阴虚证，出现舌红少津、苔少、脉细数者，慎用本方。

（3）饮食积滞证，出现舌苔厚腻、脉滑者，慎用本方。

四、相关方剂比较

1.人参汤

理中丸和人参汤的方药组成一致，区别在于二者剂型不同。理中丸可以起到温中散寒、健胃的功效；而人参汤患者服用之后可以起到缓解五脏中寒、补气健脾的功效。

2.附子理中丸

附子理中丸在理中丸的基础上加入附子。理中丸有益气健脾、和胃止呕的作用，主要用于脾胃虚弱、消化不良、胃寒呕吐等症状；附子理中丸具有温阳散寒的作用，可用于寒邪困脾胃的情况，可缓解腹痛、腹泻、脘腹冷痛等症状，具有温中暖脾的作用。二者区别在于，附子理中丸是用来泻脾的，理中丸是用来补脾的。

3.理中安蛔汤

理中安蛔汤和理中丸的组成药物都有干姜、人参、白术，理中安蛔汤用茯苓、花椒、乌梅，理中丸用甘草。两者均有益气健脾的作用。理中丸具有温中散寒，健胃的作用，用于脾胃虚寒，呕吐泄泻，胸满腹痛，消化不良；理中安蛔汤具有生津安蛔，益气健脾，温中止痛之功效，主治蛔厥。

4.连理汤

连理汤用黄连、茯苓，理中丸用干姜、人参、白术、甘草。两者均有温中散寒的作用。理中丸具有温中散寒，健胃的作用，用于脾胃虚寒，呕吐泄泻，胸满腹痛，消化不良；连理汤具有温中祛寒止泻，兼清郁热之功效，主治脾胃虚寒兼有郁热之泄泻。

5.理中化痰丸

理中化痰丸是在理中丸的基础上加上半夏、茯苓两味药。理中丸治疗中焦虚寒证；理中化痰丸治疗脾胃虚寒痰涎内停之证。

6.桂附理中丸

桂附理中丸和理中丸的组成药物都有白术、甘草，桂附理中丸用附子、肉桂、炮姜、党参、炙甘草，理中丸用干姜、人参。理中丸调理人体中焦，治疗脾胃虚寒；附子理中丸在原方基础上，加上炮附子，增强了温补脾胃的功效；桂附理中丸在理中丸的基础上，加上附子、肉桂两味药，功效主治同附子理中丸，但升阳祛寒力量较强。

7.附子粳米汤

附子粳米汤和理中丸的组成药物都有甘草，附子粳米汤用附子、半夏、大枣、粳米，理中丸用干姜、人参、白术。理中汤以治下利为标；附子粳米汤以治呕吐、四肢厥冷为主。

第二节　人参汤

一、概述

【原文组成】人参　干姜　炙甘草　白术各三两

【参考剂量】人参、干姜、炙甘草、白术各 9 克。

【煎服法】上四味，以水八升，煮取三升，温服一升，日三服。现代用法：水开后煎煮 20～30 分钟，分两次服用。

【临证指南——经典】

胸痹，心中痞，留气结在胸，胸满，胁下逆抢心，枳实薤白桂枝汤主之，人参汤亦主之。（《金匮要略·胸痹心痛短气病脉证并治第九》）

【方证病机】根据《金匮要略》原文记述，人参汤治胸痹，阳虚气滞证。症见气结在胸，胸满，心下痞塞，胁下气逆抢心。本证与痰阻气滞的枳实薤白桂枝汤方证原为一条，但虚实大异。此由胸胃阳气虚弱，致寒凝气滞，肝胃升降逆乱，证属本虚标实，其本为阳气虚弱，其标为寒凝之气所致的痞满。此胸脘痞满之证，尚无痰浊阻塞，是为无形之寒气痞塞。由于胸阳不宣，脾虚不运，胃失和降，肝失疏泄，肝胃之气俱逆，故见气结在胸，胸满，心下痞塞，胁下气逆抢心。因本证为虚寒之气凝滞，故可伴见倦怠少气，喜温暖，喜按揉，胸脘痞满时有减轻的特征。人参汤温中阳，散寒气。此治胸胃阳虚寒凝，独取中焦，以温阳散寒，俟中焦阳气振奋，脾胃升降有序，气机通畅，胸中无形之邪自当云散，寒邪亦无滋生之地。胸胃痞满，用温补法，即所谓"塞因塞用"之法。

二、临床应用

通过对人参汤现有的临床观察、报道、医案以及各家论述进行整理、归纳、分析，其在临床上治疗急性胃炎、慢性胃炎、胃及十二指肠溃疡等疾病时所用较多。此方加减化裁后也可用于更年期综合征、甲状腺功能减退症、风湿性心脏病等其他疾病。这些患者通常表现为胸闷胸痛、脘痞、倦怠乏力、四肢不温、舌淡、脉迟弱无力等。

1. 常用

（1）急性胃炎。

（2）慢性胃炎。

（3）胃及十二指肠溃疡。

（4）胃扩张。

（5）胃下垂。

（6）慢性结肠炎。

（7）溃疡性结肠炎。

2. 较常用

（1）急性肠炎。

（2）慢性肠炎。

（3）慢性细菌性痢疾。

（4）上消化道出血。

（5）慢性肝炎。

（6）慢性胆囊炎。

（7）肠伤寒。

（8）霍乱。

（9）肠结核。

3. 偶用

（1）更年期综合征。

（2）甲状腺功能减退症。

（3）风湿性心脏病。

（4）冠心病。

（5）肺源性心脏病。

（6）心肌缺血。

（7）心律不齐。

（8）原发性血小板减少。

（9）过敏性血小板减少性紫癜。

（10）再生障碍性贫血。

（11）小儿消化不良。

（12）小儿口涎多。

三、禁忌证

（1）脾胃湿热证，出现舌质红、舌苔黄腻、脉濡数者，慎用本方。

（2）脾胃阴虚证，出现舌红少津、苔少、脉细数者，慎用本方。

（3）饮食积滞证，出现舌苔厚腻、脉滑者，慎用本方。

四、相关方剂比较

理中丸

见本章第一节。

第三节　桂枝人参汤

一、概述

【原文组成】桂枝（别切）四两　炙甘草四两　白术三两　人参三两　干姜三两

【参考剂量】桂枝 12 克，炙甘草 12 克，白术 9 克，人参 9 克，干姜 9 克。

【煎服法】上五味，以水九升，先煮四味，取五升，内桂，更煮取三升，去滓。温服一升，日再夜一服。现代用法：水开后煎煮 20～30 分钟，分两次服用。

【临证指南——经典】

太阳病，外证未除，而数下之，遂协热而利，利下不止，心下痞硬，表里不解者，桂枝人参汤主之。（《伤寒论·辨太阳病脉证并治下》）

【方证病机】根据《伤寒论》原文记述，桂枝人参汤方用于治疗表里不解病证时，所见的太阳表证，不仅是指汗出恶风，还可能是头痛，或关节疼痛，或浑身酸痛，或皮疹，或咽痛等。用于内伤杂病，除参考理中汤证外，则应注意气上冲、心悸、面部烘热等桂枝汤证的存在。临床上多见于本为桂枝汤证却误用苦寒之剂，或面白体瘦、平素纳少便溏之体，感受风寒之邪。利是因里寒之利，虽无利而只有里寒亦可用本方，如口淡多涎沫。仲景原文"协热而利，利下不止，心下病硬"，由"而"可分为两组症状。根据仲景造词习惯，"而"后的症状是本方证辨识的重点。虽为"表里不解"但应以里证为主。虽然叫作"协热而利"，却不可望文生义，此"热"可以是体温升高，也可以是体温正常，患者自觉的热感，但舌脉却无热象可见。本方证的经典主治是既有"外证未除"的太阳表证，又有"利下不止，心下痞硬"的太阴里证，所以在煮法上，是"先煮四味，取五升，内桂，更煮取二升"，后下桂枝，煎煮时间短，使其先越出表邪，而不受人参、干姜之羁绊。在扩大运用于内伤杂病时，取桂枝温中平冲定悸的作用，可五味同煎，使桂枝芳香走表之功，变为温里之用。

二、临床应用

通过对桂枝人参汤现有的临床观察、报道、医案以及各家论述进行整理、归纳、分析，其在临床上治疗慢性肠胃炎、胃及十二指肠溃疡、慢性浅表性胃炎等疾病时所用较多。此方加减化裁后也可用于肺气肿、风湿性关节炎、类风湿关节炎等其他疾病。这些患者通常表现为头痛、发热、汗出、恶风、下利不止、心下痞硬、或心腹疼、心下悸、四肢倦怠、足冷、舌质淡苔薄白、脉浮弱等。

1. 常用

（1）慢性肠胃炎。

（2）胃及十二指肠溃疡。

（3）慢性浅表性胃炎。

（4）慢性萎缩性胃炎。

（5）慢性胆囊炎。

2. 较常用

（1）肠胃痉挛。

（2）慢性非特异性溃疡性结肠炎。

（3）慢性肝炎。

（4）慢性胰腺炎。

（5）慢性结肠炎。

（6）普通感冒。

（7）流行性感冒。

（8）肠胃型感冒。

3. 偶用

（1）肺气肿。

（2）风湿性关节炎。

（3）类风湿关节炎。

（4）强直性脊柱炎。

（5）过敏性鼻炎。

（6）过敏性皮炎。

三、禁忌证

（1）脾胃湿热证，出现舌质红、舌苔黄腻，脉濡数者，慎用本方。

（2）太阳伤寒证与脾胃湿热证相兼者，慎用本方。

四、相关方剂比较

1. 人参汤

桂枝人参汤即人参汤加桂枝。人参汤治疗太阴里虚寒证；桂枝人参汤治疗太阳病外证未除，而大便利下不止，心下痞硬，表里不解的"协热利"证。

2. 甘草泻心汤

见第九章第四节。

第四节　大建中汤

一、概述

【原文组成】蜀椒（去汗）二合　干姜四两　人参二两

【参考剂量】蜀椒 5 克，干姜 12 克，人参 6 克。

【煎服法】上三味，以水四升，煮取二升，去滓。内胶饴一升，微火煎取一升半，分温再服。现代用法：水开后煎煮 20 ～ 30 分钟，分两次服用。

【临证指南——经典】

心胸中大寒痛，呕不能饮食，腹中寒，上冲皮起，出见有头足，上下痛而不可触近，大建中汤主之。(《金匮要略·腹满寒疝宿食病脉证并治第十》)

【方证病机】根据《金匮要略》原文记述，大建中汤证当属太阴病证。本证多由中阳衰弱，阴寒内盛所致，治疗以温中补虚，降逆止痛为主。寒性收引，阴寒内盛，阳失温煦，故心胸中大寒，拘急作痛，甚则上冲皮起有头足，手不可触近。中寒内盛，胃失和降，故呕而不能食。方中蜀椒温脾胃，助命火，散寒止痛，为君药。以辛热之干姜，温中散寒，助蜀椒散寒之力；饴糖温补中虚，缓急止痛，助蜀椒止痛之功，共为臣药。人参补脾益气，配合饴糖重建中脏，为佐药。

二、临床应用

通过对大建中汤现有的临床观察、报道、医案以及各家论述进行整理、归纳、分析，其在临床上治疗肠痉挛、急性胃炎、慢性非特异性结肠炎等疾病时所用较多。此方加减化裁后也可用于心肌炎、心肌缺血、心绞痛等其他疾病。这些患者通常表现为心胸中大寒痛、呕不能食、腹中寒、上冲皮起、出见有头足、上下痛而不可触近、手足厥冷、舌质淡、苔白滑、脉沉伏而迟等。

1. 常用

（1）肠痉挛。

（2）胃痉挛。

（3）急性胃炎。

（4）慢性胃炎。

2. 较常用

（1）胃及十二指肠溃疡。

（2）胃下垂。

（3）慢性非特异性结肠炎。

（4）腹部手术后腹部不适。

3. 偶用

（1）心肌炎。

（2）心肌缺血。

（3）心绞痛。

三、禁忌证

（1）阴虚火旺证，出现咽干口燥、烘热汗出、小便短赤、心烦易怒、舌质红绛者，慎用本方。

（2）湿热内蕴证，出现舌红苔黄腻、脉濡数者，慎用本方。

四、相关方剂比较

人参汤（理中丸）

大建中汤和人参汤的组成药物都有人参、干姜，都可治脾胃病，大建中汤具有温中补虚，降逆止痛之功效。主治中阳衰弱，阴寒内盛之脘腹剧痛证，症见心胸中大寒痛，呕不能食，腹中寒，上冲皮起，出见有头足，上下痛而不可触近，手足厥冷，舌质淡，苔白滑，脉沉伏而迟。人参汤具有复脉固脱，补脾益肺的功效，对于气血虚弱，四肢无力，脾胃虚弱，食少，腹胀，大便不畅等有一定的调理作用。

第五节　肾着汤（甘草干姜茯苓白术汤）

一、概述

【原文组成】甘草　白术各二两　　干姜　茯苓各四两

【参考剂量】甘草、白术各 6 克，干姜、茯苓各 12 克。

【煎服法】上四味，以水五升，煮取三升，分温三服。现代用法：水开后煎煮 20 ～ 30 分钟，分两次服用。

【临证指南——经典】

肾着之病，其人身体重，腰中冷，如坐水中，形如水状，反不渴，小便自利，饮食如故，病属下焦，身劳汗出，衣里冷湿，久久得之，腰以下冷痛，腹重如带五千钱，甘草干姜苓术汤主之。（《金匮要略·五脏风寒积聚病脉证并治》）

【方证病机】根据《金匮要略》原文记述，肾着汤所治乃寒湿之邪痹着于腰部之证，因腰为肾之府，所以用"肾着"名。寒湿虽痹着腰部，但以中阳不足，寒湿困脾为病机关键，故其治法，不在温肾以散寒，而在焙土以胜水。方中干姜温中散寒；茯苓、白术健脾祛湿；甘草调药和中。四药相合，使寒去湿消，则腰重冷痛自除。

二、临床应用

通过对肾着汤现有的临床观察、报道、医案以及各家论述进行整理、归纳、分析，其在临床上治疗半身出汗、坐骨神经痛、风湿性关节炎等疾病时所用较多。此方加减化裁后也可用于滑精、带下等其他疾病。这些患者通常表现为身体沉重乏力、腰部发凉等。

1. 常用

（1）半身出汗。

（2）坐骨神经痛。

（3）风湿性关节炎。

2. 较常用

（1）慢性盆腔炎。

（2）慢性附件炎。

（3）输卵管不通。

（4）慢性胃炎。

（5）性功能减退。

3. 偶用

（1）滑精。

（2）带下。

三、禁忌证

（1）阴虚证，出现舌红绛少苔或无苔、脉细数者，慎用本方。

（2）痰热证，出现舌苔黄腻、脉滑数或弦滑者，慎用本方。

四、相关方剂比较

1. 苓桂术甘汤

肾着汤和苓桂术甘汤的组成药物都有茯苓、白术、甘草，肾着汤用干姜、炙甘草，苓桂术甘汤用桂枝。两方药物组成相似，肾着汤用干姜，健脾温阳的作用增强；苓桂术甘汤用桂枝，具有平冲降逆的作用。

2. 真武汤

肾着汤和真武汤的组成药物都有茯苓、白术，肾着汤用干姜、甘草，真武汤用生姜、附子、白芍。临床上，有痰饮、未化热可用肾着汤，寒饮则用真武汤。

第十二章

百合知母汤及其类方

第一节　百合地黄汤

一、概述

【原文组成】百合（擘）七枚　生地黄汁一升

【参考剂量】百合 14 克，生地黄汁 80mL。

【煎服法】上先以水洗百合，渍一宿，当白沫出，去其水，更以泉水二升，煎取一升，去滓。内地黄汁，取其一升五合，分温再服。中病，勿更服，大便当如漆。现代用法：水开后煎煮 20 ～ 30 分钟，分两次服用。

【临证指南——经典】

百合病，不经吐、下、发汗，病形如初者，百合地黄汤主之。（《金匮要略·百合狐惑阴阳毒病脉证治第三》）

【方证病机】根据《金匮要略》原文记述，百合地黄汤证乃是心肺阴虚内热，百脉失和，使心神不安及饮食行为失调所致。阴虚内热，扰乱心神，故沉默寡言，欲卧不能卧，欲行不能行；情志不遂致脾失健运，故意欲饮食复不能饮食，时而欲食，时而恶食；阴虚生内热，故如寒无寒，如热无热，口苦，小便赤；舌脉亦为阴虚有热之象。治宜养心润肺，益阴清热。方中百合色白入肺，养肺阴而清气热；生地黄色黑入肾，益心营而清血热；泉水清热利小便，诸药合用，心肺同治，阴复热退，百脉因之调和，则病可愈。

二、临床应用

通过对百合地黄汤现有的临床观察、报道、医案以及各家论述进行整理、归纳、分析，其在临床上治疗心肌炎、心神经官能症、心动过速等疾病时所用较多。此方加减化裁后也可用于肺结核、支气管炎、甲状腺功能亢进症等其他疾病。这些患者通常表现为心肺阴虚内热、百脉失和、口苦、小便赤；舌脉亦为阴虚有热之象等。

1. 常用

（1）心肌炎。

（2）心神经官能症。

（3）心动过速。

（4）心律失常。

2. 较常用

（1）高血压。

（2）冠心病。

（3）癔病。

（4）自主神经功能障碍。

（5）肺源性心脏病。

3. 偶用

（1）肺结核。

（2）支气管炎。

（3）支气管肺炎。

（4）大叶性肺炎恢复期。

（5）甲状腺功能亢进症。

（6）糖尿病。

三、禁忌证

（1）瘀血证，出现舌体紫暗、身上有瘀斑瘀点、舌下脉络瘀青或青紫者，慎用本方。

（2）痰热证，出现舌苔黄腻、脉滑数或弦滑者，慎用本方。

（3）阳虚证，出现舌淡苔白、脉沉迟（或细弱）无力者，慎用本方。

四、相关方剂比较

1. 百合知母汤

百合地黄汤和百合知母汤的组成药物都有百合，百合地黄汤用生地黄（鲜地黄），百合知母汤用知母。二者都可治疗心肺阴虚证，但百合知母汤所主病症是以肺热为主要病机，症以咳嗽、少痰等为要点，当以清肺润肺；而百合地黄汤所主病症是以心热为主要病机，症以心烦、惊悸为要点，其治当清心凉血。

2. 滑石代赭汤

滑石代赭汤和百合地黄汤的组成药物都有百合，滑石代赭汤用滑石、代赭石，百合地黄汤用生地黄（鲜地黄）。滑石代赭汤方中百合清养肺胃之热；代赭石降逆和胃；滑石、泉水清热利尿。诸药相伍，清养心肺，降逆利尿，使邪热从小便解。

3. 百合鸡子汤

百合鸡子汤和百合地黄汤的组成药物都有百合，百合鸡子汤用鸡子黄，百合地黄汤用生地黄（鲜地黄）。百合鸡子汤治百合病，其滋阴清热作用较百合地黄汤弱，但偏润肺胃之燥，可作为百合病的平时调养方。

第二节　百合知母汤

一、概述

【原文组成】百合（擘）七枚　知母（切）三两

【参考剂量】百合14克，知母9克。

【煎服法】上先以水洗百合，渍一宿，当白沫出，去其水，更以泉水二升，煎取一升，去滓。别以泉水二升煎知母，取一升，去滓。后合和煎取一升五合，分温再服。现代用法：水开后煎煮20～30分钟，分两次服用。

【临证指南——经典】

百合病发汗后者，百合知母汤主之。（《金匮要略•百合狐惑阴阳毒病脉证第三》）

【方证病机】根据《金匮要略》原文记述，百合知母汤治百合病误汗，心肺阴虚燥热证。百合病，若误认为其如寒无寒，如热无热，为表实证而发汗，其辛温发散药既可使津液表散，又可添热增燥，则心肺之阴更损，使虚热加重，出现心烦、口燥者，方用百合知母汤补虚清热，养阴润燥。

二、临床应用

通过对百合知母汤现有的临床观察、报道、医案以及各家论述进行整理、归纳、分析，其在临床上治疗心神经官能症、心动过速、肺结核、大叶性肺炎恢复期、支气管扩张、慢性肝炎、肾炎等疾病时所用较多。此方加减化裁后也可用于失眠、乳癖、乳腺癌术后长期低热等其他疾病。这些患者通常表现为口苦、小便赤、脉微数等。

1. 常用

（1）心神经官能症。

（2）心动过速。

2. 较常用

（1）肺结核。

（2）大叶性肺炎恢复期。

（3）支气管扩张。

（4）慢性肝炎。

（5）肾炎。

3. 偶用

（1）失眠。

（2）乳癖。

（3）乳腺癌术后。

（4）长期低热。

三、禁忌证

（1）瘀血证，出现身上有瘀斑瘀点、舌下脉络瘀青或青紫者，慎用本方。

（2）痰热证，出现舌苔黄腻、脉滑数或弦滑者，慎用本方。

四、相关方剂比较

1. 百合地黄汤

见本章第一节。

2. 滑石代赭汤

滑石代赭汤和百合知母汤的组成药物都有百合，滑石代赭汤用滑石、代赭石，百合知母汤用知母。百合知母汤具有补虚清热，养阴润燥之功效，主治百合病误汗后，津液受伤，虚热较重，心烦口渴者；滑石代赭汤有养阴利水，和胃降逆之功，主治百合病误下后伤阴，小便减少，气逆呕吐者，凡心下痞，噫气不除者。

3. 百合鸡子汤

百合鸡子汤和百合知母汤的组成药物都有百合，百合鸡子汤用鸡子黄，百合知母汤用知母。百合鸡子汤证与百合知母汤证均属百合病误治后产生的一些变证，其中百合知母汤证为误汗后伤津化燥，见口渴心烦；百合鸡子汤证为误吐后虚烦不眠，呕吐不止。

第三节　滑石代赭汤

一、概述

【原文组成】百合（擘）七枚　滑石（碎，绵裹）三两　代赭石（碎，绵裹）如弹丸大一枚

【参考剂量】百合14克，滑石9克，代赭石15克。

【煎服法】上先以水洗百合，渍一宿，当白沫出，去其水，更以泉水二升，煎取一升，去滓。别以泉水二升煎滑石、代赭，取一升，去滓。后合和重煎，取一升五合，分温服。现代用法：水开后煎煮20～30分钟，分两次服用。

【临证指南——经典】

百合病，下之后者，滑石代赭汤主之。(《金匮要略·百合狐惑阴阳毒病脉证治第三》)

【方证病机】根据《金匮要略》原文记述，百合病不能用下法，如果误用下法，则伤津里虚，病必不除，且虚其里，出现大便溏泻，这种情况宜用滑石代赭汤治疗。以百合治虚热而缓急迫，又用滑石利尿清里热，代赭石收摄以治下后便溏。

二、临床应用

通过对滑石代赭汤现有的临床观察、报道、医案以及各家论述进行整理、归纳、分析，其在临床上治疗心神经官能症、心动过速、慢性胆囊炎等疾病时所用较多。此方加减化裁后也可用于支气管扩张、支气管哮喘等其他疾病。这些患者通常表现为小便减少、气逆呕吐等。

1. 常用

(1)心神经官能症。

(2)心动过速。

(3)心律不齐。

(4)梅尼埃病。

2. 较常用

(1)慢性萎缩性胃炎。

(2)慢性胆囊炎。

(3)呃逆。

(4)头晕。

3. 偶用

(1)支气管扩张。

(2)支气管哮喘。

三、禁忌证

(1)瘀血证，出现身上有瘀斑瘀点、舌下脉络瘀青或青紫者，慎用本方。

(2)痰热证，出现舌苔黄腻、脉滑数或弦滑者，慎用本方。

(3)阳虚证，出现舌淡苔白、脉沉迟(或为细弱)无力者，慎用本方。

四、相关方剂比较

1. 百合地黄汤

见本章第一节。

2. 百合知母汤

见本章第二节。

3. 百合鸡子汤

百合鸡子汤和滑石代赭汤的组成药物都有百合，百合鸡子汤用鸡子黄，滑石代赭汤用滑石、代赭石。百合鸡子汤证与滑石代赭汤证均属百合病误治后产生的一些变证，其中百合鸡子汤证为误汗后伤津化燥，见口渴心烦；滑石代赭汤证为误下后小便不利，兼有呕逆。

第四节　百合鸡子汤

一、概述

【原文组成】 百合（擘）七枚　鸡子黄一枚

【参考剂量】 百合14克，鸡子黄一枚。

【煎服法】 上先以水洗百合，渍一宿，当白沫出，去其水，更以泉水二升，煎取一升，去滓，内鸡子黄，搅匀，煎五分，温服。现代用法：将百合洗净，浸泡一晚，加清水400毫升，煎煮至200毫升，将鸡蛋黄搅匀倒入汤中稍煮片刻即成，分两次服用。

【临证指南——经典】

百合病吐之后者，用后方（百合鸡子汤）主之。（《金匮要略·百合狐惑阴阳毒病脉证第三》）

【方证病机】 根据《金匮要略》原文记述，本方具有清滋心肺，益阴养血之功效。主治百合病之心肺虚热证以血虚为主，症见心悸，干咳，失眠，盗汗，两颧红而失泽，或神魂颠倒，神志失聪，啼笑无常，舌红，少苔，脉虚数或细数。

二、临床应用

通过对百合鸡子汤现有的临床观察、报道、医案以及各家论述进行整理、归纳、分析，其在临床上治疗心神经官能症、心动过速、心律不齐等疾病时所用较多。此方加减化裁后也可用于甲状腺功能亢进症、糖尿病等其他疾病。这些患者通常表现为心悸、干咳、失眠、盗汗、两颧红而失泽、或神魂颠倒、神志失聪、啼笑无常、舌红、少苔、脉虚数或细数等。

1. 常用

（1）心神经官能症。

（2）心动过速。

（3）心律不齐。

（4）自主神经功能障碍。

2. 较常用

（1）支气管炎。

（2）支气管肺炎。

（3）大叶性肺炎恢复期。

3. 偶用

（1）甲状腺功能亢进症。

（2）糖尿病。

三、禁忌证

（1）瘀血证，出现身上有瘀斑瘀点、舌下脉络瘀青或青紫者，慎用本方。

（2）痰热证，出现舌苔黄腻、脉滑数或弦滑者，慎用本方。

四、相关方剂比较

1. 百合地黄汤

见本章第一节。

2. 百合知母汤

见本章第二节。

3. 滑石代赭汤

见本章第三节。

第十三章

桔梗汤及其类方

第一节　桔梗汤

一、概述

【原文组成】桔梗一两　甘草二两

【参考剂量】桔梗 3 克，甘草 6 克。

【煎服法】上二味，以水三升，煮取一升，去滓，温分再服。现代用法：水开后煎煮 20 ～ 30 分钟，分两次服用。

【临证指南——经典】

少阴病，二三日，咽痛者，可与甘草汤。不差，与桔梗汤。（《伤寒论·辨少阴病脉证并治》）

【方证病机】根据《伤寒论》原文记述，桔梗汤主治风邪热毒客于少阴，上攻咽喉，咽痛喉痹，风热郁肺，致成肺痈，咳嗽，胸满振寒，咽干不渴，时出浊沫，气息腥臭，久则吐脓者。

二、临床应用

通过对桔梗汤现有的临床观察、报道、医案以及各家论述进行整理、归纳、分析，其在临床上治疗上呼吸道感染、肺脓疡、大叶性肺炎等疾病时所用较多。此方加减化裁后也可用于急性中耳炎、病毒性心肌炎、心肌缺血等其他疾病。这些患者通常表现为咽痛，咳吐脓痰黏。

1. 常用

（1）上呼吸道感染。

（2）肺脓疡。

（3）大叶性肺炎。

（4）支气管肺炎。

2. 较常用

（1）急性咽炎。

（2）慢性咽炎。

（3）咽神经紧张综合征。

3. 偶用

（1）急性中耳炎。

（2）病毒性心肌炎。

（3）心肌缺血。

三、禁忌证

（1）肺寒证，出现舌淡紫胖嫩、苔白滑、脉沉迟而弱者，慎用本方。

（2）肺阴虚证，出现舌红少津、脉细数者，慎用本方。

（3）肺气虚证，出现舌淡苔白、脉弱者，慎用本方。

第二节 甘草汤

一、概述

【原文组成】甘草二两

【参考剂量】甘草 6 克。

【煎服法】上一味，以水三升，煮取一升半，去滓。温服七合，日二服。现代用法：水开后煎煮 20 ～ 30 分钟，分两次服用。

【临证指南——经典】

少阴病二三日，咽痛者，可与甘草汤；不差，与桔梗汤。（《伤寒论·辨少阴病脉证并治》）

【方证病机】根据《伤寒论》原文的记述，甘草汤具有清热泻火，解毒缓痛的功效。主治少阴病，咽痛，脉细者，兼治舌肿。

二、临床应用

通过对甘草汤现有的临床观察、报道、医案以及各家论述进行整理、归纳、分析，其在临床上治疗急性咽炎、急性扁桃体炎、急性腮腺炎等疾病时所用较多。此方加减化裁后也可用于痔、脱肛、皮炎等其他疾病。这些患者通常表现为口腔、咽喉等处黏膜溃烂、红肿、疼痛等。

1. 常用

（1）急性咽炎。

（2）急性扁桃体炎。

（3）急性腮腺炎。

2. 较常用

（1）胃溃疡。

（2）胃炎。

3. 偶用

（1）痔疮。

（2）脱肛。

（3）皮炎。

三、禁忌证

虚寒证，出现舌淡、苔白、脉沉迟或细弱者，慎用本方。

第三节　排脓散

一、概述

【原文组成】枳实十六枚　芍药六分　桔梗二分

【参考剂量】枳实 16 克，芍药 18 克，桔梗 6 克。

【煎服法】上三味，杵为散，取鸡子黄一枚，以药散与鸡黄相等，揉和令相得，饮和服之，日一服。现代用法：以水 400mL，煮取 200mL，去滓，冲鸡子黄，分两次服用。

【临证指南——经典】

师曰：诸痈肿，欲知有脓无脓，以手掩肿上，热者为有脓，不热者为无脓。《金匮要略·疮痈肠痈浸淫病脉证并治第十八》

【方证病机】根据《金匮要略》原文记述，排脓散有清热排脓、行气散瘀、养血和血之功，可用于气郁血滞、瘀腐成脓者。化脓性肿胀伴有疼痛，或浸润坚硬及排脓后形成溃疡等；或见脓稠痰、脓血便亦宜；以局部发红、肿胀疼痛为要，但凡病机相应者，均可使用。

二、临床应用

通过对排脓散现有的临床观察、报道、医案以及各家论述进行整理、归纳、分析，其在临床上治疗糜烂性胃炎、胃溃疡、胃脓疡等疾病时所用较多。此方加减化裁后也可用于鼻渊、颌下腺肿、急性化脓性疾病等其他疾病。

1. 常用

（1）糜烂性胃炎。

（2）胃溃疡。

（3）胃脓疡。

（4）急性胃炎。

2. 较常用

（1）冠心病。

（2）心肌炎。

（3）慢性气管炎。

（4）肺气肿。

3. 偶用

（1）鼻渊。

（2）颌下腺肿。

（3）急性化脓性疾病。

三、禁忌证

（1）脾胃气虚证，出现舌质淡或胖、苔薄白者，慎用本方。

（2）贫血、食欲不振、腹泻者慎用本方。

第四节　桔梗白散

一、概述

【**原文组成**】桔梗　贝母各三分　巴豆（去皮，熬，研如脂）一分

【**参考剂量**】桔梗、贝母各9克，巴豆3克。

【**煎服法**】上三味，为散，强人饮服半钱匕，羸者减之。病在膈上者吐脓血，膈下者泻出。若下多不止，饮冷水一杯则定。现代用法：研为细末，温水调服，强壮者用1克，体弱者适当减少。

【**临证指南——经典**】

桔梗白散治咳而胸满，振寒脉数，咽干不渴，时出浊唾腥臭，久久吐脓如米粥者，为肺痈。《金匮要略·肺痿肺痈咳嗽上气病脉证治第七》

【**方证病机**】根据《金匮要略》原文记述，桔梗白散证为胸满、胸痛、咽痛、咳唾脓浊而属寒实者。桔梗、贝母排脓，伍以温下的巴豆，故治痰饮凝结的寒食结胸，如肺痈、白喉以及其他咽喉肿痛、痰阻胸咽，或有痈脓之变，以致呼吸困难、饮食不下而无热证者。

二、临床应用

通过对桔梗白散现有的临床观察、报道、医案以及各家论述进行整理、归纳、

分析，其在临床上治疗肺脓疡、流行性出血热、呼吸暂停低通气综合征等疾病时所用较多。此方加减化裁后也可用于肝腹水、肺脓疡、急性肾功能衰竭等其他疾病。这些患者通常表现为厥逆、大便不通、心下硬痛、咳痰、呕逆、脉沉滑、舌苔白腻等。

1. 常用

（1）肺脓疡。

（2）流行性出血热。

（3）变异性心绞痛。

2. 较常用

（1）支气管哮喘。

（2）中心性肺癌。

（3）间质性肺炎。

（4）呼吸暂停低通气综合征。

3. 偶用

（1）肝腹水。

（2）肺脓疡。

（3）急性肾功能衰竭。

三、禁忌证

口唇赤红、咽喉红肿、鼻黏膜充血者或大便出血者慎用。

第十四章
白头翁汤及其类方

第一节　白头翁汤

一、概述

【原文组成】白头翁二两　黄柏三两　黄连三两　秦皮三两

【参考剂量】白头翁 6 克，黄柏 9 克，黄连 9 克，秦皮 9 克。

【煎服法】上四味，以水七升，煮取二升，去滓。温服一升，不愈，更服一升。现代用法：水开后煎煮 20 ～ 30 分钟，分两次服用。

【临证指南——经典】

（1）热利下重者，白头翁汤主之。（《伤寒论·辨厥阴病脉证并治》）

（2）下利，欲饮水者，以有热故也。白头翁汤主之。（《伤寒论·辨厥阴病脉证并治》）

【方证病机】根据《伤寒论》原文记述，白头翁汤用于治疗热利下重等症。热利，即是下利之属于热者，不必指身热，但脉、舌、腹候有热象者。下重指里急后重，表现为腹痛急迫欲下，肛门重坠难出。

二、临床应用

通过对白头翁汤现有的临床观察、报道、医案以及各家论述进行整理、归纳、分析，其在临床上治疗细菌性痢疾、阿米巴痢疾、急性肠炎等疾病时所用较多。此方加减化裁后也可用于泌尿道感染、附件炎、盆腔炎等其他疾病。这些患者通常表现为腹痛急迫欲下，肛门重坠难出等。

1. 常用

（1）细菌性痢疾。

（2）阿米巴痢疾。

（3）急性肠炎。

（4）慢性结肠炎。

（5）肠伤寒。

2. 较常用

（1）肝硬化。

（2）阿米巴性肝脓肿。

（3）肾盂肾炎。

（4）淋菌性尿道炎。

3. 偶用

（1）泌尿道感染。

（2）附件炎。

（3）盆腔炎。

（4）阴道炎。

三、禁忌证

（1）寒湿下利证，临床表现为头身困重、关节疼痛、无汗、胃脘疼痛、大便多溏、舌淡、苔白润、脉濡弱者，慎用本方。

（2）虚寒下利证，出现舌淡、苔白、脉沉迟或细弱者，慎用本方。

四、相关方剂比较

1. 白头翁加阿胶甘草汤

白头翁加阿胶甘草汤是在白头翁汤的基础上加入甘草二两、阿胶二两。白头翁汤单纯祛邪；白头翁加甘草阿胶汤清热燥湿，养血益胃。

2. 葛根芩连汤

白头翁汤和葛根芩连汤的组成药物都有黄连，白头翁汤用黄柏、秦皮、白头翁。葛根芩连汤是太阳阳明合病的下利，而白头翁汤是单纯的热性下利，属于阳明病，这是二者最大的鉴别，太阳阳明合病，就用葛根芩连汤，如果是阳明病，就用白头翁汤。

第二节　白头翁加阿胶甘草汤

一、概述

【原文组成】白头翁二两　甘草二两　阿胶二两　黄连三两　黄柏三两　秦皮三两

【参考剂量】白头翁 6 克，甘草 6 克，阿胶 6 克，黄连 9 克，黄柏 9 克，秦皮 9 克。

【煎服法】上六味，以水七升，煮取二升半，纳胶令消尽，分温三服。现代用法：水开后煎煮 20～30 分钟，分两次服用。

【临证指南——经典】

产后下利虚极，白头翁加甘草阿胶汤主之。（《金匮要略·妇人产后病脉证并治第二十一》）

【方证病机】 根据《金匮要略》原文记述，白头翁加阿胶甘草汤用于治疗"产后下利虚极"。虚极，即疲乏少气的意思。妇人产后而病痢，因其人疲乏且气血亏虚，故在治疗热利下重的白头翁汤的基础上加甘草、阿胶。但此方的应用并不限于产后。凡白头翁汤证，若所下为血便、或黏血便而虚乏少气者，即宜本方。

二、临床应用

通过对白头翁加阿胶甘草汤现有的临床观察、报道、医案以及各家论述进行整理、归纳、分析，其在临床上治疗慢性细菌性痢疾、阿米巴痢疾、急性坏死性肠炎等疾病时所用较多。此方加减化裁后也可用于放射性直肠炎、遗精、急性结膜炎等其他疾病。这些患者通常表现为血便、或黏血便而虚乏少气。

1. 常用

（1）慢性细菌性痢疾。

（2）阿米巴痢疾。

（3）急性坏死性肠炎。

（4）滴虫性肠炎。

2. 较常用

（1）急性泌尿系感染。

（2）宫颈切除后引起的大出血。

（3）红斑性狼疮。

3. 偶用

（1）放射性直肠炎。

（2）短暂阵发性心动过速。

（3）遗精。

（4）急性结膜炎。

三、禁忌证

虚寒泻痢，临床表现为食欲不振、大便不成形、频繁腹泻、腹痛、四肢发凉、舌质淡、苔薄白、脉细弱无力者忌服本方。

四、相关方剂比较

白头翁汤

见本章第一节。

第十五章
真武汤及其类方

第一节　真武汤

一、概述

【原文组成】茯苓三两　芍药三两　生姜（切）三两　白术二两　附子（炮，去皮）一枚

【参考剂量】茯苓9克，芍药9克，生姜9克，白术6克，附子5克。

【煎服法】上五味，以水八升，煮取三升，去滓。温服七合，日三服。现代用法：水开后煎煮20～30分钟，分两次服用。

【临证指南——经典】

（1）少阴病，二三日不已，至四五日，腹痛，小便不利，四肢沉重疼痛，自下利者，此为有水气。其人或咳，或小便利，或下利，或呕者，真武汤主之。（《伤寒论·辨少阴病脉证并治》）

（2）太阳病发汗，汗出不解，其人仍发热，心下悸，头眩，身瞤动，振振欲擗地者，真武汤主之。（《伤寒论·辨太阳病脉证并治》）

【方证病机】根据《伤寒论》原文的记述，真武汤证一方面有太阴病脾阳不足，水湿内盛的表现：腹痛、四肢沉重疼痛、大便稀溏等；另一方面有少阴病肾阳虚的表现：但欲寐，精神萎靡不振，面色晦暗，怕冷，右尺脉沉细弱，小便不利等；此外还有厥阴肝阴血亏虚的表现：腹痛拘急，四肢疼痛，或者腿抽筋等。舌脉常为舌淡胖，苔白润，脉沉伏或微细无力。

二、临床应用

通过对真武汤现有的临床观察、报道、医案以及各家论述进行整理、归纳、分析，其在临床上治疗慢性肾小球肾炎、慢性肾盂肾炎、肾衰竭等疾病时所用较多。此方加减化裁后也可用于慢性支气管炎、慢性支气管哮喘、肺气肿等其他疾病。这些患者通常表现为腹痛、四肢沉重疼痛、大便稀溏、欲寐，精神萎靡不振，面色晦暗，怕冷，右尺脉沉细弱，小便不利等。

1. 常用

（1）慢性肾小球肾炎。

（2）慢性肾盂肾炎。

（3）肾衰竭。

（4）肾病综合征。

2. 较常用

（1）心源性水肿。

（2）心力衰竭。

（3）肺源性心脏病。

（4）风湿性心脏病。

（5）心律失常。

（6）慢性肠炎。

（7）肠结核。

3. 偶用

（1）慢性支气管炎。

（2）慢性支气管哮喘。

（3）肺气肿。

（4）甲状腺功能低下。

（5）梅尼埃病。

三、禁忌证

（1）阴虚水气证，临床表现为食欲不振、面色苍白，舌红、苔少、边有齿印，脉细数者，慎用本方。

（2）舌燥少津者，忌用本方。

（3）头眩身动、振振欲擗地者，证属阴虚风动者禁用本方。

（4）脉浮兼有恶寒者禁用本方。

四、相关方剂比较

1. 附子汤

附子汤与真武汤相比，药物只差一味。两方都可治疗肾阳虚，水湿内停诸症。附子汤能够达到温经散寒的功效，同时还具有排寒祛湿的效果，可用于改善风湿痹痛所引起的关节肿胀和关节疼痛，同时对于关节活动不利或活动功能障碍也能起到调理的效果，对于类风湿关节炎和风湿性关节炎所造成的关节疼痛，也有止痛的效果；真武汤主要具有温阳利水的功效，可用于改善脾胃虚弱所引起的水运不顺畅，同时对于身体水肿和四肢困重也能起到调理的效果。

2. 肾着汤

见第十章第五节。

第二节　附子汤

一、概述

【原文组成】附子（炮，去皮）二枚　茯苓三两　人参二两　白术四两　芍药三两

【参考剂量】附子 10 克，茯苓 9 克，人参 6 克，白术 12 克，芍药 9 克。

【煎服法】上五味，以水八升，煮取三升，去滓。温服一升，日三服。现代用法：水开后煎煮 20 ～ 30 分钟，分两次服用。

【临证指南——经典】

（1）少阴病，得之一二日，口中和，其背恶寒者，当灸之，附子汤主之。（《伤寒论·辨少阴病脉证并治》）

（2）少阴病，身体痛，手足寒，骨节痛，脉沉者，附子汤主之。（《伤寒论·辨少阴病脉证并治》）

（3）妇人怀娠六七月，脉弦发热，其胎愈胀，腹痛恶寒，少腹如扇，所以然者，子脏开故也，当以附子汤温其脏。（《金匮要略·妇人妊娠病脉证并治第二十》）

【方证病机】根据《伤寒论》和《金匮要略》原文的记述，附子汤证具有温经散寒之功效。主治少阴病，得之一二日，口中和，其背恶寒者，少阴病，身体痛，手足寒，骨节痛，脉沉者。

二、临床应用

通过对附子汤现有的临床观察、报道、医案以及各家论述进行整理、归纳、分析，其在临床上治疗风湿性关节炎、类风湿关节炎、风湿性肌肉疼痛等疾病时所用较多。此方加减化裁后也可用于慢性输卵管不孕、强直性脊柱炎、肥胖症等其他疾病。这些患者通常表现为后背恶寒、肢体拘急、关节冷痛或头晕、小便不利而脉沉等。

1. 常用

（1）风湿性关节炎。

（2）类风湿关节炎。

（3）风湿性肌肉疼痛。

2. 较常用

（1）习惯性流产。

（2）妊娠腹痛。

（3）妊娠中毒症。

（4）慢性盆腔炎。

（5）慢性附件炎。

3. 偶用

（1）慢性输卵管不孕。

（2）强直性脊柱炎。

（3）肥胖症。

三、禁忌证

（1）阴虚证，出现阴津亏甚、舌质红、舌有裂纹者，慎用本方。

（2）痰热证，出现舌苔黄腻、脉滑数或弦滑者，慎用本方。

四、相关方剂比较

真武汤

见本章第一节。

第十六章

四逆汤及其类方

第一节 四逆汤

一、概述

【原文组成】炙甘草二两　干姜一两半　附子（去皮）一枚

【参考剂量】炙甘草6克，干姜4.5克，生附子5克。

【煎服法】上三味，以水三升，煮取一升二合，去滓。分温再服，强人可大附子一枚，干姜三两。现代用法：水开后煎煮20～30分钟，分两次服用。

【临证指南——经典】

（1）伤寒，脉浮，自汗出，小便数，心烦，微恶寒，脚挛急，反与桂枝欲攻其表，此误也。得之便厥，咽中干，烦躁吐逆者，作甘草干姜汤与之，以复其阳。若厥愈足温者，更作芍药甘草汤与之，其脚即伸。若胃气不和，谵语者，少与调胃承气汤。若重发汗，复加烧针者，四逆汤主之。（《伤寒论·辨太阳病脉证并治上》）

（2）伤寒，医下之，续得下利清谷不止，身疼痛者，急当救里；后身疼痛，清便自调者，急当救表。救里宜四逆汤，救表宜桂枝汤。（《伤寒论·辨太阳病脉证并治中》）

（3）病发热，头痛，脉反沉，若不瘥，身体疼痛，当救其里，宜四逆汤。（《伤寒论·辨太阳病脉证并治中》）

（4）脉浮而迟，表热里寒，下利清谷者，四逆汤主之。（《伤寒论·辨阳明病脉证并治》）

（5）少阴病，脉沉者，急温之，宜四逆汤。（《伤寒论·辨少阴病脉证并治》）

（6）少阴病，饮食入口则吐，心中温温欲吐，复不能吐，初得之，手足寒，脉弦迟者，此胸中实，不可下也，当吐之。若膈上有寒饮，干呕者，不可吐也，当温之，宜四逆汤。（《伤寒论·辨少阴病脉证并治》）

（7）大汗出，热不去，内拘急，四肢疼，又下利厥逆而恶寒者，四逆汤主之。（《伤寒论·辨厥阴病脉证并治》）

（8）大汗，若大下利而厥冷者，四逆汤主之。（《伤寒论·辨厥阴病脉证并治》）

（9）下利腹胀满，身体疼痛者，先温其里，乃攻其表。温里宜四逆汤，攻表宜

桂枝汤。(《伤寒论·辨厥阴病脉证并治》)

（10）呕而脉弱，小便复利，身有微热，见厥者难治，四逆汤主之。(《伤寒论·辨厥阴病脉证并治》)

（11）吐利，汗出，发热，恶寒，四肢拘急，手足厥冷者，四逆汤主之。(《伤寒论·辨霍乱病脉证并治》)

（12）既吐且利，小便复利而大汗出，下利清谷，内寒外热，脉微欲绝者，四逆汤主之。(《伤寒论·辨霍乱病脉证并治》)

【方证病机】根据《伤寒论》原文的记述，四逆汤为温里剂，具有温中祛寒，回阳救逆之功效。用于阳虚欲脱，冷汗自出，四肢厥逆，下利清谷，脉微欲绝。

二、临床应用

通过对四逆汤现有的临床观察、报道、医案以及各家论述进行整理、归纳、分析，其在临床上治疗风湿性心脏病、肺源性心脏病之心力衰竭、休克等疾病时所用较多。此方加减化裁后也可用于甲状腺功能低下症、内分泌失调性水肿、风湿性关节炎等其他疾病。这些患者通常表现为四肢厥逆、身体疼痛、精神委靡、二便清利、脉微欲绝属里虚寒甚等。

1. 常用
（1）风湿性心脏病。
（2）肺源性心脏病之心力衰竭。
（3）休克。
（4）心肌梗死完全性右束支传导阻滞。
（5）病态窦房结综合征。

2. 较常用
（1）慢性肠胃炎。
（2）急性肠胃炎。
（3）病毒性肝炎。
（4）肺气肿。
（5）肺实质纤维化。
（6）支气管哮喘。
（7）慢性咽炎。
（8）口腔溃疡。
（9）鼻衄。

3. 偶用
（1）甲状腺功能低下症。
（2）内分泌失调性水肿。
（3）风湿性关节炎。

（4）类风湿关节炎。

（5）骨质增生。

三、禁忌证

（1）痰热证，症见舌苔黄腻、脉滑数或弦滑等，慎用本方。

（2）湿热证，症见汗出、胸痞、苔白、口渴不思饮等，慎用本方。

（3）阴虚火旺证，症见咽干口燥、烘热汗出、心烦易怒、舌质红绛等，慎用本方。

（4）阳气暴脱者，症见大汗淋漓、手足厥冷、目合口开、手撒尿遗、脉微细欲绝者，忌用此方。

（5）平素血虚风动，临床表现为头痛、发热、恶寒无汗、鼻塞、唇燥、咽干、干咳、胸滞、胁痛、皮肤干燥、舌苔白薄而干、脉浮涩者，慎用此方。

（6）阳郁厥证，症见四肢末端不温、腹痛、腹泻、胸胁满闷胀痛、舌淡红、脉弦等，忌用此方。

（7）本方是温热之剂，若患者面色红润、口臭声粗、大便燥结、小便短赤、脉数滑有力、舌质红瘦、苔焦黄或黄腻，忌用本方。

四、相关方剂比较

1. 通脉四逆汤

通脉四逆汤的药物与四逆汤相同，所不同的是其剂量比四逆汤大。通脉四逆汤扶阳回苏的功效比四逆汤更好。

2. 四逆加人参汤

四逆加人参汤是在四逆汤的基础上加入人参一两。四逆汤证为下利，若利止而四逆证仍在，则于四逆加人参汤益气固脱，使阳气回复，阴血自生，临床凡是四逆汤证而见气短、气促者，均可用四逆加人参汤急救。

3. 茯苓四逆汤

茯苓四逆汤在四逆汤的基础上加入茯苓四两、人参一两。四逆汤证仅仅只是阳虚；阴阳两虚则用茯苓四逆汤，重用茯苓来除烦，加人参来益气养阴。

4. 白通汤

白通汤即四逆汤去甘草，减少干姜用量，再加葱白而成。四逆汤证为少阴病，见脉微细、肾精不足、心脉不足、四肢厥逆；白通汤证也为少阴病，下利，但是没有四肢厥逆。

5. 干姜附子汤

干姜附子汤中干姜一两，附子（大者）一枚；四逆汤中用附子一枚，干姜一两半，强壮的人可以用大附子一枚。从表现来看，四逆汤证为少阴病，脉微细、肾精不足、心脉不足、呕吐、下利、四肢厥逆；干姜附子汤证表现为昼日烦躁、夜里安静、不呕不渴，无四逆无腹泻，是表证下之后，复发汗误治以后，重伤阳气所致。

第二节　通脉四逆汤

一、概述

【原文组成】炙甘草二两　干姜三两（强人可四两）　生附子（去皮）大者一枚

【参考剂量】炙甘草6克，干姜9克，生附子8克。

【煎服法】上三味，以水三升，煮取一升二合，去滓。分温再服。现代用法：水开后煎煮20～30分钟，分两次服用。

【临证指南——经典】

（1）少阴病，下利清谷，里寒外热，手足厥逆，脉微欲绝，身反不恶寒，其人面色赤，或腹痛，或干呕，或咽痛，或利止脉不出者，通脉四逆汤主之。（《伤寒论·辨少阴病脉证并治》）

（2）下利清谷，里寒外热，汗出而厥者，通脉四逆汤主之。（《伤寒论·辨厥阴病脉证并治》）

【方证病机】根据《伤寒论》原文记述，通脉四逆汤条文出现的症状包括下利清谷、或利止、或干呕，脉微欲绝或脉不出、手足厥逆、里寒外热、身反不恶寒、面色赤、或咽痛、或腹痛、汗出而厥。其病机为阴盛格阳而出现了"假热"，如里寒外热、身反不恶寒、面色赤、咽痛等症状。因此当患者在里虚里寒的基础上（包括下利清谷，出现脉微欲绝或脉不出、腹痛等），出现"假热"之象，需要考虑使用通脉四逆汤。

二、临床应用

通过对通脉四逆汤现有的临床观察、报道、医案以及各家论述进行整理、归纳、分析，其在临床上治疗风湿性心脏病、肺源性心脏病之心力衰竭、休克等疾病时所用较多。此方加减化裁后也可用于甲状腺功能低下症、内分泌失调性水肿、风湿性关节炎等其他疾病。这些患者通常表现为下利清谷、脉微欲绝或脉不出、手足厥逆、身反不恶寒、面色赤等。

1. 常用

（1）风湿性心脏病。

（2）肺源性心脏病之心力衰竭。

（3）休克。

（4）心肌梗死完全性右束支传导阻滞。

（5）病态窦房结综合征。

2. 较常用

（1）慢性肠胃炎。

（2）急性肠胃炎。

（3）胃下垂。

（4）病毒性肝炎。

（5）肺气肿。

（6）肺实质纤维化。

（7）支气管哮喘。

（8）慢性咽炎。

（9）口腔溃疡。

（10）鼻衄。

3. 偶用

（1）甲状腺功能低下症。

（2）内分泌失调性水肿。

（3）风湿性关节炎。

（4）类风湿关节炎。

（5）骨质增生。

三、禁忌证

（1）痰热证，舌苔黄腻、脉滑数或弦滑者，慎用本方。

（2）湿热证，汗出、胸痞、苔白、口渴不思饮者，慎用本方。

（3）阴虚证，阴津亏甚、舌质红、舌有裂纹者，慎用本方。

（4）阳气暴脱者，症见大汗淋漓、手足厥冷、目合口开、手撒尿遗、脉微细欲绝者，忌用此方。

（5）阳气郁闭导致手足冷，临床表现为平素情志不遂，对外界环境容易敏感，舌苔厚、脉弦者忌用本方。

（6）本方是温热之剂，若患者面色红润、口臭声粗、大便燥结、小便短赤、脉数滑有力、舌质红瘦、苔焦黄或黄腻，忌用本方。

四、相关方剂比较

四逆汤

见本章第一节。

第三节　通脉四逆加猪胆汁汤

一、概述

【原文组成】炙甘草二两　干姜三两（强人可四两）　生附子（去皮）大者一枚　猪胆汁半合

【参考剂量】炙甘草 6 克，干姜 9 克，生附子 8 克，猪胆汁 3mL。

【煎服法】上四味，以水三升，煮取一升二合，去滓，内猪胆汁，分温再服。现代用法：以水 600mL，煮取 240mL，去滓，加猪胆汁，分两次服用。

【临证指南——经典】

吐已下断，汗出而厥，四肢拘急不解，脉微欲绝者，通脉四逆加猪胆汁汤主之。（《伤寒论·辨霍乱病脉证并治》）

【方证病机】根据《伤寒论》原文记述，通脉四逆加猪胆汁汤用于治疗患者"吐已下断"，出现"汗出而厥"等阳虚欲脱，以及"四肢拘急不解"等阴液涸竭之象，其证最属危笃，有阴阳离决之势。"脉微欲绝"表明阴阳皆虚弱至极。一方面用通脉四逆汤扶阳，一面重加猪胆汁益阴清热，将通脉四逆汤融纳于胆汁润沃之中。于阴，为激发阴气，以为藏起亟之本；于阳，为维护残阳，以为摄阳奠定之根。

二、临床应用

通过对通脉四逆加猪胆汁汤现有的临床观察、报道、医案以及各家论述进行整理、归纳、分析，其在临床上治疗风湿性心脏病、肺源性心脏病之心力衰竭、休克等疾病时所用较多。此方加减化裁后也可用于甲状腺功能低下症、内分泌失调性水肿、风湿性关节炎等其他疾病。这些患者通常表现为脉微欲绝、汗出而厥等。

1. 常用
（1）风湿性心脏病。
（2）肺源性心脏病之心力衰竭。
（3）休克。
（4）心肌梗死完全性右束支传导阻滞。
（5）病态窦房结综合征。

2. 较常用
（1）慢性肠胃炎。
（2）急性肠胃炎。
（3）胃下垂。
（4）病毒性肝炎。

（5）肺气肿。

（6）肺实质纤维化。

（7）支气管哮喘。

（8）慢性咽炎。

（9）口腔溃疡。

（10）鼻衄。

3. 偶用

（1）甲状腺功能低下症。

（2）内分泌失调性水肿。

（3）风湿性关节炎。

（4）类风湿关节炎。

（5）骨质增生。

（6）慢性肾炎。

（7）肾病综合征。

三、禁忌证

（1）痰热证，出现舌苔黄腻、脉滑数或弦滑者，慎用本方。

（2）湿热证，出现汗出、胸痞、苔白、口渴不思饮者，慎用本方。

（3）阴虚证，出现阴津亏甚、舌质红、舌有裂纹者，慎用本方。

四、相关方剂比较

通脉四逆汤

通脉四逆汤的主要成分包括甘草、干姜和附子，通脉四逆加猪胆汁汤则在通脉四逆汤的基础上加入了猪胆汁。虽然两者都用于治疗阳虚症状，但通脉四逆加猪胆汁汤在通脉四逆汤的基础上更侧重于回阳救阴，适用于阴阳气并竭的情况，而通脉四逆汤则更侧重于大力回阳，温通脉气。

第四节　四逆加人参汤

一、概述

【原文组成】炙甘草二两　干姜一两半　生附子（去皮）一枚　人参一两

【参考剂量】炙甘草 6 克，干姜 4.5 克，生附子 5 克，人参 3 克。

【煎服法】上四味，以水三升，煮取一升二合，去滓，分温再服。现代用法：水开后煎煮 20 ～ 30 分钟，分两次服用。

【临证指南——经典】

恶寒，脉微而复利，利止，亡血也，四逆加人参汤主之。(《伤寒论·辨霍乱病脉证并治》)

【方证病机】根据《伤寒论》原文记述，四逆加人参汤是治亡阴利止之方。盖阴亡则阳气亦与之俱去，故不当独治其阴，而以干姜、附子温经助阳，人参、甘草生津和阴。

二、临床应用

通过对四逆加人参汤现有的临床观察、报道、医案以及各家论述进行整理、归纳、分析，其在临床上治疗冠心病、心力衰竭、心肌缺血等疾病时所用较多。此方加减化裁后也可用于慢性咽炎、口腔溃疡、鼻衄等其他疾病。这些患者通常表现为吐、利导致亡血过多，脉微细不起，目眶凹陷，四肢厥冷等。

1. 常用

（1）冠心病。

（2）心力衰竭。

（3）心肌缺血。

（4）心肌梗死。

2. 较常用

（1）急性肠胃炎。

（2）慢性肠胃炎。

（3）慢性胰腺炎。

（4）肝昏迷。

（5）胃下垂。

（6）病毒性肝炎。

（7）肺气肿。

（8）肺实质纤维化。

（9）支气管哮喘。

3. 偶用

（1）慢性咽炎。

（2）口腔溃疡。

（3）鼻衄。

（4）甲状腺功能低下症。

（5）内分泌失调性水肿。

（6）风湿性关节炎。

（7）类风湿关节炎。

（8）骨质增生。

三、禁忌证

（1）痰热证，出现舌苔黄腻、脉滑数或弦滑者，慎用本方。

（2）湿热证，出现汗出、胸痞、苔白、口渴不思饮者，慎用本方。

（3）阴虚证，出现阴津亏甚、舌质红、舌有裂纹者，慎用本方。

（4）血虚寒厥，见手足厥寒、脉细欲绝者，忌用此方。

（5）阳郁厥证，症见四肢末端不温、腹痛、腹泻、胸胁满闷胀痛、舌淡红、脉弦等，忌用此方。

四、相关方剂比较

四逆汤

见本章第一节。

第五节　茯苓四逆汤

一、概述

【原文组成】茯苓四两　人参一两　生附子（去皮）一枚　炙甘草二两　干姜一两半

【参考剂量】茯苓 12 克，人参 3 克，生附子 5 克，炙甘草 6 克，干姜 4.5 克。

【煎服法】上五味，以水五升，煮取三升，去滓，温服七合，日二服。现代用法：水开后煎煮 20 ～ 30 分钟，分两次服用。

【临证指南——经典】

发汗，若下之，病仍不解，烦躁者，茯苓四逆汤主之。（《伤寒论·辨太阳病脉证并治中》）

【方证病机】根据《伤寒论》原文记述，茯苓四逆汤用于治疗汗下之后仍不解，出现烦躁等症状。"病仍不解"指仍有恶寒、发热等症状。茯苓四逆汤为四逆汤的加减方，以方测证，此方证当有四肢厥冷、畏寒等虚寒之象。仲景于汗、吐、下后阴伤之证，用人参以救阴。加入茯苓，当有阳虚水停，可见心悸、心烦、小便不利等。故茯苓四逆汤所主的病证可概括为心悸、烦躁，并且伴有四肢厥冷、惊惕、小便不利、肢体浮肿，脉沉微，苔白而润等阳虚水停之象。

二、临床应用

通过对茯苓四逆汤所在条文、所含药物、所治症状分析，临床符合其主治病变证机与审证要点的疾病，如心力衰竭、心肌梗死、心肌缺血等临证均可选用本方，也可用于肝昏迷、肾功能衰竭、急性肠胃炎等。这些患者通常表现为心悸、烦躁，同时兼有四肢厥冷、惊惕、小便不利、肢体浮肿，脉沉微，苔白而润等阳虚水停之象。

1. 常用
（1）急、慢性心力衰竭。
（2）急、慢性心肌梗死。
（3）心肌缺血。
（4）各种休克。

2. 较常用
（1）肝昏迷。
（2）肾功能衰竭。
（3）急性肠胃炎。

3. 偶用
（1）泄泻。
（2）头痛。
（3）心悸气喘。

三、禁忌证

（1）肾阴虚证，出现舌红少津、脉细数、舌有裂纹者，慎用本方。
（2）喜冷性饮食、小便通利之烦躁证，绝不可服本方。
（3）痰热证，出现舌苔黄腻、脉滑数或弦滑者，慎用本方。
（4）阳郁水停，临床表现为腰膝酸软、耳鸣、身体浮肿、心悸、气短、咳喘痰鸣、舌质淡胖、苔白滑、脉沉迟无力等，忌用此方。

四、相关方剂比较

1. 四逆汤
见本章第一节。

2. 四逆加人参汤
茯苓四逆汤和四逆加人参汤两方组成十分接近，人参、附子、干姜、炙甘草均相同，仅一味茯苓之别，四逆加人参是治亡阴利止之方，盖阴亡则阳气亦与之俱去，故不当独治其阴，而以干姜、附子温经助阳，人参、甘草生津和阴。由于茯苓四逆汤中使用了大量的茯苓（四两），故可以治疗因"发汗，若下之，病仍不解"的阳虚厥逆烦躁者，以茯苓可养心宁神。

3. 调胃承气汤
茯苓四逆汤和调胃承气汤的组成药物都有甘草，茯苓四逆汤用茯苓、附子、干姜、人参，调胃承气汤用大黄、芒硝、酒。茯苓四逆汤具有回阳益阴之功效。主治发汗，若下之，病仍不解，烦躁者。症见四肢厥逆、烦躁、心悸、舌淡苔白滑、脉微欲绝；调胃承气汤能调和肠胃，承顺胃气，驱除肠胃积热，使胃气得和，气机相接，从而诸证皆除。

第六节　白通汤

一、概述

【原文组成】葱白四茎　干姜一两　生附子（去皮）一枚

【参考剂量】葱白四根，干姜3克，生附子5克。

【煎服法】上三味，以水三升，煮取一升，去滓，分温再服。现代用法：水开后煎煮20～30分钟，分两次服用。

【临证指南——经典】

（1）少阴病，下利，白通汤主之。（《伤寒论·辨少阴病脉证并治》）

（2）少阴病，下利，脉微者，与白通汤；利不止，厥逆无脉，干呕烦者，白通加猪胆汁汤主之。（《伤寒论·辨少阴病脉证并治》）

【方证病机】根据《伤寒论》原文记述，白通汤用于治疗少阴病兼有下利。条文中记述的症状较少。此方为四逆汤的加减方，因此患者会出现畏寒喜暖、四肢厥冷、神倦欲寐等。葱白在《神农本草经》中被认为治疗"主伤寒寒热，出汗中风，面目肿"。因此白通汤也可以治疗少阴病阳虚血少，同时兼有恶寒等表证。下利伤阴，条文中的下利，表明患者阴血的亏少。因为阴血亏虚，不可发大汗，只能微微发汗，所以麻黄、桂枝都不宜，而以葱白解表。脉微表明患者气血阴阳俱虚，但尚且有脉，病情不及白通加猪胆汁汤证严重。

二、临床应用

通过对白通汤现有的临床观察、报道、医案以及各家论述进行整理、归纳、分析，其在临床上治疗心力衰竭、休克、心律不齐等疾病时所用较多。此方加减化裁后也可用于尿毒症、眼科之前房积液、雷诺病等其他疾病。这些患者通常表现为畏寒喜暖、四肢厥冷、神倦欲寐等。

1. 常用

（1）心力衰竭。

（2）休克。

（3）心律不齐。

（4）心动过缓。

2. 较常用

（1）慢性肠胃炎。

（2）肝昏迷。

（3）霍乱。

（4）肠伤寒。

3. 偶用

（1）尿毒症。

（2）眼科之前房积液。

（3）雷诺病。

三、禁忌证

（1）痰热证，出现舌苔黄腻、脉滑数或弦滑者，忌用本方。

（2）湿热证，出现汗出、胸痞、苔白、口渴不思饮者，忌用本方。

（3）阴虚证，出现阴津亏甚、舌质红、舌有裂纹者，忌用本方。

（4）阳虚欲脱，出现畏寒肢冷、神疲倦怠、冷汗出、气喘、二便不固等，忌用此方。

四、相关方剂比较

1. 四逆汤

见本章第一节。

2. 白通加猪胆汁汤

白通加猪胆汁汤是在白通汤的基础上加入人尿和猪胆汁。白通汤功在破阴回阳，交通上下，主治阴盛戴阳证，症见下利脉微，恶寒厥逆，面色赤；白通加猪胆汁汤咸寒苦降，兼滋阴液，主治阴寒太盛，与阳药格拒，症见下利不止，厥逆无脉，干呕心烦。

第七节　白通加猪胆汁汤

一、概述

【原文组成】葱白四茎　干姜一两　生附子（去皮）一枚　人尿五合　猪胆汁一合

【参考剂量】葱白四根，干姜3克，生附子5克，人尿30mL，猪胆汁6mL。

【煎服法】上五味，以水三升，煮取一升，去滓，内胆汁、人尿，和令相得。

分温再服，若无胆，亦可用。现代用法：以水 600 毫升，煮取 200 毫升，去滓，纳胆汁、人尿，搅匀，分两次服。

【临证指南——经典】

少阴病，下利，脉微者，与白通汤。利不止，厥逆无脉，干呕烦者，白通加猪胆汁汤主之。服汤，脉暴出者死，微续者生。（《伤寒论·辨少阴病脉证并治》）

【方证病机】根据《伤寒论》，"利不止"指的是用过白通汤后下利的情况还没有停止，又出现厥逆无脉，因而更加虚弱。干呕，说明中焦虚弱。此时就需要在白通汤的基础上加人尿、猪胆汁。猪胆汁可清热、益阴、除烦，针对患者出现的烦躁，类似的用法有通脉四逆加猪胆汁汤。关于人尿，白通汤加人尿方，其实是用于白通汤无效以后所使用的，加人尿的用意是把热药带入阴分，同时补充阴液，也就是因为下利大量丢失的电解质。

二、临床应用

通过对白通加猪胆汁汤现有的临床观察、报道、医案以及各家论述进行整理、归纳、分析，其在临床上治疗心力衰竭、休克、心律不齐等疾病时所用较多。此方加减化裁后也可用于尿毒症、眼科之前房积液、雷诺病等其他疾病。

1. 常用

（1）心力衰竭。

（2）休克。

（3）心律不齐。

（4）心动过缓。

2. 较常用

（1）慢性肠胃炎。

（2）肝昏迷。

（3）霍乱。

（4）肠伤寒。

3. 偶用

（1）尿毒症。

（2）眼科之前房积液。

（3）雷诺病。

三、禁忌证

（1）痰热证，出现舌苔黄腻、脉滑数或弦滑者，慎用本方。

（2）湿热证，出现汗出、胸痞、苔白、口渴不思饮者，慎用本方。

（3）阴虚证，出现阴津亏甚、舌质红、舌有裂纹者，慎用本方。

四、相关方剂比较

白通汤

见本章第六节。

第八节　干姜附子汤

一、概述

【原文组成】干姜一两　生附子（去皮）一枚

【参考剂量】干姜 3 克，生附子 5 克。

【煎服法】上二味，以水三升，煮取一升，去滓，顿服。现代用法：水开后煎煮 20 ～ 30 分钟，顿服。

【临证指南——经典】

下之后，复发汗，昼日烦躁不得眠，夜而安静，不呕，不渴，无表证，脉沉微，身无大热者，干姜附子汤主之。（《伤寒论·辨太阳病脉证并治中》）

【方证病机】根据《伤寒论》原文记述，干姜附子汤证包括"昼日烦躁不得眠，夜而安静""不呕""不渴""无表证""脉沉微""身无大热"。患者出现烦躁，是因白天自然界阳气充足，患者的阳气得到外界阳气的辅助，而勉强与阴寒抗争，争而不胜，故而心烦。晚上因真阳无助，无力与阴寒抗争，阴阳休战，故而安静。然烦躁也常见于少阳病、阳明病。"不呕"是说明没有少阳病，因为出现呕吐等脾胃症状兼有心烦，医者需要与少阳病鉴别。心烦兼有口渴通常考虑为阳明病，"不渴"说明不是阳明病，排除了患者属于承气汤证、白虎汤证等。"无表证"指没有头痛、身痛、鼻塞、四肢酸痛等症状，排除了患者属于太少两感的麻黄附子细辛汤证等。脉沉微，沉和微都是阳虚之象，可见本条是阳虚较甚，阴寒内盛。凡阴寒内盛，阳虚欲脱的危急重症，需要力挽狂澜，救人一线之间的时候，都是干姜、附子配伍使用的。以方测证，此方证患者舌象应为舌淡胖，舌边可见齿痕，舌苔白。与四逆汤比较，本方不用甘草之缓敛，有利于迅速发挥姜、附消阴回阳的作用。此方用药的精准不仅仅在方剂的药味组成上体现，煎服法的变化也体现了治疗的精准有效。此方煎汤一次顿服，使药力集中，收效更快，利在速决。

二、临床应用

通过对干姜附子汤现有的临床观察、报道、医案以及各家论述进行整理、归纳、分析，其在临床上治疗心力衰竭、心肌梗死、各种原因导致的休克等疾病时所用较多。此方加减化裁后也可用于肝硬化腹水、慢性咽炎、胃脘痛等其他疾病。

1.常用

（1）心力衰竭。

（2）心肌梗死。

（3）各种原因导致的休克。

2.较常用

（1）急性肠胃炎。

（2）慢性肠胃炎。

（3）风湿性关节炎。

3.偶用

（1）肝硬化腹水。

（2）慢性咽炎。

（3）胃脘痛。

三、禁忌证

（1）肾阴虚证，出现舌红少津、脉细数者，慎用本方。

（2）痰热证，出现舌苔黄腻、脉滑数或弦滑者，慎用本方。

（3）气脱证，出现汗出不止、精神萎靡、舌淡胖、脉细微者，忌用此方。

四、相关方剂比较

四逆汤

见本章第一节。

第九节　乌头赤石脂丸

一、概述

【原文组成】蜀椒一两　乌头一分　炮附子半两　干姜一两　赤石脂一两

【参考剂量】蜀椒3克，乌头0.8克，炮附子1.5克，干姜3克，赤石脂3克。

【煎服法】上五味，末之，蜜丸如桐子大，先服食一丸，日三服。现代用法：研末，炼蜜为丸，每服2克，每日服3次。

【临证指南——经典】

心痛彻背，背痛彻心，乌头赤石脂丸主之。（《金匮要略·胸痹心痛短气病脉证并治第九》）

【方证病机】根据《金匮要略》原文记述，乌头赤石脂丸具有逐寒止痛之功效。主治心痛彻背，背痛彻心。临床上用于治疗阴寒腹痛和胃脘疼痛。余用其治疗十二指肠溃疡之心背痛，效果也很明显。也可用于心绞痛，阴寒下利，腹髀疼痛者。

二、临床应用

通过对乌头赤石脂丸现有的临床观察、报道、医案以及各家论述进行整理、归纳、分析，其在临床上治疗冠心病、肺源性心脏病、心律不齐等疾病时所用较多。此方加减化裁后也可用于风湿性关节炎、类风湿关节炎等其他疾病。这些患者通常表现为四肢厥冷，脉沉紧，舌淡苔白等。

1. 常用
（1）冠心病。
（2）肺源性心脏病。
（3）心律不齐。
（4）心肌梗死。
（5）风湿性心脏病。
（6）休克。

2. 较常用
（1）肋间神经痛。
（2）神经性头痛。
（3）消化性溃疡（胃溃疡、十二指肠溃疡）。

3. 偶用
（1）风湿性关节炎。
（2）类风湿关节炎。

三、禁忌证

（1）湿热证，出现汗出、胸痞、苔白、口渴不思饮者，慎用本方。
（2）阴虚证，出现阴津亏甚、舌质红、舌有裂纹者，慎用本方。

四、相关方剂比较

大建中汤

乌头赤石脂丸和大建中汤的组成药物都有干姜，乌头赤石脂丸用附子、赤石脂，大建中汤用人参。大建中汤与乌头赤石脂丸在用药思路上一致，有攻有守，攘外且安内。乌头赤石脂丸以振奋少阴、厥阴的阳气为主；大建中汤以振奋少阳的阳气为主。

第十七章

小半夏汤及其类方

第一节　小半夏汤

一、概述

【原文组成】半夏一升　生姜半斤

【参考剂量】半夏 24 克，生姜 24 克。

【煎服法】上二味，以水七升，煮取一升半，分温再服。现代用法：水开后煎煮 20 ～ 30 分钟，分两次服用。

【临证指南——经典】

（1）呕家本渴，渴者为欲解，今反不渴，心下有支饮故也，小半夏汤主之。（《金匮要略·痰饮咳嗽病脉证并治第十二》）

（2）黄疸病，小便色不变，欲自利，腹满而喘，不可除热，热除必哕。哕者，小半夏汤主之。（《金匮要略·黄疸病脉证并治第十五》）

（3）诸呕吐，谷不得下者，小半夏汤主之。（《金匮要略·呕吐哕下利病脉证并治第十七》）

【方证病机】根据《金匮要略》原文记述，小半夏汤为理气剂。具有化痰散饮，和胃降逆之功效。主治痰饮呕吐。症见呕吐痰涎，口不渴，或干呕呃逆，谷不得下，小便自利，舌苔白滑。

二、临床应用

通过对小半夏汤现有的临床观察、报道、医案以及各家论述进行整理、归纳、分析，其在临床上治疗急性胃炎、慢性胃炎、胃手术后排空障碍等疾病时所用较多。此方加减化裁后也可用于支气管炎、支气管肺炎、肺气肿等其他疾病。这些患者通常表现为恶心呕吐、咳嗽痰稀。

1. 常用

（1）急性胃炎。

（2）慢性胃炎。

（3）胃手术后排空障碍。

（4）幽门不全梗阻。

2. 较常用

（1）幽门水肿。

（2）慢性支气管炎。

（3）慢性肝炎。

（4）慢性胆囊炎。

3. 偶用

（1）支气管炎。

（2）支气管肺炎。

（3）肺气肿。

三、禁忌证

（1）脾胃湿热者，出现舌质红、舌苔黄腻、脉濡数者，慎用本方。

（2）肺胃阴虚者，症见饥不欲食、口燥咽干、干咳、大便干结、或脘痞不舒、或干呕呃逆，舌红少津等，慎用本方。

（3）食滞中焦证，临床表现为胃纳减退、脘腹胀满、吞酸嗳腐、舌苔厚腻、脉沉滑有力者慎用本方。

（4）气虚者，表现为心悸、气短、自汗、胸闷不适、神疲体倦、常伴有失眠、多梦、面色淡白、脉细无力或结代等，慎用本方。

四、相关方剂比较

1. 小半夏加茯苓汤

小半夏加茯苓汤是在小半夏汤的基础上加入茯苓三两。两方均主治胃饮气逆证，小半夏汤证主治呕吐不渴，心下有支饮者，以及诸呕吐谷不得下者，具有和胃止痛、散饮降逆的作用；小半夏加茯苓汤与小半夏汤不同之处在于，其能治疗眩悸，"眩"为清阳不升，浊阴不降所为，"悸"则是水气凌心所致，茯苓能导饮下行，使饮邪有出路，此为水饮凌心之茯苓证。小半夏加茯苓汤的和胃止呕而蠲饮降逆之力胜于小半夏汤，不仅能治疗狭义痰饮，还能治疗饮停心下之支饮。

2. 生姜半夏汤

半夏一升、生姜半斤组成的为小半夏汤，半夏半升、生姜汁一升组成的为生姜半夏汤。半夏下气逐饮，生姜温中降逆止呕，并有发汗解表作用，治太阴太阳合病证。小半夏汤属太阴病方，其辨证要点是呕逆、头痛、口不渴、饮食不得下咽、水饮冲逆而哕；而生姜半夏汤重在治寒，寒去则饮化，用于胃中寒重已久而饮轻者。

3.半夏厚朴汤

半夏厚朴汤在小半夏汤的基础上加入干紫苏叶二两、厚朴三两、茯苓四两。小半夏汤具有很好的降逆止呕作用；而半夏厚朴汤用于治疗梅核气，能行气化痰。

第二节　小半夏加茯苓汤

一、概述

【原文组成】半夏一升　生姜半斤　茯苓三两

【参考剂量】半夏24克，生姜24克，茯苓9克。

【煎服法】上三味，以水七升，煮取一升五合，分温再服。现代用法：水开后煎煮20～30分钟，分两次服用。

【临证指南——经典】

（1）卒呕吐，心下痞，膈间有水，眩悸者，小半夏加茯苓汤主之。（《金匮要略·痰饮咳嗽病脉证并治第十二》）

（2）先渴后呕，为水停心下，此属饮家，小半夏茯苓汤主之。（《金匮要略·痰饮咳嗽病脉证并治第十二》）

【方证病机】根据《金匮要略》原文记述，小半夏加茯苓汤具有和胃止呕，引水下行之功效。主治卒呕吐，心下痞，膈间有水，眩悸者，痰饮多汗，小便不利。

二、临床应用

通过对小半夏加茯苓汤现有的临床观察、报道、医案以及各家论述进行整理、归纳、分析，其在临床上治疗急性胃炎、慢性胃炎、胃手术后排空障碍等疾病时所用较多。此方加减化裁后也可用于病毒性心肌炎、前庭神经元炎、蛛网膜下腔出血致呕吐等其他疾病。

1.常用

（1）急性胃炎。

（2）慢性胃炎。

（3）胃手术后排空障碍。

（4）幽门不全梗阻。

2.较常用

（1）幽门水肿。

（2）慢性支气管炎。

（3）慢性肝炎。

（4）慢性胆囊炎。

3.偶用

（1）病毒性心肌炎。

（2）前庭神经元炎。

（3）蛛网膜下腔出血致呕吐。

三、禁忌证

（1）脾胃湿热证，出现舌质红、舌苔黄腻、脉濡数者，慎用本方。

（2）痰湿化热，临床表现为喘而胸满闷塞，咳嗽、痰多黏腻色黄、咯吐不利，兼有呕恶、食少、口黏不渴、舌苔黄腻、脉象滑或濡者慎用本方。

（3）阴液不足、舌苔少或剥脱者禁用本方。

（4）中气不足、脾虚者使用此方当中病即止。

（5）中虚气陷者，往往会出现饮食减少、体倦肢乏、少气懒言、面色萎黄、头晕眼花、大便稀溏、舌质淡、脉虚，以及脱肛、子宫脱垂、久泻久痢、阴挺等，慎用本方。

四、相关方剂比较

小半夏汤

见本章第一节。

第三节　生姜半夏汤

一、概述

【原文组成】半夏半升　生姜汁一升

【参考剂量】半夏12克，生姜汁60mL。

【煎服法】上二味，以水三升，煮半夏，取二升，内生姜汁，煮取一升半。小冷，分四服，日三夜一服，止，停后服。现代用法：水开后煎煮20～30分钟，分两次服用。

【临证指南——经典】

病人胸中似喘不喘，似呕不呕、似哕不哕，彻心中愦愦然无奈者，生姜半夏汤主之。（《金匮要略·呕吐哕下利病脉证并治第十七》）

【方证病机】根据《金匮要略》原文记述，生姜半夏汤具有和胃化饮，降逆止呕的作用。主要用于胸中似喘不喘，似呕不呕，似哕不哕，彻心中愦愦然无奈者；风痰上攻，头旋眼花，痰壅作嗽，面目浮肿。

二、临床应用

通过对生姜半夏汤现有的临床观察、报道、医案以及各家论述进行整理、归纳、分析，其在临床上治疗急性胃炎、慢性胃炎、食管炎等疾病时所用较多。此方加减化裁后也可用于小儿吐奶等其他疾病。

1. 常用

（1）急性胃炎。

（2）慢性胃炎。

（3）胃或贲门痉挛。

（4）胆汁反流性胃炎。

（5）食管炎。

2. 较常用

病毒性心肌炎。

3. 偶用

（1）小儿吐奶。

（2）眉棱骨痛（如前庭神经元炎）。

三、禁忌证

（1）脾胃湿热证，出现舌质红、舌苔黄腻、脉濡数者，慎用本方。

（2）胃热呕吐者不宜食用本方。

（3）痰热证，临床表现为咳嗽、痰黄稠、咯吐不爽、鼻塞流浊涕、咽痛声哑、舌质红、苔薄黄或腻、脉滑数者忌用本方。

（4）湿热证，临床表现为头身困重、身热不扬、舌苔黄腻、脉数者忌用本方。

（5）阴液不足、舌苔少或剥脱者禁用本方。

四、相关方剂比较

小半夏汤

见本章第一节。

第四节　半夏厚朴汤

一、概述

【原文组成】半夏一升　厚朴三两　茯苓四两　生姜五两　干苏叶二两

【参考剂量】半夏 24 克，厚朴 9 克，茯苓 12 克，生姜 15 克，干苏叶 6 克。

【煎服法】上五味，以水七升，煮取四升。分温四服，日三夜一服。现代用法：水开后煎煮20～30分钟，分两次服用。

【临证指南——经典】

妇人咽中如有炙脔，半夏厚朴汤主之。（《金匮要略·妇人杂病脉证并治》）

【方证病机】根据《金匮要略》原文记述，半夏厚朴汤为理气剂，具有行气散结，降逆化痰之功效，主治梅核气，咽中如有物阻，咯吐不出，吞咽不下，胸膈满闷，或咳或呕，舌苔白润或白滑，脉弦缓或弦滑。

二、临床应用

通过对半夏厚朴汤现有的临床观察、报道、医案以及各家论述进行整理、归纳、分析，其在临床上治疗胃窦炎、肠胃神经官能症、慢性胃炎等疾病时所用较多。此方加减化裁后也可用于不孕症、急性乳腺炎、中枢性闭经等其他疾病。

1. 常用

（1）胃窦炎。

（2）肠胃神经官能症。

（3）慢性胃炎。

（4）胃及十二指肠溃疡。

2. 较常用

（1）焦虑性神经症。

（2）精神分裂症。

（3）抑郁症。

（4）神经性休克。

（5）过敏性哮喘。

（6）上呼吸道感染。

3. 偶用

（1）不孕症。

（2）急性乳腺炎。

（3）中枢性闭经。

（4）慢性咽炎。

（5）咽神经紧张综合征。

（6）慢性鼻炎。

三、禁忌证

（1）脾胃湿热证，出现舌质红、舌苔黄腻、脉濡数者，慎用本方。

（2）脾胃阴虚证，出现舌红少津、苔少、脉细数者，慎用本方。

四、相关方剂比较

1.小半夏加茯苓汤

半夏厚朴汤为小半夏加茯苓汤更加厚朴、苏叶组成。两方均治眩悸、呕吐，小半夏加茯苓汤证重在恶心、吐水；半夏厚朴汤证重在咽喉异物感、腹胀。

2.厚朴生姜半夏甘草人参汤

厚朴生姜半夏甘草人参汤和半夏厚朴汤的组成药物都有生姜、厚朴、半夏，厚朴生姜半夏甘草人参汤用人参、甘草，半夏厚朴汤用紫苏叶、茯苓。半夏厚朴汤为太阳太阴合病而设，适合于外邪里饮为患。因半夏善治喉咽肿痛，故该方对于咽喉部位不适尤其擅长，可表现为咽喉有痰，堵闷，或者咽喉部异物感，吞之不下，吐之不出，即后世称为梅核气患者。厚朴生姜半夏甘草人参汤适合于太阴病，虚满虚胀，但查方中有半夏、生姜、厚朴，三药具消痰化饮之能，故可伴有痰饮，且生姜半斤之量，配合半夏，止呕力强，因此该方证患者可伴有恶心，咯痰。

第十八章

栝楼薤白白酒汤类方

第一节　栝楼薤白白酒汤

一、概述

【原文组成】栝楼实一枚　薤白半升　白酒七升

【参考剂量】瓜蒌实 24 克，薤白 12 克，白酒适量。

【煎服法】上三味，同煎，取二升，分温再服。现代用法：加适量黄酒，水开后煎煮 20 ～ 30 分钟，分两次服用。

【临证指南——经典】

胸痹之病，喘息咳唾，胸背痛，短气，寸口脉沉而迟，关上小紧数，栝楼薤白白酒汤主之。（《金匮要略·胸痹心痛短气病脉证并治第九》）

【方证病机】根据《金匮要略》原文记述，本方为理气剂，具有通阳散结，行气祛痰之功效，主治胸痹，胸部闷痛，甚至胸痛彻背，喘息咳唾，短气，舌苔白腻，脉沉弦或紧。

二、临床应用

通过对栝楼薤白白酒汤现有的临床观察、报道、医案以及各家论述进行整理、归纳、分析，其在临床上治疗高血压、高脂血症、动脉粥样硬化等疾病时所用较多。此方加减化裁后也可用于非化脓性肋骨炎、肋间神经痛等其他疾病。

1. 常用

（1）高血压。

（2）高脂血症。

（3）动脉粥样硬化。

（4）风湿性心脏病。

2. 较常用

（1）肺源性心脏病。

（2）冠心病心绞痛。

（3）支气管炎。

（4）支气管肺炎。

（5）肺气肿。

3. 偶用

（1）非化脓性肋骨炎。

（2）肋间神经痛。

三、禁忌证

（1）本方性偏温燥，若胸痹证属阴虚有热者应忌用。

（2）胸痹虚证忌用，其临床表现为体力活动后胸痹症状加重，脉象多为弱脉。

（3）对于胸痹久病患者，不宜长期单独使用此方。

（4）脾胃虚寒者，症见纳呆腹胀、脘腹痛而喜温喜按、口淡不渴、四肢不温、大便稀溏、或四肢浮肿、畏寒喜暖、小便清长或不利、妇女白带清稀而多、舌淡胖嫩、舌苔白润、脉沉迟等，慎服本方。

四、相关方剂比较

1. 栝楼薤白半夏汤

栝楼薤白半夏汤在栝楼薤白白酒汤的基础上加入半夏。栝楼薤白白酒汤方为胸痹证的基础方，用治胸痹见短气者；栝楼薤白半夏汤适用于胸痹而痰浊较盛者。

2. 枳实薤白桂枝汤

枳实薤白桂枝汤和栝楼薤白白酒汤的组成药物都有薤白、瓜蒌，枳实薤白桂枝汤用桂枝、厚朴、枳实，栝楼薤白白酒汤用酒。栝楼薤白白酒汤方为胸痹证的基础方，用治胸痹见短气者；枳实薤白桂枝汤证为痰气互结较甚的胸痹证。

第二节 栝楼薤白半夏汤

一、概述

【原文组成】栝楼实一枚　薤白三两　半夏半斤　白酒一升（非现代之白酒，实为黄酒，或用醪糟代之亦可）

【参考剂量】瓜蒌12克，薤白、半夏各9克，白酒70mL（非现代之白酒，实为黄酒，或用醪糟代之亦可）。

【煎服法】上四味，同煮取四升，温服一升，日三服。现代用法：水开后煎煮20～30分钟，分两次服用。

【临证指南——经典】

胸痹，不得卧，心痛彻背者，栝楼薤白半夏汤主之。(《金匮要略·胸痹心痛短气病脉证并治第九》)

【方证病机】 根据《金匮要略》原文记述，栝楼薤白半夏汤有行气解郁，通阳散结，祛痰宽胸的功效。主治痰盛瘀阻胸痹证，症见胸中满痛彻背，背痛彻胸，不能安卧者，短气，或痰多黏而白，舌质紫暗或有暗点，苔白或腻，脉迟。

二、临床应用

通过对栝楼薤白半夏汤现有的临床观察、报道、医案以及各家论述进行整理、归纳、分析，其在临床上治疗冠心病、冠心病心绞痛、风湿性心脏病等疾病时所用较多。此方加减化裁后也可用于肋间神经痛、乳腺增生等其他疾病。

1. 常用
（1）冠心病。
（2）冠心病心绞痛。
（3）风湿性心脏病。

2. 较常用
（1）室性心动过速。
（2）支气管炎。
（3）慢性阻塞性肺纤维化。

3. 偶用
（1）肋间神经痛。
（2）乳腺增生。

三、禁忌证

（1）胸痹虚证忌用本方，其临床表现为体力活动后胸痹症状加重，脉象多为弱脉。

（2）对于胸痹久病患者，不宜长期单独使用此方。

四、相关方剂比较

1. 栝楼薤白白酒汤
见本章第一节。

2. 枳实薤白桂枝汤
枳实薤白桂枝汤和栝楼薤白半夏汤的组成药物都有薤白、瓜蒌，枳实薤白桂枝汤用桂枝、厚朴、枳实，栝楼薤白半夏汤用半夏、酒。栝楼薤白半夏汤适用于胸痹而痰浊较盛者；枳实薤白桂枝汤证为痰气互结较甚的胸痹证。

第三节　枳实薤白桂枝汤

一、概述

【原文组成】枳实四枚　厚朴四两　薤白半斤　桂枝一两　栝楼一枚

【参考剂量】枳实 4 克，厚朴 12 克，薤白 24 克，桂枝 3 克，瓜蒌 15 克。

【煎服法】上五味，以水五升，先煮枳实、厚朴，取二升，去滓。纳诸药，煮数沸，分温三服。现代用法：水开后煎煮 20 ～ 30 分钟，分两次服用。

【临证指南——经典】

胸痹，心中痞，留气结在胸，胸满，胁下逆抢心，枳实薤白桂枝汤主之，人参汤亦主之。（《金匮要略·胸痹心痛短气病脉证并治第九》）

【方证病机】根据《金匮要略》原文记述，枳实薤白桂枝汤的方证为"胸部或心下闷痛或胀痛或痞塞，并且有气上冲感。主证为"胸胀痛，有气向上冲"。气上冲可以是胁下气逆，上冲于胸，也可以是胃脘部气逆。临床符合者，多可用之。无论是气机阻滞导致的胸中阳气不得通达，还是阴寒之邪凝结胸胃、阻遏阳气畅达的病证，皆可治之。其对应的舌脉为舌苔白腻，脉滑。

二、临床应用

通过对枳实薤白桂枝汤现有的临床观察、报道、医案以及各家论述进行整理、归纳、分析，其在临床上治疗冠心病心绞痛、肺源性心脏病、风湿性心脏病等疾病时所用较多。此方加减化裁后也可用于支气管炎、支气管哮喘、肺气肿等其他疾病。

1. 常用

（1）冠心病心绞痛。

（2）肺源性心脏病。

（3）风湿性心脏病。

（4）心律不齐。

2. 较常用

（1）肋间神经痛。

（2）神经性头痛。

（3）慢性胃炎。

（4）慢性胆囊炎。

（5）慢性胰腺炎。

3. 偶用

（1）支气管炎。

（2）支气管哮喘。

（3）肺气肿。

（4）寒湿痢。

（5）癔症。

（6）暴盲。

（7）背部冷症。

（8）嘴角抽动症。

三、禁忌证

（1）心气虚证，出现面白舌淡、脉虚者，慎用本方。

（2）心阴血虚证，出现舌红少津、脉细数者，慎用本方。

（3）胸痹虚证，临床表现为体力活动后胸痹症状加重，脉象多为弱脉者忌用本方。

（4）对于胸痹久病患者，不宜长期单独使用此方。

四、相关方剂比较

1. 栝楼薤白白酒汤

见本章第一节。

2. 栝楼薤白半夏汤

见本章第二节。

第四节　桂枝生姜枳实汤

一、概述

【原文组成】桂枝 生姜各三两　枳实五枚

【参考剂量】桂枝、生姜各 9 克，枳实 5 克。

【煎服法】上三味，以水六升，煮取三升。分温三服。现代用法：水开后煎煮 20 ～ 30 分钟，分两次服用。

【临证指南——经典】

心中痞，诸逆，心悬痛，桂枝生姜枳实汤主之。（《金匮要略·胸痹心痛短气病脉证并治第九》）

【方证病机】根据《金匮要略》原文记述，桂枝生姜枳实汤具有通阳气，破逆气，行气消痞，温中化饮之功效。主治心中痞，诸逆心悬痛；胃脘痞闷，气逆上攻作痛，呕恶嗳气，畏寒喜热者，症见心胸部气塞疼痛，或是胃脘痞闷之气逆作痛。

二、临床应用

通过对桂枝生姜枳实汤现有的临床观察、报道、医案以及各家论述进行整理、归纳、分析，其在临床上治疗冠心病、肺源性心脏病、心律不齐等疾病时所用较多。此方加减化裁后也可用于慢性胃炎、慢性肠胃炎、慢性胰腺炎等其他疾病。这些患者通常表现为心中痞和心悬痛等症。

1. 常用

（1）冠心病。

（2）肺源性心脏病。

（3）心律不齐。

（4）风湿性心脏病。

2. 较常用

（1）肋间神经痛。

（2）神经性头痛。

（3）支气管炎。

（4）支气管哮喘。

（5）肺气肿。

3. 偶用

（1）慢性胃炎。

（2）慢性肠胃炎。

（3）慢性胰腺炎。

（4）高血脂。

（5）前列腺炎。

（6）膀胱炎。

三、禁忌证

（1）气血虚弱证，出现舌质淡、脉搏较细者，慎用本方。

（2）阴虚火旺证，出现咽干口燥、小便短赤、心烦易怒、舌质红绛者，慎用本方。

四、相关方剂比较

橘枳姜汤

橘枳姜汤用橘皮配生姜、枳实，意在理气散结，而桂枝生姜枳实汤把橘皮换成桂枝，加强了通阳降逆的功效。橘枳姜汤证主症为胸痹、胸中气塞、短气，症状是在胸痹的基础上，以胸中气塞为主要表现，也就是偏于气滞，故用本方理气散结；而桂枝生姜枳实汤证是以气逆心痛为主，其平冲止痛的效果更佳。

第五节　橘枳姜汤

一、概述

【原文组成】橘皮一斤　枳实三两　生姜半斤

【参考剂量】橘皮 48 克，枳实 9 克，生姜 24 克。

【煎服法】上三味，以水五升，煮取二升，分温三服。现代用法：水开后煎煮20 ～ 30 分钟，分两次服用。

【临证指南——经典】

胸痹，胸中气塞，短气，茯苓杏仁甘草汤主之；橘枳姜汤亦主之。(《金匮要略·胸痹心痛短气病脉证治第九》)

【方证病机】根据《金匮要略》原文记述，橘枳姜汤证为胸中气塞，短气。本证属胸痹轻证，偏于气滞。胸中气塞，短气，是因气滞而停饮，胃失和降所致，故可伴见心下痞满，呕吐气逆。治用橘枳姜汤行气化饮，和胃降逆。本证通常可见胸痛、胸闷、短气、咽中不利，舌质淡、苔薄、脉沉或弦等症状。

二、临床应用

通过对橘枳姜汤现有的临床观察、报道、医案以及各家论述进行整理、归纳、分析，其在临床上治疗冠心病、肺源性心脏病、风湿性心脏病等疾病时所用较多。此方加减化裁后也可用于慢性胃炎、慢性肠胃炎、慢性胰腺炎等其他疾病。这些患者通常表现为胸痛、胸闷、短气、咽中不利，舌质淡、苔薄、脉沉或弦等。

1. 常用

（1）冠心病。

（2）肺源性心脏病。

（3）风湿性心脏病。

2. 较常用

（1）肋间神经痛。

（2）神经性头痛。

（3）支气管炎。

（4）支气管哮喘。

（5）肺气肿。

3. 偶用

（1）慢性胃炎。

（2）慢性肠胃炎。

（3）慢性胰腺炎。

（4）高血脂。

（5）前列腺炎。

（6）膀胱炎。

三、禁忌证

虚寒胸痹证，慎用本方，症见心痛如绞、遇冷疼痛加重，甚则伴有手足不温、心悸气短、心痛彻背、苔白脉紧等。

四、相关方剂比较

茯苓杏仁甘草汤

橘枳姜汤由橘皮、枳实、生姜组成，茯苓杏仁甘草汤由茯苓、杏仁、甘草组成。两者皆可用于胸痹，胸中气塞短气，但茯苓杏仁甘草汤以祛水为主，所以偏于治短气；而橘枳姜汤以行气为主，以治胸中气塞为主。

第六节　茯苓杏仁甘草汤

一、概述

【原文组成】茯苓三两　杏仁五十个　甘草一两

【参考剂量】茯苓 9 克，杏仁 8.5 克，甘草 3 克。

【煎服法】上三味，以水一斗，煮取五升。温服一升，日三服。不差，更服。现代用法：水开后煎煮 20～30 分钟，分两次服用。

【临证指南——经典】

胸痹，胸中气塞，短气，茯苓杏仁甘草汤主之；橘枳姜汤亦主之。（《金匮要略·胸痹心痛短气病脉证治第九》）

【方证病机】根据《金匮要略》原文记述，茯苓杏仁甘草汤证主要表现为胸痹之气短，喜长出气，胸中气塞，气短重于气塞，小便不利，舌质淡，苔白腻，脉沉滑，尤以"气短，喜长出气，气短大于气塞"为主症。临床但见此方证，无论西医诊断为何种疾病，均可用之。最好遵循原方的比例和药物剂量，茯苓与杏仁之比为3：1，且避免使用未经炮制或炮制不当的杏仁。

二、临床应用

通过对茯苓杏仁甘草汤现有的临床观察、报道、医案以及各家论述进行整理、归纳、分析，其在临床上治疗冠心病、肺源性心脏病、风湿性心脏病等疾病时所用较多。此方加减化裁后也可用于前列腺炎、膀胱炎、中风嗅觉障碍等其他疾病。这些患者通常表现为胸痹之气短，喜长出气，胸中气塞，气短重于气塞，小便不利，舌质淡，苔白腻，脉沉滑。

1. 常用

（1）冠心病。

（2）肺源性心脏病。

（3）风湿性心脏病。

2. 较常用

（1）肋间神经痛。

（2）神经性头痛。

（3）支气管炎。

（4）支气管哮喘。

（5）肺气肿。

3. 偶用

（1）前列腺炎。

（2）膀胱炎。

（3）中风。

（4）嗅觉障碍。

三、禁忌证

虚寒胸痹证，慎用本方，症见心痛如绞、遇冷疼痛加重，甚则伴有手足不温、心悸气短、心痛彻背、苔白脉紧等。

四、相关方剂比较

橘枳姜汤

见本章第五节。

第七节　薏苡附子散

一、概述

【原文组成】薏苡仁十五两　大附子（炮）十枚

【参考剂量】薏苡仁45克，大附子80克。

【煎服法】上二味，杵为散，服方寸匕，日三服。现代用法：研为细末，每日3次，每次服3g，白开水冲饮。

【临证指南——经典】

胸痹缓急者，薏苡附子散主之。(《金匮要略·胸痹心痛短气病脉证治第九》)

【方证病机】根据《金匮要略》原文记述，薏苡附子散证为胸痹之急证，除应有喘息咳唾，胸背疼痛，或心痛彻背等症外，再以药测证，尚应有舌淡苔白而滑，脉沉伏不起，或涩，或迟，或紧急。其胸痛可表现相当剧烈，并伴有筋脉拘挛证候。由于胸阳不振，寒湿乘之，故用炮附子以温里散寒，通阳止痛；薏苡仁以除湿宣痹，缓解拘挛。药少量大，效专力宏。因其疼痛急迫，故用散剂以求速效。

二、临床应用

通过对薏苡附子散现有的临床观察、报道、医案以及各家论述进行整理、归纳、分析，其在临床上治疗冠心病心绞痛、心肌梗死、心律不齐等疾病时所用较多。此方加减化裁后也可用于风湿性关节炎、类风湿关节炎、骨质增生等其他疾病。这些患者通常表现为喘息咳唾，胸背疼痛，或心痛彻背等。

1. 常用

(1) 冠心病心绞痛。

(2) 心肌梗死。

(3) 心律不齐。

(4) 心肌缺血。

2. 较常用

(1) 肋间神经痛。

(2) 神经性头痛。

(3) 坐骨神经痛。

3. 偶用

(1) 风湿性关节炎。

(2) 类风湿关节炎。

(3) 骨质增生。

三、禁忌证

(1) 痰热证，出现舌苔黄腻、脉滑数或弦滑者，慎用本方。

(2) 湿热证，出现汗出、胸痞、苔白、口渴不思饮者，慎用本方。

(3) 阴虚证，出现阴津亏甚、舌质红、舌有裂纹者，慎用本方。

四、相关方剂比较

1. 栝楼薤白白酒汤

栝楼薤白白酒汤用薤白、瓜蒌、酒，薏苡附子散用薏苡仁、附子。对于胸痹的治疗，常以栝楼薤白白酒汤为基本方，用于治胸痹见短气者；而胸痹之急症者则用薏苡附子散。

2. 乌头赤石脂丸

乌头赤石脂丸和薏苡附子散的组成药物都有附子，乌头赤石脂丸用干姜、赤石脂，薏苡附子散用薏苡仁。薏苡附子散证为湿盛浊逆，胸膈痹痛，总属湿寒；乌头赤石脂丸证为寒邪冲逆，凌逼心君，故心背彻痛。

第十九章

杂法方类

第一节　赤石脂禹余粮汤

一、概述

【原文组成】赤石脂（碎）一斤　太一禹余粮（碎）一斤

【参考剂量】赤石脂48克，太一禹余粮48克。

【煎服法】上二味，以水六升，煮取二升，去滓，分温三服。现代用法：水开后煎煮20～30分钟，分两次服用。

【临证指南——经典】

伤寒服汤药，下利不止，心下痞硬，服泻心汤已，复以他药下之，利不止，医以理中与之，利益甚。理中者，理中焦，此利在下焦，赤石脂禹余粮汤主之。复不止者，当利其小便。（《伤寒论·辨太阳病脉证并治下》）

【方证病机】

根据《伤寒论》原文记述，赤石脂禹余粮汤用于治疗心下痞、下利等症。此证以下元不固，滑脱下利为主要病机。本方证下利，乃脾肾阳衰，寒湿中阻，络脉不固，统摄无权，以致大肠滑脱不禁。本方虽温中之力不胜，但固涩力强，临床可作为泄利日久，滑泄不禁者治标之用。此外，崩中、漏下、白带、脱肛之久不愈者，亦可合用此方，以增其效。

二、临床应用

通过对赤石脂禹余粮汤所在条文、所含药物、所治症状分析，其所主的病证可概括为心下痞、下利，因此在临床以此为主要症状的疾病，比如肠易激综合征、慢性肠炎、过敏性肠炎等，符合其主治病变证机与审证要点者均可用之。还可用于阴道炎、子宫内膜炎、子宫脱垂等。

1. 常用

（1）肠易激综合征。

（2）慢性肠炎。

（3）过敏性肠炎。

（4）慢性非特异性溃疡性结肠炎。

2. 较常用

（1）阴道炎。

（2）子宫内膜炎。

（3）子宫脱垂。

3. 偶用

（1）发热。

（2）肝硬化。

（3）倾倒综合征。

三、禁忌证

（1）湿热证，出现舌苔黄腻、脉数者，慎用本方。

（2）痰热证，出现舌苔黄腻、脉滑数或弦滑者，慎用本方。

第二节　四逆散

一、概述

【原文组成】柴胡　枳实（破，水渍，炙干）　芍药　炙甘草各十分

【参考剂量】柴胡、枳实、芍药、炙甘草各6克。

【煎服法】上四味，各十分，捣筛，白饮和服方寸匕，日三服。现代用法：等量诸药捣碎，开水冲泡，一次9克，一日两次。

【临证指南——经典】

少阴病，四逆，其人或咳，或悸，或小便不利，或腹中痛，或泄利下重者，四逆散主之。（《伤寒论·辨少阴病脉证并治》）

【方证病机】根据《伤寒论》原文中的记述，四逆散为和解剂，具有调和肝脾，透邪解郁，疏肝理脾之功效。主治阳郁厥逆证，手足不温，或腹痛，或泄利下重，脉弦；肝脾气郁证，胁肋胀闷，脘腹疼痛，脉弦。

二、临床应用

通过对四逆散所在条文、所含药物、所治症状分析，其所主的病证可概括为肝胆气郁，肝胃不和，并且伴有胸闷、心悸、肋骨胀痛，因此在临床以此为主要症状的疾病，比如胃及十二指肠溃疡、胃黏膜异型增生、过敏性结肠炎等，符合其主治病变证机与审证要点者均可用之，还可用于治疗呼吸系统疾病、心血管系统疾病、内分泌系统疾病等。

1. 常用

（1）胃及十二指肠溃疡。

（2）胃黏膜异型增生。

（3）过敏性结肠炎。

（4）肝纤维化。

（5）肝硬化。

（6）肝硬化腹水。

（7）病毒性肝炎。

（8）慢性胆囊炎。

（9）胆石症。

2. 较常用

（1）支气管哮喘。

（2）肺结核咯血。

（3）慢性支气管炎。

（4）甲状腺功能亢进症。

（5）糖尿病。

（6）内分泌失调。

（7）肾盂肾炎。

（8）肾病综合征。

（9）肾小球肾炎。

3. 偶用

（1）神经性头痛。

（2）三叉神经痛。

（3）脑萎缩。

（4）植物神经功能紊乱。

（5）发作性痴呆。

（6）慢性附件炎。

（7）急性乳腺炎。

（8）输卵管阻塞性不孕。

（9）前列腺炎。

（10）睾丸炎。

（11）附睾炎。

（12）小儿夜哭。

（13）疳积。

三、禁忌证

（1）气虚证，出现舌质淡、脉弱者，慎用本方。

（2）阴虚证，出现手足心热、头晕耳鸣、脉细数者，慎用本方。

第三节　炙甘草汤（复脉汤）

一、概述

【原文组成】炙甘草四两　生姜（切）三两　人参二两　生地黄一斤　桂枝（去皮）三两　阿胶二两　麦门冬（去心）半升　麻仁半升　大枣（擘）三十枚

【参考剂量】炙甘草12克，生姜9克，人参6克，生地黄48克，桂枝9克，阿胶6克，麦门冬12克，麻仁12克，大枣7枚。

【煎服法】上九味，以清酒七升，水八升，先煮八味，取三升，去滓。内胶烊消尽，温服一升，日三服。现代用法：水开后煎煮20～30分钟，分两次服用。

【临证指南——经典】

伤寒，脉结代，心动悸，炙甘草汤主之。（《伤寒论·辨太阳病脉证并治下》）

【方证病机】根据《伤寒论》原文的记述，炙甘草汤为补益剂，具有益气滋阴，通阳复脉之功效。主治阴血阳气虚弱，心脉失养证。症见脉结代，心动悸，虚羸少气，舌光少苔，或质干而瘦小者；虚劳肺痿；干咳无痰，或咳吐涎沫，量少，形瘦短气，虚烦不眠，自汗盗汗，咽干舌燥，大便干结，脉虚数。

二、临床应用

通过对炙甘草汤现有的临床观察、报道、医案以及各家论述进行整理、归纳、分析，其在临床上治疗病毒性心肌炎、病态窦房结综合征、β-受体功能亢进综合征等疾病时所用较多。此方加减化裁后也可用于更年期综合征、月经过多、胎动不安等其他疾病。这些患者通常表现为脉虚无力、三五不调、消瘦、面色憔悴、倦怠、动悸、虚烦、头昏、多梦或失眠、便秘，舌苔薄或无苔。

1. 常用

（1）病毒性心肌炎。

（2）病态窦房结综合征。

（3）β-受体功能亢进综合征。

（4）风湿性心脏病。

（5）冠心病。

（6）功能性心律失常。

（7）室性期前收缩。

（8）频发性室性期前收缩。

（9）心肌劳损。

（10）心力衰竭。

（11）缺血性心脏病。

（12）克山病。

2. 较常用

（1）慢性肝炎。

（2）慢性胆囊炎。

（3）萎缩性胃炎。

（4）甲状腺功能亢进症。

（5）糖尿病。

（6）肾盂肾炎。

（7）慢性膀胱炎。

3. 偶用

（1）更年期综合征。

（2）月经过多。

（3）胎动不安。

（4）青光眼。

（5）白内障。

（6）神经衰弱。

（7）神经性头痛。

三、禁忌证

（1）瘀血证，出现身上有瘀斑瘀点、舌下脉络瘀青或青紫者，慎用本方。

（2）痰湿证，出现脉滑、舌淡苔胖，舌边有齿痕，舌苔白腻者，慎用本方。

（3）中满，即脘腹胀满者忌用本方。

（4）痰湿偏盛者不宜使用本方。

第四节　甘草干姜汤

一、概述

【原文组成】炙甘草四两　干姜（炮）二两

【参考剂量】炙甘草 12 克，干姜 6 克。

【煎服法】上二味，以水三升，煮取一升五合，去滓，分温再服。现代用法：水开后煎煮 20～30 分钟，分两次服用。

【临证指南——经典】

（1）伤寒，脉浮，自汗出，小便数，心烦，微恶寒，脚挛急，反与桂枝欲攻其表，此误也。得之便厥，咽中干，烦躁吐逆者，作甘草干姜汤与之，以复其阳。若厥愈足温者，更作芍药甘草汤与之，其脚即伸。若胃气不和，谵语者，少与调胃承气汤。若重发汗，复加烧针者，四逆汤主之。（《伤寒论·辨太阳病脉证并治上》）

（2）厥逆，咽中干，烦躁，阳明内结，谵语，烦乱，更饮甘草干姜汤，夜半阳气还，两足当热，胫尚微拘急，重与芍药甘草汤，尔乃胫伸。（《伤寒论·辨太阳病脉证并治上》）

【方证病机】根据《伤寒论》原文记述，甘草干姜汤主治伤寒脉浮，自汗出，小便数，心烦，微恶寒，脚挛急，误用桂枝汤解表之后，出现咽中干，烦躁吐逆，肺痿，吐涎沫而不咳者。

二、临床应用

通过对甘草干姜汤所在条文、所含药物、所治症状分析，临床疾病如支气管炎、支气管肺炎、肺实质纤维化等，符合其主治病变证机与审证要点者均可用之，还可用于治疗消化系统疾病、循环系统疾病等。

1. 常用

（1）支气管炎。

（2）支气管肺炎。

（3）肺实质纤维化。

（4）肺气肿。

（5）肺不张。

2. 较常用

（1）慢性胃炎。

（2）慢性胆囊炎。

（3）慢性肝炎。

3. 偶用

（1）心律不齐。

（2）心肌缺血。

（3）心动过缓。

三、禁忌证

（1）肺热证，出现舌红苔黄腻、咳嗽、咳痰、痰黄黏者，慎用本方。

（2）肺阴虚证，出现咳嗽少痰、干咳无痰、或痰少而黏者，慎用本方。

（3）阳气郁闭导致手足冷者忌用本方。

（4）本方是大热之剂，若患者出现面色红润、口臭声粗、大便燥结、小便短赤、脉数滑有力、舌质红瘦、苔焦黄或黄腻，决不可用本方。

第五节　麻黄连轺赤小豆汤

一、概述

【原文组成】麻黄（去节）二两　连轺（连翘根）二两　杏仁（去皮尖）四十个　赤小豆一升　大枣（擘）十二枚　生梓白皮（切）一升　生姜（切）二两　炙甘草二两

【参考剂量】麻黄 6 克，连翘 6 克，杏仁 7 克，赤小豆 24 克，大枣 3 枚，生梓白皮 24 克，生姜 6 克，炙甘草 6 克。

【煎服法】上八味，以潦水一斗，先煮麻黄再沸，去上沫，内诸药，煮取三升，去滓，分温三服，半日服尽。现代用法：水开后煎煮 20～30 分钟，分两次服用。

【临证指南——经典】

伤寒，瘀热在里，身必黄，麻黄连轺赤小豆汤主之。（《伤寒论·辨阳明病脉证并治》）

【方证病机】根据《伤寒论》原文记述，麻黄连轺赤小豆汤用于治疗湿热发黄等症，以"瘀热在里"为基本病机，且病位偏表者，具有内清湿热、外解郁闭之功，为寒热并用、表里双解之剂。

二、临床应用

通过对麻黄连轺赤小豆汤现有的临床观察、报道、医案以及各家论述进行整理、归纳、分析，其在临床上治疗病毒性肝炎、肝实质弥漫性损伤、急性胆囊炎等疾病时所用较多。此方加减化裁后也可用于过敏性皮炎、神经性皮炎、结膜炎等其他疾病。

1. 常用

（1）病毒性肝炎。

（2）肝实质弥漫性损伤。

（3）急性胆囊炎。

2. 较常用

（1）急性肾盂肾炎。

（2）急性肾小球肾炎。

（3）慢性肾炎。

（4）肾病综合征。

3. 偶用

（1）过敏性皮炎。

（2）神经性皮炎。

（3）结膜炎。

（4）过敏性鼻炎。

三、禁忌证

太阳中风证与湿热发黄证相兼者，慎用本方。

第六节　麻黄升麻汤

一、概述

【原文组成】麻黄（去节）二两半　升麻一两一分　当归一两一分　知母十八铢　黄芩十八铢　萎蕤十八铢　芍药六铢　天门冬（去心）六铢　桂枝（去皮）六铢　茯苓六铢　炙甘草六铢　石膏（碎，绵裹）六铢　白术六铢　干姜六铢

【参考剂量】麻黄 7.5 克，升麻 3.5 克，当归 3.5 克，知母 2.5 克，黄芩 2.5 克，萎蕤 3 克，芍药 2 克，天门冬 2 克，桂枝 2 克，茯苓 2 克，炙甘草 2 克，石膏 3 克，白术 2 克，干姜 2 克。

【煎服法】上十四味，以水一斗，先煮麻黄一两沸，去上沫，纳诸药，煮取三升，去滓，分温三服。相去如炊三斗米顷令尽，汗出愈。现代用法：水开后煎煮 20～30 分钟，分两次服用。

【临证指南——经典】

伤寒六七日，大下后，寸脉沉而迟，手足厥逆，下部脉不至，喉咽不利，唾脓血，泄利不止者，为难治，麻黄升麻汤主之。（《伤寒论·辨厥阴病脉证并治》）

【方证病机】根据《伤寒论》原文记述，麻黄升麻汤证当属厥阴病证。本方证的辨证要点为：伤寒表不解，陷于厥阴病，上热下寒，症见咽喉不利，腹泻者。

二、临床应用

通过对麻黄升麻汤现有的临床观察、报道、医案以及各家论述进行整理、归纳、分析，其在临床上治疗慢性肝炎、慢性胃炎、慢性结肠炎等疾病时所用较多。此方加减化裁后也可用于牙龈出血、口疮扁桃体炎等其他疾病。

1. 常用

（1）慢性肝炎。

（2）慢性胃炎。

（3）慢性结肠炎。

（4）溃疡性结肠炎。

2. 较常用

（1）支气管炎。

（2）肺脓疡。

（3）更年期综合征。

3. 偶用

（1）牙龈出血。

（2）口疮。

（3）扁桃体炎。

三、禁忌证

（1）瘀血证，出现舌体紫暗、有瘀斑瘀点，舌下脉络瘀青或青紫者，慎用本方。

（2）痰湿证，出现脉滑、舌淡、舌边有齿痕，舌苔白腻者，慎用本方。

第七节　瓜蒂散

一、概述

【原文组成】瓜蒂（熬黄）一分　赤小豆一分

【参考剂量】瓜蒂3克，赤小豆3克。

【煎服法】上二味，各别捣筛，为散已，合治之，取一钱匕，以香豉一合，用热汤七合，煮作稀糜，去滓。取汁和散，温顿服之，不吐者，少少加，得快吐乃止。现代用法：将两药研细末和匀，每服1～3g，用豆豉9g煎汤送服。

【临证指南——经典】

（1）病如桂枝证，头不痛，项不强，寸脉微浮，胸中痞硬，气上冲喉咽，不得

息者，此为胸有寒也。当吐之，宜瓜蒂散。(《伤寒论·辨太阳病脉证并治下》)

（2）病人手足厥冷，脉乍紧者，邪结在胸中，心下满而烦，饥不能食者，病在胸中，当须吐之，宜瓜蒂散。(《伤寒论·辨厥阴病脉证并治》)

（3）宿食在上脘，当吐之，宜瓜蒂散。(《金匮要略·腹满寒疝宿食病脉证并治第十》)

【方证病机】根据《伤寒论》和《金匮要略》原文记述，瓜蒂散证当属阳明病证。仲景书中吐剂只此一方，而具体论治亦只此数条。若胸中痞硬、气上冲喉咽不得息者；若胸中满而烦，饥不能食者；若饮食入口则吐，心中温温欲吐而复不能吐者，皆为本方应用的要证，实际均为胃家实，邪实在上的阳明病。

二、临床应用

通过对瓜蒂散现有的临床观察、报道、医案以及各家论述进行整理、归纳、分析，其在临床上治疗癫痫、中毒、暴饮暴食之胃扩张等疾病时所用较多。此方加减化裁后也可用于齁喘、头痛等其他疾病。

1. 常用
（1）精神分裂症。
（2）神经官能症。
（3）抑郁症。
（4）癫痫。

2. 较常用
（1）中毒。
（2）暴饮暴食之胃扩张。
（3）传染性肝炎。
（4）病毒性肝炎高胆红素血症。

3. 偶用
（1）齁喘。
（2）头痛。

三、禁忌证

（1）诸亡血虚家，不可与瓜蒂散。
（2）脾胃阴虚证，出现舌红少津、苔少、脉细数者，慎用本方。

第八节　吴茱萸汤

一、概述

【原文组成】吴茱萸（洗）一升　人参三两　生姜（切）六两　大枣（擘）十二枚

【参考剂量】吴茱萸 24 克，人参 9 克，生姜 18 克，大枣 3 枚。

【煎服法】上四味，以水七升，煮取二升，去滓。温服七合，日三服（汤剂：水煎服）。现代用法：水开后煎煮 20 ～ 30 分钟，分两次服用。

【临证指南——经典】

（1）食谷欲呕，属阳明也，吴茱萸汤主之。得汤反剧者，属上焦也。（《伤寒论·辨阳明病脉证并治》）

（2）少阴病，吐利，手足逆冷，烦躁欲死者，吴茱萸汤主之。（《伤寒论·辨少阴病脉证并治》）

（3）干呕，吐涎沫，头痛者，吴茱萸汤主之。（《伤寒论·辨厥阴病脉证并治》）

【方证病机】根据《伤寒论》原文的记述，吴茱萸汤为温里剂，具有温中补虚，降逆止呕之功效。主治肝胃虚寒，浊阴上逆证。食后泛泛欲吐，或呕吐酸水，或干呕，或吐清涎冷沫，胸满脘痛，巅顶头痛，畏寒肢冷，甚则伴手足逆冷，大便泄泻，烦躁不宁，舌淡苔白滑，脉沉弦或迟。

二、临床应用

通过对吴茱萸汤现有的临床观察、报道、医案以及各家论述进行整理、归纳、分析，其在临床上治疗胃及十二指肠溃疡、幽门梗阻、神经性呕吐等疾病时所用较多。此方加减化裁后也可用于痛经、子宫内膜炎、阴道炎等其他疾病。这些患者通常表现为干呕或呕吐涎沫、头痛或痛连及肩颈、手足冷、烦躁而坐卧不安、心下痞硬且满、按之痛或不适感。

1. 常用

（1）胃及十二指肠溃疡。

（2）幽门梗阻。

（3）神经性呕吐。

（4）贲门痉挛。

（5）慢性非特异性结肠炎。

（6）慢性肝炎。

2. 较常用

（1）神经性头痛。

（2）癫痫。

（3）冠心病。

（4）高血压。

3.偶用

（1）痛经。

（2）子宫内膜炎。

（3）阴道炎。

三、禁忌证

（1）脾胃湿热证，出现舌苔黏腻、口舌生疮、小便尿赤者，慎用本方。

（2）脾胃阴虚证，出现舌红少津、苔少、脉细数者，慎用本方。

第九节　黄连阿胶汤

一、概述

【原文组成】黄连四两　黄芩二两　芍药二两　鸡子黄二枚　阿胶三两

【参考剂量】黄连 12 克，黄芩 6 克，芍药 6 克，鸡子黄 2 枚，阿胶 9 克。

【煎服法】上五味，以水六升，先煮三物，取二升，去滓。内胶烊尽，小冷，内鸡子黄，搅令相得。温服七合，日三服。现代用法：水煎取汁，阿胶烊化、鸡子黄搅匀冲服。

【临证指南——经典】

少阴病，得之二三日以上，心中烦，不得卧，黄连阿胶汤主之。（《伤寒论·辨少阴病脉证并治》）

【方证病机】根据《伤寒论》原文的记述，黄连阿胶汤为安神剂－交通心肾剂。具有扶阴散热之功效。主治少阴病，心中烦，不得卧；邪火内攻，热伤阴血，下利脓血。

二、临床应用

通过对黄连阿胶汤现有的临床观察、报道、医案以及各家论述进行整理、归纳、分析，其在临床上治疗室上性心动过速、神经衰弱、顽固性失眠等疾病时所用较多。此方加减化裁后也可用于慢性咽炎、溃疡性口腔炎、支气管扩张咯血等其他疾病。这些患者通常表现为失眠、神情急躁、易怒、口舌糜烂、口燥咽干、手足心热、头昏耳鸣、小便短黄，舌质红或深红、苔黄薄或花剥、起裂甚或状若杨梅，脉细数无力。

1. 常用

(1) 室上性心动过速。

(2) 神经衰弱。

(3) 甲状腺功能亢进。

(4) 顽固性失眠。

2. 较常用

(1) 慢性胃炎。

(2) 慢性胆囊炎。

(3) 肠出血。

(4) 肝硬化。

(5) 肝昏迷。

(6) 膀胱炎。

(7) 尿道炎。

(8) 慢性肾炎。

(9) 肾病综合征。

3. 偶用

(1) 慢性咽炎。

(2) 溃疡性口腔炎。

(3) 支气管扩张咯血。

(4) 功能性子宫出血。

三、禁忌证

(1) 心肾阳虚证，出现舌淡、苔白滑、脉弱者，慎用本方。

(2) 瘀血证，出现舌体紫暗、有瘀斑瘀点，舌下脉络瘀青或青紫者，慎用本方。

第十节　桃花汤

一、概述

【原文组成】赤石脂（一半全用，一半筛末）一斤　干姜一两　粳米一升

【参考剂量】赤石脂48克，干姜3克，粳米24克。

【煎服法】上三味，以水七升，煮米令熟，去滓。温服七合，内赤石脂末方寸匕，日三服。若一服愈，余勿服。现代用法：水开后煎煮20～30分钟，分两次服用。

【临证指南——经典】

(1) 少阴病，下利，便脓血者，桃花汤主之。（《伤寒论·辨少阴病脉证并治》）

（2）少阴病，二三日至四五日，腹痛，小便不利，下利不止，便脓血者，桃花汤主之。（《伤寒论·辨少阴病脉证并治》）

【方证病机】根据《伤寒论》原文记述，桃花汤证之病理为久利而下焦虚脱。故方用干姜温阳以摄血；用赤石脂收涩止血、生肌固脱、厚肠胃，疗溃疡不敛，该药不仅能制酸，而且能保护消化道黏膜，止胃肠出血，且为末服用能直达肠部；粳米和胃，能缓解赤石脂对胃之刺激。

二、临床应用

通过对桃花汤现有的临床观察、报道、医案以及各家论述进行整理、归纳、分析，其在临床上治疗慢性结肠炎、慢性痢疾、阿米巴痢疾等疾病时所用较多。此方加减化裁后也可用于高脂血症、细菌性痢疾、带下等其他疾病。

1. 常用
（1）慢性结肠炎。
（2）慢性痢疾。
（3）阿米巴痢疾。
（4）消化道出血。

2. 较常用
（1）心肌缺血。
（2）脉管炎。
（3）功能性子宫出血。

3. 偶用
（1）高脂血症。
（2）细菌性痢疾。
（3）带下。
（4）崩漏。
（5）产后腹泻。

三、禁忌证

湿热蕴结证，出现舌红、苔黄腻、脉弦滑者，慎用本方。

第十一节　乌梅丸

一、概述

【原文组成】乌梅三百枚　黄连十六两　细辛六两　干姜十两　当归四两　黄柏

六两　桂枝（去皮）六两　人参六两　附子（炮，去皮）六两　蜀椒（出汗）四两

【参考剂量】乌梅500克，黄连48克，细辛18克，干姜30克，当归12克，黄柏18克，桂枝18克，人参18克，附子18克，蜀椒12克。

【煎服法】上十味，异捣筛，合治之，以苦酒渍乌梅一宿，去核，蒸之五斗米下，饭熟捣成泥，和药令相得，内臼中，与蜜，杵二千下。丸如梧桐子大。先食饮服十丸，日三服。稍加至二十丸，禁生冷、滑物、食臭等。现代用法：乌梅用50%醋浸一宿，去核打烂，和余药打匀，烘干或晒干，研末加蜜制丸，每服9克，每日1～3次，空腹温开水送下。

【临证指南——经典】

伤寒，脉微而厥，至七八日肤冷，其人躁无暂安时者，此为脏厥，非蛔厥也。蛔厥者，其人当吐蛔，今病者静而复时烦者，此为脏寒，蛔上入其膈，故烦，须臾复止，得食而呕，又烦者，蛔闻食臭出，其人常自吐蛔。蛔厥者，乌梅丸主之。又主久利。（《伤寒论·辨厥阴病脉证并治》）

【方证病机】根据《伤寒论》原文的记述，乌梅丸为驱虫剂，具有缓肝调中，清上温下之功效。用于治疗蛔厥，久痢，厥阴头痛，症见腹痛下痢、巅顶头痛、时发时止、躁烦呕吐、手足厥冷。

二、临床应用

通过对乌梅丸现有的临床观察、报道、医案以及各家论述进行整理、归纳、分析，其在临床上治疗慢性肠胃炎、慢性结肠炎、肠易激综合征等疾病时所用较多。此方加减化裁后也可用于胆道蛔虫症、胆囊鞭毛虫症等其他疾病。

1. 常用

（1）慢性肠胃炎。

（2）慢性结肠炎（五更泻）。

（3）肠易激综合征。

（4）慢性非特异性溃疡性结肠炎。

2. 较常用

（1）慢性痢疾。

（2）肝炎。

（3）肝硬化。

（4）胆石症。

3. 偶用

（1）胆道蛔虫症（或伴休克、或伴肠梗阻）。

（2）胆囊鞭毛虫病。

（3）肠道滴虫病。

三、禁忌证

（1）肝阳化风证，出现舌红苔白或腻、脉弦有力者，慎用本方。

（2）外感风寒，症见后脑强痛、怕寒怕风、鼻塞流清涕、舌无苔或薄白苔、脉浮紧者，慎用本方。

（3）外感风热，症状包括发热、咽干口燥、流黄涕、咳黄痰、头痛、舌尖红苔薄黄、脉浮数等，慎用本方。

（4）湿热症，出现舌苔黄腻、脉数者，慎用本方。

（5）孕妇皆忌用，以防热毒之药物伤害胎儿。

第十二节　大半夏汤

一、概述

【原文组成】半夏（洗完用）二升　人参三两　白蜜一升

【参考剂量】半夏 48 克，人参 9 克，白蜜 60mL。

【煎服法】上三味，以水一斗二升，和蜜扬之二百四十遍，煮取二升半，温服一升，余分再服。现代用法：水开后煎煮 20 ～ 30 分钟，分两次服用。

【临证指南——经典】

胃反呕吐者，大半夏汤主之。（《金匮要略·呕吐哕下利病脉证并治第十七》）

【方证病机】根据《金匮要略》原文记述，大半夏汤止呕，用于治疗虚寒胃反证，见反胃、朝食暮吐、呕吐物多涎沫、心下痞硬、大便干燥、形容枯憔、舌质淡红，苔薄腻或厚腻等症。

二、临床应用

通过对大半夏汤现有的临床观察、报道、医案以及各家论述进行整理、归纳、分析，其在临床上治疗肠胃炎、呕吐、失眠等疾病时所用较多。此方加减化裁后也可用于慢性疲劳综合征、胸腔积液、不孕等其他疾病。这些患者通常表现为反胃、朝食暮吐、呕吐物多涎沫、心下痞硬、大便干燥、形容枯憔、舌质淡红，苔薄腻或厚腻等。

1. 常用

（1）肠胃炎。

（2）呕吐。

（3）失眠。

（4）头痛。

（5）咳嗽。

（6）慢性阻塞性肺疾病。

（7）肾病综合征。

（8）心悸。

（9）发热。

2. 较常用

（1）水肿。

（2）支气管哮喘。

（3）荨麻疹。

（4）充血性心力衰竭。

（5）乳腺癌。

（6）类风湿关节炎。

（7）慢性肾小球肾炎。

（8）白血病。

（9）黄疸。

（10）颈椎病。

（11）上消化道出血。

（12）房颤。

3. 偶用

（1）慢性疲劳综合征。

（2）胸腔积液。

（3）不孕。

（4）痛风性关节炎。

（5）室性早搏。

（6）慢性支气管炎。

（7）肺癌。

（8）糖尿病。

三、禁忌证

（1）脾胃阴虚证，出现苔少、脉细数者，慎用本方。

（2）脾胃湿热证，出现舌苔黄腻、脉濡数者，慎用本方。

第十三节　麦门冬汤

一、概述

【原文组成】麦门冬七升　半夏一升　人参二两　甘草二两　粳米三合　大枣

十二枚

【参考剂量】麦门冬 42 克，半夏 6 克，人参 9 克，甘草 6 克，粳米 9 克，大枣 4 枚。

【煎服法】上六味，以水一斗二升，煮取六升，温服一升，日三夜一服。现代用法：水开后煎煮 20～30 分钟，分两次服用。

【临证指南——经典】

大逆上气，咽喉不利，止逆下气者，麦门冬汤主之。（《金匮要略·肺痿肺痈咳嗽上气病脉证并治》）

【方证病机】根据《金匮要略》原文的记述，麦门冬汤为治燥剂，具有清养肺胃，降逆下气之功效。主治虚热肺痿，咳嗽气喘，咽喉不利，咯痰不爽，或咳唾涎沫，口干咽燥，手足心热，舌红少苔，脉虚数；胃阴不足证，呕吐，纳少，呃逆，口渴咽干，舌红少苔，脉虚数。

二、临床应用

通过对麦门冬汤现有的临床观察、报道、医案以及各家论述进行整理、归纳、分析，其在临床上治疗非特异性肺炎、慢性支气管炎、支气管哮喘等疾病时所用较多。此方加减化裁后也可用于齿衄、眩晕、神经衰弱等其他疾病。这些患者通常表现为剧烈的咳嗽，或喘息，或咽喉干燥、疼痛不适等。

1. 常用

（1）非特异性肺炎。

（2）慢性支气管炎。

（3）支气管哮喘。

（4）支气管扩张。

（5）肺气肿。

（6）肺结核。

（7）硅肺。

2. 较常用

（1）胃及十二指肠溃疡。

（2）慢性萎缩性胃炎。

（3）呕吐。

（4）干燥综合征。

（5）口腔溃疡。

（6）咽源性咳嗽。

3. 偶用

（1）齿衄。

（2）眩晕。

（3）神经衰弱。

三、禁忌证

（1）脾胃虚寒证，出现舌淡、苔薄白、脉细弱者，慎用本方。

（2）脾胃湿热证，出现舌苔黄腻、脉濡数者，慎用本方。

（3）脾虚湿盛，临床表现为腹胀、大便溏薄清稀、舌淡胖、舌苔腻者忌用本方。

（4）痰气互结，临床表现为急躁易怒、胸胁满闷、善太息、或咽喉如有梅核堵塞、或吞咽梗阻、或神志痴呆、或发瘿瘤瘰疬，舌苔薄腻、脉弦细而滑者忌用本方。

第十四节　大黄䗪虫丸

一、概述

【原文组成】大黄（蒸）十分　黄芩二两　甘草三两　桃仁一升　杏仁一升　芍药四两　干地黄十两　干漆一两　虻虫一升　水蛭百枚　蛴螬一升　䗪虫半升

【参考剂量】大黄 7.5 克，黄芩 6 克，甘草 9 克，桃仁 6 克，杏仁 6 克，芍药 12 克，干地黄 30 克，干漆 3 克，虻虫 6 克，水蛭 6 克，蛴螬 6 克，䗪虫 3 克。

【煎服法】上十二味，末之，炼蜜和丸小豆大，酒饮服五丸，日三服。现代用法：水开后煎煮 20 ~ 30 分钟，分两次服用。

【临证指南——经典】

五劳虚极羸瘦，腹满不能饮食，食伤、忧伤、饮伤、房室伤、饥伤、劳伤、经络荣卫气伤，内有干血，肌肤甲错，两目暗黑，缓中补虚，大黄䗪虫丸主之。（《金匮要略·血痹虚劳病脉证并治第六》）

【方证病机】根据《金匮要略》原文的记述，大黄䗪虫丸为理血剂，具有祛瘀生新之功效。主治五劳虚极，干血内停证，形体羸瘦，少腹挛急，腹痛拒按，或按之不减，腹满食少，肌肤甲错，两目无神，目眶暗黑，舌有瘀斑，脉沉涩或弦。

二、临床应用

通过对大黄䗪虫丸现有的临床观察、报道、医案以及各家论述进行整理、归纳、分析，其在临床上治疗癥瘕、闭经、盆腔包块等疾病时所用较多。此方加减化裁后也可用于再生障碍性贫血、慢性白血病、静脉曲张等其他疾病。

1. 常用

（1）癥瘕。

（2）闭经。

（3）盆腔包块。

（4）子宫内膜异位症。

（5）继发性不孕症。

（6）肝硬化。

（7）慢性活动性肝炎。

（8）乳腺增生。

（9）肝炎。

（10）梗阻性黄疸。

2. 较常用

（1）急慢性胆囊炎。

（2）脑梗。

（3）鹤膝风。

（4）高血压。

（5）脑血栓。

3. 偶用

（1）再生障碍性贫血。

（2）慢性白血病。

（3）静脉曲张。

三、禁忌证

（1）孕妇禁服本方。

（2）脾胃虚寒、便溏者慎用本方。

（3）出现潮红、发痒、腹泻等过敏反应症状者应停用本方。

第十五节　鳖甲煎丸

一、概述

【原文组成】鳖甲（炙）十二分　乌扇（烧）三分　黄芩三分　柴胡六分　鼠妇（熬）三分　干姜三分　大黄三分　芍药五分　桂枝三分　葶苈（熬）一分　石韦（去毛）三分　厚朴三分　牡丹（去心）五分　瞿麦二分　紫葳三分　半夏一分　人参一分　䗪虫（熬）五分　阿胶（炙）三分　蜂窝（炙）四分　赤硝十二分　蜣螂（熬）六分　桃仁二分

【参考剂量】鳖甲 36 克，乌扇 9 克，黄芩 9 克，柴胡 18 克，鼠妇 9 克，干姜 9 克，大黄 9 克，芍药 15 克，桂枝 9 克，葶苈 3 克，石韦 9 克，厚朴 9 克，牡丹皮 15 克，瞿麦 6 克，紫葳 9 克，半夏 3 克，人参 3 克，䗪虫 15 克，阿胶 9 克，蜂窝 12 克，赤硝 36 克，蜣螂 18 克，桃仁 6 克。

【煎服法】上二十三味，为末，取煅灶下灰一斗，清酒一斛五斗，浸灰，候酒尽一半，着鳖甲于中，煮令泛烂如胶漆，绞取汁，纳诸药，煎为丸，如梧子大，空心服七丸，日三服。现代用法：制成丸剂，一次 3g，每日 2～3 次，温水吞服。

【临证指南——经典】

病疟，以月一日发，当以十五日愈，设不差，当月尽解，如其不差，当如何？师曰：此结为癥瘕，名曰疟母，急治之，宜鳖甲煎丸。（《金匮要略·疟病脉证并治第四》）

【方证病机】根据《金匮要略》原文的记述，鳖甲煎丸证病机为长期疟疾不愈，反复发作，正气愈虚而邪气方盛，痰血结聚，癖居胁下而成疟母，疟母不消则寒热复作，终难根治。

二、临床应用

通过对鳖甲煎丸现有的临床观察、报道、医案以及各家论述进行整理、归纳、分析，其在临床上治疗慢性肝炎、肝硬化、肝脾肿大等疾病时所用较多。此方加减化裁后也可用于龋齿牙痛、卵巢囊肿、小便不利等其他疾病。这些患者通常表现为正气愈虚而邪气盛，痰血结聚。

1. 常用
（1）慢性肝炎。
（2）肝硬化。
（3）肝纤维化。

2. 较常用
（1）高脂血症。
（2）疮疡肿毒。
（3）口腔炎。
（4）心绞痛。

3. 偶用
（1）龋齿牙痛。
（2）卵巢囊肿。
（3）小便不利。
（4）皮肤顽癣。
（5）经闭。

三、禁忌证

（1）气血虚弱证，出现舌淡苔白、脉细弱者，慎用本方。

（2）阴血虚证，出现肌肤黏膜的颜色淡白、脉细者，慎用本方。

（3）孕妇避免使用本方。

第十六节　木防己汤

一、概述

【原文组成】木防己三两　石膏（鸡子大）十二枚　桂枝二两　人参四两

【参考剂量】防己 9 克，石膏 48 克，桂枝 6 克，人参 12 克。

【煎服法】上四味，以水六升，煮取二升，分温再服。现代用法：水开后煎煮 20 ～ 30 分钟，分两次服用。

【临证指南——经典】

膈间支饮，其人喘满，心下痞坚，面色黧黑，其脉沉紧，得之数十日，医吐下之不愈，木防己汤主之。虚者即愈，实者三日复发，复与不愈者，宜木防己汤去石膏加茯苓芒硝汤主之。（《金匮要略·痰饮咳嗽病脉证并治第十二》）

【方证病机】根据《金匮要略》原文记述，木防己汤具有补虚清热、利水的作用。适用于胸膈阳郁、水热互结证。

二、临床应用

通过对木防己汤现有的临床观察、报道、医案以及各家论述进行整理、归纳、分析，其在临床上治疗冠心病、心功能不全、高血压等疾病时所用较多。此方加减化裁后也可用于肺气肿、下肢血栓性静脉炎、脑动脉硬化等其他疾病。

1. 常用

（1）冠心病。

（2）心功能不全。

（3）高血压。

（4）肺心病。

（5）肾炎。

（6）陈旧性胸膜炎。

2. 较常用

（1）风湿病。

（2）风湿性心脏病。

（3）膈间支饮。

（4）肝硬化腹水。

（5）尿毒症。

（6）足痿。

3. 偶用

（1）肺气肿。

（2）下肢血栓性静脉炎。

（3）脑动脉硬化。

（4）胃炎。

（5）眩晕。

（6）呕吐。

三、禁忌证

阴血虚证，出现肌肤黏膜的颜色淡白、脉细者，慎用本方。

第十七节　酸枣仁汤

一、概述

【原文组成】酸枣仁二升　甘草一两　知母二两　茯苓二两　川芎二两

【参考剂量】酸枣仁 48 克，甘草 3 克，知母 6 克，茯苓 6 克，川芎 6 克。

【煎服法】上五味，以水八升，煮酸枣仁，得六升，纳诸药，煮取三升，分温三服。现代用法：水开后煎煮 20 ～ 30 分钟，分两次服用。

【临证指南——经典】

虚劳虚烦不得眠，酸枣汤主之。（《金匮要略·血痹虚劳病脉证并治第六》）

【方证病机】根据《金匮要略》原文记述，酸枣仁为安神剂，具有养血安神、清热除烦之功效。主治肝血不足，虚热内扰证，虚烦失眠，心悸不安，头目眩晕，咽干口燥，舌红，脉弦细。

二、临床应用

通过对酸枣仁汤现有的临床观察、报道、医案以及各家论述进行整理、归纳、分析，其在临床上治疗神经衰弱、内分泌失调、精神兴奋症等疾病时所用较多。此方加减化裁后也可用于崩漏、癫狂、窦性心动过速等其他疾病。

1. 常用

（1）神经衰弱。

（2）内分泌失调。

（3）精神兴奋症。

（4）更年期综合征。

2. 较常用

（1）慢性肝炎。

（2）心动过速。

（3）失眠。

（4）半身自汗。

（5）癔症。

3. 偶用

（1）崩漏。

（2）癫狂。

（3）窦性心动过速。

三、禁忌证

瘀血证，出现舌体紫暗、有瘀斑瘀点、舌下脉络瘀青或青紫者，慎用本方。

第十八节　肾气丸

一、概述

【原文组成】干地黄八两　薯蓣（即山药）四两　山茱萸四两　泽泻三两　茯苓三两　牡丹皮三两　桂枝一两　附子（炮）一两

【参考剂量】干地黄 24 克，山药 12 克，山茱萸 12 克，泽泻 9 克，茯苓 9 克，牡丹皮 9 克，桂枝 3 克，附子 3 克。

【煎服法】上八味，末之，炼蜜和丸梧子大，酒下十五丸，加至二十五丸，日再服。现代用法：上药研细末，炼蜜为丸，每粒 6g，每服 1 粒，每日 2～3 次。或用白酒 500ml 泡 2 周后，每服 5～10mL，每日 2～3 次。

【临证指南——经典】

（1）虚劳腰痛，少腹拘急，小便不利者，八味肾气丸主之。（《金匮要略·血痹虚劳病脉证并治第六》）

（2）夫短气有微饮，当从小便去之，苓桂术甘汤主之，肾气丸亦主之。（《金匮要略·痰饮咳嗽病脉证并治第十二》）

（3）男子消渴，小便反多，以饮一斗，小便一斗，肾气丸主之。（《金匮要略·消渴小便不利淋病脉证并治第十三》）

【方证病机】根据《金匮要略》原文记述，肾气丸为补益剂，具有补肾助阳之功效。主治肾阳不足证。

二、临床应用

通过对肾气丸所在条文、所含药物、所治症状分析，临床如急慢性肾小球肾炎、肾功能不全、尿毒症等，符合其主治病变证机与审证要点者均可用之，还可用于治疗心血管疾病、内分泌系统疾病、消化系统疾病等。

1. 常用

（1）急性肾小球肾炎。

（2）慢性肾小球肾炎。

（3）肾功能不全。

（4）膀胱颈部硬变。

（5）尿毒症。

（6）神经性膀胱炎。

2. 较常用

（1）冠心病心动过缓。

（2）高血压。

（3）高脂血症。

（4）中风后遗症。

（5）脑血管病。

（6）甲状腺功能低下。

（7）肾上腺皮质功能减退。

（8）醛固酮增多症。

（9）糖尿病。

3. 偶用

（1）肝硬化失代偿。

（2）晚期肝癌。

（3）前列腺肥大。

（4）多发性骨髓炎。

（5）精子减少症。

（6）性神经衰弱。

（7）更年期综合征。

（8）功能性子宫出血。

（9）不孕症。

（10）子宫肌瘤。

（11）老年性白内障。

（12）荨麻疹。

（13）阿弗它口疮。

三、禁忌证

（1）瘀血证，出现舌体紫暗、有瘀斑瘀点、舌下脉络瘀青或青紫者，慎用本方。

（2）脾胃运化无力，主要表现为食欲下降，嗳气，反酸，伴有怕冷、精神不振、身体乏力、呕吐，舌淡，舌苔薄白者禁用本方。

（3）痰湿或湿热中阻，见身热不扬，汗出不畅，食欲不振，胸痞腹胀，呕恶便溏，或溏而不爽，或吐泻交作，或四肢困倦，肌肉烦疼，舌尖边红，苔黄而腻，脉象濡数者禁用本方。

第十九节　栝楼瞿麦丸

一、概述

【原文组成】栝楼根二两　茯苓三两　薯蓣三两　附子（炮）一枚　瞿麦一两

【参考剂量】天花粉6克，茯苓9克，薯蓣9克，附子5克，瞿麦3克。

【煎服法】上五味，末之，炼蜜丸梧子大，饮服三丸，日三服。不知，增至七八丸，以小便利，腹中温为知。现代用法：将药研末，炼蜜为丸，每服3～6克，每日服3次，温开水送服。或作汤剂：水煎两次，温服。

【临证指南——经典】

小便不利者，有水气，其人若渴，栝楼瞿麦丸主之。（《金匮要略·消渴小便利淋病脉证并治第十三》）

【方证病机】根据《金匮要略》原文记述，栝楼瞿麦丸用于治疗阳虚水气证，此证主要表现为：小便不利，腰酸腿软，或少腹拘急，或腹中冷，或水肿，或面色萎白，口渴，或口渴不欲饮，但欲热饮，舌淡、苔薄，脉沉细。阳虚不能气化水津，则小便不利；阳虚不能温养其府，则腰酸腿软；寒气充斥于下，则少腹拘急，或腹中冷痛；阳虚不能制水，水气外溢，则水肿；阳虚不能温养，则面色萎白；阳虚不能气化水津，津不上承，则口渴，或口渴不欲饮；舌淡，苔薄，脉细沉均为阳虚水气之征。

二、临床应用

通过对瓜蒌瞿麦丸现有的临床观察、报道、医案以及各家论述进行整理、归纳、分析，其在临床上治疗慢性肾小球肾炎、心源性水肿、前列腺肥大等疾病时所用较多。此方加减化裁后也可用于尿崩症、胆囊炎、带下症等其他疾病。

1. 常用

（1）慢性肾小球肾炎。

（2）心源性水肿。

（3）前列腺肥大。

（4）前列腺炎。

2. 较常用

（1）尿路感染。

（2）慢性膀胱炎。

（3）糖尿病甲状腺功能亢进症。

3. 偶用

（1）尿崩症。

（2）胆囊炎。

（3）带下症。

（4）产后阴户内收。

三、禁忌证

痰热内盛证，出现舌质红、苔黄腻、脉弦滑或弦滑数者，慎用本方。

第二十节　枳实芍药散

一、概述

【原文组成】枳实（烧令黑，勿太过）芍药等分

【参考剂量】枳实、芍药等分。

【煎服法】上二味，杵为散，服方寸匕，日三服。并主痈脓，以麦粥下之。现代用法：作散剂，每服6～9克，每日3次，大麦粥送下。或作汤剂，水煎两次，温服。

【临证指南——经典】

（1）产后腹痛，烦满不得卧，枳实芍药散主之。（《金匮要略·妇人产后病脉证并治第二十一》）

（2）师曰，产妇腹痛，法当以枳实芍药散，假令不愈者，此为腹中有干血着脐下，宜下瘀血汤主之。（《金匮要略·妇人产后病脉证并治第二十一》）

【方证病机】根据《金匮要略》原文记述，枳实芍药散用于治疗腹满挛痛或有

心烦不安等症。此于破气行滞的枳实伍以除血痹、治腹挛痛的芍药，故治血阻气滞而腹满痛者。下之以麦粥，亦不外安中养正之意，亦主痈脓。

二、临床应用

通过对枳实芍药散现有的临床观察、报道、医案以及各家论述进行整理、归纳、分析，其在临床上治疗慢性肝炎、慢性胆囊炎、胆结石等疾病时所用较多。此方加减化裁后也可用于支气管哮喘、喘息性支气管炎、急慢性支气管炎等其他疾病。这些患者通常表现为腹满挛痛或有心烦不安等。

1. 常用
（1）慢性肝炎。
（2）慢性胆囊炎。
（3）胆结石。

2. 较常用
（1）冠心病心绞痛。
（2）淋巴结核。
（3）毛囊炎。
（4）习惯性便秘。

3. 偶用
（1）支气管哮喘。
（2）喘息性支气管炎。
（3）急慢性支气管炎。
（4）失眠。
（5）痛经。

三、禁忌证

（1）气血虚弱证，出现舌淡苔白、脉细弱者，慎用本方。
（2）气虚者，临床见身体虚弱、面色苍白、呼吸短促、四肢乏力、头晕、动则汗出、语声低微者慎用本方。

四、相关方剂比较

下瘀血汤

枳实芍药散用枳实、白芍，下瘀血汤用大黄、桃仁、䗪虫，枳实芍药散的腹痛更偏于腹胀，而下瘀血汤的腹痛更偏于刺痛，二者的疼痛程度有轻重的差别。

第二十一节 下瘀血汤

一、概述

【原文组成】大黄二两　桃仁二十枚　蟅虫（熬，去足）二十枚

【参考剂量】大黄 6 克，桃仁 4 克，蟅虫 10 克。

【煎服法】上三味，末之，炼蜜和为四丸，以酒一升，煎一丸，取八合，顿服之，新血下如豚肝。现代用法：水开后煎煮 20 ～ 30 分钟，分两次服用。

【临证指南——经典】

师曰：产后腹痛，法当以枳实芍药散，假令不愈者，此为腹中有干血着脐下，宜下瘀血汤主之。亦主经水不利。（《金匮要略·妇人产后病脉证并治第二十一》）

【方证病机】根据《金匮要略》原文记述，下瘀血汤具有活血化瘀，通经止痛的作用。主治产妇瘀阻腹痛，及瘀血阻滞，经水不利，腹中癥块等。

二、临床应用

通过对下瘀血汤现有的临床观察、报道、医案以及各家论述进行整理、归纳、分析，其在临床上治疗痛经、闭经、急性盆腔炎等疾病时所用较多。此方加减化裁后也可用于慢性肾炎、乙型肝炎、附件炎等其他疾病。这些患者通常表现为少腹疼痛、腹中结块、按之有抵抗感而痛、腹胀腹满、大便干结、产后恶露不下或极少等。

1. 常用

（1）痛经。

（2）闭经。

（3）急性盆腔炎。

（4）尿血。

2. 较常用

（1）急性附件炎。

（2）胎盘滞留。

（3）产后恶血不去。

（4）宫外孕。

3. 偶用

（1）慢性肾炎。

（2）乙型肝炎。

（3）附件炎。

（4）慢性前列腺炎。

三、禁忌证

气血虚弱证，出现舌淡苔白、脉细弱者，慎用本方。

四、相关方剂比较

枳实芍药散

见本章第二十节。

第二十二节 黄土汤

一、概述

【原文组成】甘草三两　干地黄三两　白术三两　附子（炮）三两　阿胶三两　黄芩三两　灶中黄土半斤

【参考剂量】甘草9克，干地黄9克，白术9克，附子9克，阿胶9克，黄芩9克，灶心黄土24克。

【煎服法】上七味，以水八升，煮取三升，分温二服。现代用法：水开后煎煮20～30分钟，分两次服用。

【临证指南——经典】

下血，先便后血，此远血也，黄土汤主之。（《金匮要略·惊悸吐衄下血胸满瘀血病脉证并治第十六》）

【方证病机】根据《金匮要略》原文记述，黄土汤具有温阳健脾，养血止血之功效。主治脾虚阳衰，大便下血，或吐血，衄血，妇人崩漏，血色暗淡，四肢不温，面色萎黄，舌淡苔白，脉沉细无力者。

二、临床应用

通过对黄土汤现有的临床观察、报道、医案以及各家论述进行整理、归纳、分析，其在临床上治疗胃及十二指肠溃疡出血、上消化道出血、功能性子宫出血等疾病时所用较多。此方加减化裁后也可用于呕吐、腹泻、胃下垂等其他疾病。这些患者通常表现为大便溏而下血黑紫、神疲、面色苍白、肢寒、厥冷脉微、脉沉细、迟或紧等。

1. 常用

（1）胃及十二指肠溃疡出血。

（2）上消化道出血。

（3）功能性子宫出血。

2. 较常用

（1）过敏性紫癜。

（2）血小板减少性紫癜。

（3）再生障碍性贫血。

（4）慢性胃炎。

（5）慢性结肠炎。

3. 偶用

（1）呕吐。

（2）腹泻。

（3）胃下垂。

三、禁忌证

（1）血热出血证，出现舌质红赤、苔薄黄，脉弦滑者，慎用本方。

（2）阴虚火旺证，出现咽干口燥、心烦易怒，舌质红绛者，慎用本方。

第二十三节　胶艾汤

一、概述

【原文组成】川芎　阿胶　甘草各二两　艾叶　当归各三两　芍药四两　干地黄四两

【参考剂量】川芎、阿胶、甘草各6克，艾叶、当归各9克，芍药12克，干地黄12克。

【煎服法】上七味，以水五升，清酒三升，合煮取三升，去滓，内胶，令消尽。温服一升，日三服。现代用法：水开后煎煮20～30分钟，分两次服用。

【临证指南——经典】

妇人有漏下者，有半产后因续下血都不绝者，有妊娠下血者，假令妊娠腹中痛，为胞阻，胶艾汤主之。（《金匮要略·妇人妊娠病脉证并治第二十》）

【方证病机】根据《金匮要略》原文的记述，胶艾汤具有补血调经、安胎止痛的作用。临床用于治疗女性特有的疾病，如月经不调、胎动不安等。本方证的辨证要点：诸失血症属虚证而见腹中痛者。本方的应用并不限于以上所述妇人诸病，凡诸失血，属虚而腹中痛者，不问男女均可用之。

二、临床应用

通过对胶艾汤现有的临床观察、报道、医案以及各家论述进行整理、归纳、分析，其在临床上治疗功能性子宫出血、习惯性流产、先兆流产等疾病时所用较多。此方加减化裁后也可用于过敏性皮炎、慢性鼻炎、荨麻疹等其他疾病。

1. 常用

（1）功能性子宫出血。

（2）习惯性流产。

（3）先兆流产。

（4）不全流产。

（5）产后子宫复旧不全。

（6）黄体功能不全。

（7）月经不调。

（8）不孕症。

2. 较常用

（1）缺铁性贫血。

（2）再生障碍性贫血。

（3）过敏性血小板减少性紫癜。

（4）原发性血小板减少性紫癜。

3. 偶用

（1）过敏性皮炎。

（2）慢性鼻炎。

（3）荨麻疹。

三、禁忌证

（1）痰热证，患者出现舌苔黄腻、脉滑数或弦滑，慎用本方。

（2）温热证，患者出现舌质红、脉浮紧，慎用本方。

（3）湿热证，患者出现舌苔黄腻、脉濡数，慎用本方。

（4）阴虚血热，临床表现为月经周期提前、经量中等或减少、色鲜红、颧红唇红、五心烦热、夜寐不安、咽干口燥，舌质红、少苔或苔花剥，脉细数者，忌用本方。

（5）下血有腹痛、拒按者，忌用本方。

（6）有癥块者，忌用本方。

四、相关方剂比较

1. 桂枝茯苓丸

桂枝茯苓丸和胶艾汤均可治漏下不止。不同之处在于桂枝茯苓丸证为少腹宿瘀、或癥积，必兼腹痛，少腹急结等瘀血症状；胶艾汤一般用于产后出血不止、无热虚证或非桂枝茯苓丸的实证者。

2. 温经汤

胶艾汤和温经汤都可治疗崩漏。但胶艾汤用于冲任脉虚引起的漏下，可以固经补血，暖宫安胎；温经汤为温通经脉、补养气血的方剂，对于体虚的月经不调等症，用之颇效。

第二十四节　当归芍药散

一、概述

【原文组成】当归三两　芍药一斤　川芎半斤　茯苓四两　白术四两　泽泻半斤

【参考剂量】当归9克，芍药48克，川芎24克，茯苓12克，白术12克，泽泻24克。

【煎服法】上六味，杵为散，取方寸匕，酒服。日三服。现代用法：水开后煎煮20～30分钟，分两次服用。

【临证指南——经典】

妇人怀娠，腹中疒痛，当归芍药散主之。(《金匮要略·妇人妊娠病脉证并治第二十》)

【方证病机】根据《金匮要略》原文的记述，当归芍药散为理血剂。具有养血调肝，健脾利湿之功效。主治妇人妊娠或经期，肝脾两虚，腹中拘急，绵绵作痛，头晕心悸，或下肢浮肿，小便不利，舌质淡、苔白腻者。

二、临床应用

通过对当归芍药散现有的临床观察、报道、医案以及各家论述进行整理、归纳、分析，其在临床上治疗慢性胃炎、慢性肝炎、慢性胆囊炎等疾病时所用较多。此方加减化裁后也可用于月经量少、痛经、闭经等其他疾病。

1. 常用

（1）慢性胃炎。

（2）慢性肝炎。

（3）慢性胆囊炎。

（4）胆结石。

2. 较常用

（1）冠心病心绞痛。

（2）脉管炎。

（3）淋巴结核。

（4）痈疽疔毒。

（5）习惯性流产。

（6）妊娠腹痛。

3.偶用

（1）月经量少。

（2）痛经。

（3）闭经。

（4）更年期综合征。

（5）带下病。

（6）盆腔炎。

（7）头痛。

（8）帕金森病。

（9）肛裂。

三、禁忌证

（1）湿热蕴结证，患者出现舌红、苔黄腻、脉弦滑，慎用本方。

（2）痰热证，见舌苔黄腻、脉滑数或弦滑者，慎用本方。

（3）瘀血证，见舌体紫暗，有瘀斑瘀点，舌下脉络瘀青或青紫者，慎用本方。

第二十五节　桂枝茯苓丸

一、概述

【原文组成】桂枝　茯苓　牡丹去心　芍药　桃仁（去皮尖，熬）各等分

【参考剂量】桂枝、茯苓、牡丹、芍药、桃仁各12克。

【煎服法】上五味，末之，炼蜜和丸，如兔屎大，每日食前服一丸。不知，加至三丸。现代用法：水开后煎煮20～30分钟，分两次服用。

【临证指南——经典】

妇人宿有癥病，经断未及三月，而得漏下不止，胎动在脐上者，为癥痼害。妊娠六月动者，前三月经水利时，胎也。下血者，后断三月，衃也。所以血不止者，其癥不去故也，当下其癥，桂枝茯苓丸主之。（《金匮要略·妇人妊娠病脉证并治第二十》）

【方证病机】根据《金匮要略》原文的记述，桂枝茯苓丸以桂枝、茯苓治外邪内饮的气冲心悸动，芍药、丹皮、桃仁凉血祛瘀而治腹满痛，故本方证当属太阳阳明太阴合病证。本方证的辨证要点为：久有瘀血、腹痛胁痛有定处、或有肿块、或下血者。本方不仅能治妇人癥病下血，无论男女，凡因瘀血而下血，或因瘀血引起

的胸腹痛、痛有定处、其他血证，不宜桃核承气汤的攻下者，大多宜本方。本方证临床主要表现为下腹痛、按压则痛甚、有包块、头痛昏晕、睡眠不良、烦躁、动悸、面红或紫红、舌质暗、或有紫点、脉涩。

二、临床应用

通过对桂枝茯苓丸现有的临床观察、报道、医案以及各家论述进行整理、归纳、分析，其在临床上治疗子宫肌瘤、宫外孕、卵巢囊肿等疾病时所用较多。此方加减化裁后也可用于坐骨神经痛、梅尼埃病、前列腺炎等其他疾病。

1. 常用

（1）子宫肌瘤。

（2）宫外孕。

（3）卵巢囊肿。

（4）子宫内膜异位症。

（5）人工流产后异物残留。

（6）慢性盆腔炎。

（7）慢性附件炎。

（8）乳腺炎。

2. 较常用

（1）心力衰竭。

（2）冠心病。

（3）高血压。

（4）病态窦房结综合征。

（5）血栓性静脉炎。

（6）慢性活动性肝炎。

（7）慢性溃疡性结肠炎。

（8）粘连性肠梗阻。

（9）晚期原发性肝癌。

（10）肺气肿。

（11）支气管哮喘。

（12）精神分裂症。

3. 偶用

（1）坐骨神经痛。

（2）梅尼埃病。

（3）前列腺炎。

（4）前列腺肥大。

（5）慢性肾小球肾炎。

（6）慢性肾盂肾炎。

（7）甲状腺肿大。

（8）结缔组织病。

（9）白塞综合征。

（10）各种癌肿。

三、禁忌证

（1）气血虚弱证，患者出现舌淡苔白、脉细弱，慎用本方。

（2）阴血虚证，出现肌肤黏膜的颜色淡白、脉细者，慎用本方。

（3）孕妇慎用本方。

（4）血热经闭者忌用本方。

（5）气血不足者忌用本方。

第二十六节　温经汤

一、概述

【原文组成】吴茱萸三两　当归二两　川芎二两　芍药二两　人参二两　桂枝二两　阿胶二两　生姜二两　牡丹皮（去心）二两　甘草二两　半夏半升　麦门冬（去心）一升

【参考剂量】吴茱萸9克，当归6克，川芎6克，芍药6克，人参6克，桂枝6克，阿胶6克，生姜6克，牡丹皮6克，甘草6克，半夏12克，麦门冬24克。

【煎服法】上十二味，以水一斗，煮取三升，分温三服。亦主妇人少腹寒，久不受胎；兼取崩中去血，或月水来过多，及至期不来。现代用法：水开后煎煮20～30分钟，阿胶烊冲，分两次服用。

【临证指南——经典】

妇人年五十所（岁），病下利（血），数十日不止，暮则发热，少腹里急，腹满，手掌烦热，唇口干燥，何也？师曰：此病属带下，何以故？曾经半产，瘀血在少腹不去。何以知之？其证唇口干燥，故知之，当以温经汤主之。（《金匮要略·妇人杂病脉证并治第二十二》）

【方证病机】根据《金匮要略》原文的记述，温经汤属厥阴病范畴的方证。本方为理血剂，具有温经散寒，养血祛瘀之功效。主治冲任虚寒、瘀血阻滞证，漏下不止，血色暗而有块，淋漓不畅，或月经超前或延后，或逾期不止，或一月再行，或经停不至，而见少腹里急，腹满，傍晚发热，手心烦热，唇口干燥，舌质暗红，脉细而涩。亦治妇人宫冷，久不受孕。

二、临床应用

通过对温经汤现有的临床观察、报道、医案以及各家论述进行整理、归纳、分析，其在临床上治疗子宫发育不全、功能性子宫出血、产后瘀血不去等疾病时所用较多。此方加减化裁后也可用于坐骨神经痛、类风湿关节炎、面部色素沉着等其他疾病。

1.常用

（1）子宫发育不全。

（2）功能性子宫出血。

（3）产后瘀血不去。

（4）更年期综合征。

（5）输卵管不通。

（6）附件炎。

（7）盆腔炎。

（8）痛经。

（9）中枢神经性闭经。

（10）子宫内膜异位。

（11）不孕症。

2.较常用

（1）前列腺炎或肥大。

（2）附睾炎。

（3）精液不化症。

（4）冠心病。

（5）心肌梗死。

（6）心脑动脉硬化。

（7）慢性胃炎。

（8）慢性结肠炎。

（9）慢性胆囊炎。

3.偶用

（1）坐骨神经痛。

（2）类风湿关节炎。

（3）面部色素沉着。

三、禁忌证

阴虚火旺证，出现舌红苔少、脉细数者，慎用本方。

第二十七节　柏叶汤

一、概述

【原文组成】柏叶　干姜各三两　艾三把

【参考剂量】柏叶、干姜各 9 克，艾 15 克。

【煎服法】上三味，以水五升，取马通汁一升，合煮取一升，分温再服。现代用法：水开后煎煮 20～30 分钟，分两次服用。

【临证指南——经典】

吐血不止者，柏叶汤主之。（《金匮要略·惊悸吐衄下血胸满瘀血病脉证并治第十六》）

【方证病机】根据《金匮要略》原文的记述，柏叶汤证当属太阴阳明合病证，主要表现为脾阳不足，脾不统血之吐血。症见吐血不止，血色清稀色淡，面色㿠白或萎黄，舌淡苔白，脉象虚弱无力。方中侧柏叶苦涩，微寒，其气清降，能折其逆之势以收敛止血。干姜辛热，温中止血；叶苦辛温，温经止血，二药合用，能振奋阳气以摄迎。马通汁能引血下行以止血。全方寒护并用，阴阳互济，相辅相成，而偏于温中，为治疗虚寒性吐血的代表方剂。

二、临床应用

通过对柏叶汤现有的临床观察、报道、医案以及各家论述进行整理、归纳、分析，其在临床上治疗胃及十二指肠溃疡出血、鼻腔出血、牙龈出血等疾病时所用较多。此方加减化裁后也可用于手足多汗等其他疾病。

1. 常用

（1）胃及十二指肠溃疡出血。

（2）鼻腔出血。

（3）牙龈出血。

（4）上消化道出血。

（5）上呼吸道出血。

2. 较常用

（1）慢性鼻炎。

（2）皮肤过敏。

（3）功能性子宫出血。

3. 偶用

手足多汗。

三、禁忌证

阴虚火旺证，出现舌红苔少、脉细数者，慎用本方。

第二十八节　防己地黄汤

一、概述

【原文组成】防己一分　桂枝三分　防风三分　甘草二分

【参考剂量】防己 1.5 克，桂枝 4.5 克，防风 4.5 克，甘草 3 克。

【煎服法】上四味，以酒一杯，浸之一宿，绞取汁，生地黄二斤，咬咀，蒸之如斗米饭久，以铜器盛其汁，更绞地黄汁，和分再服。现代用法：水开后煎煮 20 ～ 30 分钟，分两次服用。

【临证指南——经典】

治病如狂状，妄行，独语不休，无寒热，其脉浮。（《金匮要略·中风历节病脉证并治第五》）

【方证病机】根据《金匮要略》原文的记述，防己地黄汤证当属太阳阳明合病证，病如狂状，妄行，独语不休，指行为反常，不停地自言自语；无寒热，提示本病不在表，与温热病无关；虽然不是温热病，但又脉浮，提示体内火盛血热，这与后世的地黄饮子、犀角地黄汤等清热凉血方的主治非常接近。桂枝、防风、甘草辛温解表，防己治"寒热诸痫"。生地黄量独重，用于养血清热，止妄行独语不休。可知本方用于血虚里热重而表热轻者，即太阳阳明合病兼血虚血瘀证。本方虽记载在中风历节篇，实际上与现代所谓的中风还是有区别的。

二、临床应用

通过对防己地黄汤现有的临床观察、报道、医案以及各家论述进行整理、归纳、分析，其在临床上治疗精神分裂症抑郁型、老年性痴呆、早老性痴呆等疾病时所用较多。此方加减化裁后也可用于热痹、心悸、风湿性心肌炎等其他疾病。

1. 常用

（1）精神分裂症抑郁型。

（2）老年性痴呆。

（3）早老性痴呆。

（4）小儿发育迟缓。

（5）小儿多动症。

2. 较常用

（1）急性肾小球肾炎。

（2）肾病综合征。

（3）慢性肾功不全。

（4）尿毒症。

（5）心源性水肿。

（6）风湿性关节炎。

3. 偶用

（1）热痹。

（2）心悸。

（3）风湿性心肌炎。

（4）高血压。

三、禁忌证

（1）瘀血证，临床表现为舌有紫色斑点、舌下络脉曲张、脉多细涩或结或无脉者，慎用本方。

（2）痰热证，临床表现为舌红苔黄而腻、脉数有力者，慎用本方。

第二十九节　赤豆当归散

一、概述

【原文组成】赤小豆三升　当归三两

【参考剂量】赤小豆 150 克，当归 30 克。

【煎服法】上二味，杵为散，浆水服方寸匕，日三服。现代用法：水开后煎煮 20 ～ 30 分钟，分两次服用。

【临证指南——经典】

病者脉数，无热，微烦，默默但欲卧，汗出，初得之三四日，目赤如鸠眼，七八日，目四眦黑，若能食者，脓已成也。赤豆当归散主之。《金匮要略·百合狐惑阴阳毒病脉证并治第三》

【方证病机】根据《金匮要略》原文的记述，赤豆当归散具有排脓血，除湿热之功效。主治伤寒狐惑，下血、先血后便，肠痈便脓。症见先下血后大便的出血，肛门溃烂化脓。临床用于肠痈便毒，及下部恶血诸疾；痔疮出血；便血；赤白带下者。

二、临床应用

通过对赤豆当归散现有的临床观察、报道、医案以及各家论述进行整理、归纳、分析，其在临床上治疗狐惑病、痔疮、便血等疾病时所用较多。此方加减化裁后也可用于牛皮癣、渗出性皮肤病、尖锐湿疣等其他疾病。

1. 常用

（1）狐惑病。

（2）痔疮。

（3）便血。

（4）痹病。

（5）赤白带下。

2. 较常用

（1）软组织损伤。

（2）血栓闭塞性脉管炎。

（3）带状疱疹。

（4）慢性化脓性上颌窦炎。

（5）肝痈。

3. 偶用

（1）牛皮癣。

（2）渗出性皮肤病。

（3）尖锐湿疣。

（4）女子前阴溃烂。

（5）男子阴茎溃烂。

（6）荨麻疹。

三、禁忌证

（1）阴虚火旺证，临床表现为舌红苔少、脉细数者，慎用本方。

（2）多尿症患者，慎用本方。

（3）身体虚弱者，慎用本方。